全国职工素质建设工程
培训教材系列

全国现代家政服务职业培训专用教材

家庭母婴护理

JIATING MUYING HULI

主　编　邹　震　庞大春　李庆堂
副主编　银玉清　杨　琳　许　远　姚　远

中国工人出版社

图书在版编目(CIP)数据

家庭母婴护理/全国现代家政服务职业培训专用教材编写组编.
—北京:中国工人出版社,2011.10
全国现代家政服务职业培训专用教材
ISBN 978-7-5008-5068-7
Ⅰ.①家… Ⅱ.①全… Ⅲ.①产褥期-护理-技术培训-教材
②新生儿-护理-技术培训-教材 Ⅳ.①R473
中国版本图书馆CIP数据核字(2011)第211610号

家庭母婴护理

出 版 人 李庆堂
责任编辑 安 静
责任校对 孙乃伟
责任印刷 栾征宇
出版发行 中国工人出版社(北京市东城区鼓楼外大街45号 邮编:100120)
网　　址 http://www.wp-china.com
电　　话 010-62350006(总编室) 010-62382376(职工教育分社)
010-82075964(传真)
发行热线 010-62005996 82075964(传真)
读者服务 010-62382376
经　　销 各地书店
印　　刷 北京美图印务有限公司
开　　本 700毫米×1000毫米 1/16
印　　张 17.625
字　　数 350千
版　　次 2011年11月第1版 2020年3月第8次印刷
定　　价 35.00元

全国现代家政服务职业培训专用教材

主　编　邹　震　庞大春　李庆堂

副主编　银玉清　杨　琳　许　远　姚　远

成　员　王君伟　张艳玲　袁永宁　李福芝

朱　雷　蔡淑云

内容简介

《家庭母婴护理》是依据全国职工素质建设工程教材开发与规划总体要求，在全总职工素质建设工程领导小组的指导下，由全总保障工作部、中国家庭服务业协会联合北京华夏中青家政连锁总部、西部高级职业培训学院及有关专家，根据国家职业标准，共同编写的“全国现代家政服务职业培训专用教材”之一。

本教材从当前母婴护理的社会需求出发，以母婴护理职业资格认证标准和技能要求为编制单元，从母婴护理人员职业规范、产妇护理、婴幼儿护理和教育、母婴经络护理、母婴用药安全与急救常识、法律与安全等几方面分层次介绍，条理清楚、体系完善、内容清晰、实操性强、文字通俗、贴合实际。书中在哺乳及经络恢复章节配了相应的图片进行操作步骤说明，图文并茂。在技能实训方面，以国家职业标准为依据，以达标上岗为培训目标，严格按照国家育婴员职业资格认证标准，将现代家政服务业实际的需求与国家职业标准规定的技能相结合，具有科学性、标准化和现实性。

本书执行主编为蔡淑云、袁永宁，副主编为候爱军、李小君。

序　言

中国家庭服务业协会会长　张文范

随着经济社会的发展和收入水平的提高，人们对生产方式和生活质量有了更多更高的追求，消费结构加快由生存型向发展型、享受型转变，花钱买平安、买健康、买知识、买时尚、买休闲成为消费新需求。服务业特别是生活性服务业和公共服务业，为老百姓提供各种精神文化产品和公共服务，与老百姓日常生活密切相关。加快发展服务业，对于满足老百姓多样化的服务需求、推进基本公共服务均等化、提高人民群众生活品质，具有十分重要的意义。从这个意义上说，加快发展家庭服务业，就是保障和改善民生。

家庭服务业是面向老百姓的服务业，具有覆盖面广、劳动密集、便民惠民等特点，在促进消费、吸纳就业等方面具有重要作用。2010 年 9 月，国务院办公厅印发《关于发展家庭服务业的指导意见》（国办发〔2010〕43号），明确指出"要大力发展家庭服务业，为家庭提供多样化、高质量服务，带动相关产业发展，扩大服务消费"。具体的政策措施有以下五点："加强统筹规划、规范市场秩序、加强就业服务和职业技能培训、切实维护家庭服务从业人员合法权益、加大财税等政策扶持力度"，文件指出："从我国实际情况出发，重点发展家政服务、社区服务、养老服务和病患陪护，满足家庭的基本需求；因地制宜地发展家庭用品配送、家庭教育等，满足家庭的特色需求。鼓励各种资本投资创办家庭服务企业，培育家庭服务市场，推进公益性信息服务平台建设。实施社区服务体系建设工程，统筹社区内家庭服务业发展。"

目前，家庭服务业正在成为我国大中城市居民消费的重要部分。但我国居民的最终消费率仍然大大低于国际平均水平。发展家庭服务业不仅会直接带动内需的扩张，还可以促进生活方式的转变和消费热点的形成。发展家庭服务业，以帮助中高收入家庭提高生活质量为新增长点，带动中低收入者提高收入水平和消费能力，重点惠及解决民生问题的薄弱环节和潜力领域，给社会带来双赢。未来家庭服务业的蓬勃发展，将使服务业成为国民经济的主导产业，围绕城镇1.9亿个家庭，将诞生一个庞大的联接城乡的家庭服务产业链。

党和政府强调着力保障和改善民生，发展以家庭为服务对象、向家庭提供劳务、满足家庭生活需求的家庭服务业，是保障和改善民生的重要举措。在政府的眼里，家庭服务业是对家庭运转和发展具有直接、重要的公共影响的服务业，是第三产业中新的经济增长点，千方百计让人民富裕起来，符合我国政府的重要执政理念；在经济学、社会学家看来，家庭服务业作为21世纪的十大朝阳产业之一，必将对经济发展、社会稳定、人民福祉发挥重要作用；在劳动者心目中，家庭服务业是新的就业机会，是实现劳动者就业权益的重要途径；对家庭来讲，家庭服务业意味着家务劳动社会化，人们生活多样化，是人们注重生活品质的必然要求。家庭服务业已成为一个为国分忧、为民解愁，为千万个家庭提高生活质量，提高民族素质的社会需求。未来家庭服务业的市场需求量将不断扩大，家庭服务业的门类将日益宽广，家庭服务业的前景广阔。

据2009年的统计数据，全国已有家庭服务企业和网点50多万家，从业人员1500多万人。我国家庭服务业还存在着劳动力供给总量矛盾，即家庭服务业的“繁荣”景象与专业从业人员不足的矛盾，除传统家政服务，高层次的家庭专业服务还有很大的发展空间。经初步测算，从事家庭服务业的人数不到需求人数的30%，还有1400万左右的潜在就业岗位有待开发。据有些城市调查，家庭服务员被列为市场需求“非常紧缺职业”之一。

因此，我非常高兴地看到由工会系统和行业专家共同组织编写的“全国现代家政服务职业培训专用教材”在广大作者、编辑的艰苦努力下正式出版。教材全面系统地讲解了家庭服务行业的从业环境、法律规章、职业技能和必备知识，是一套较全面的家政服务职业培训教材。希望中国家庭服务业协会的各会员能积极使用本教材，为下一步教材的改进修订提供帮助，以便更好地培养现代服务业技能人才，为增加人民群众生活福祉服务。

2011年10月

目　录

第一章

母婴护理工作概述

十月怀胎，一朝分娩，每一个新生命的诞生对于家庭来说，都是一桩“重要事件”。父母都希望孩子健康快乐地成长，同时，“优生优育”也是我国重要的人口政策。因此，从家庭到社会，对孩子的养育和教育的关注和投入就自然加强，母婴护理服务业就此应运而生。

第一节　基本内容

一、母婴护理服务业

（一）母婴护理的定义

“护理”一词源于拉丁文 nursing，原意为哺育小儿，后来扩展为保育儿童，照顾老人、病人和虚弱者。

护理的定义是随着社会发展和社会需求的变化而变化的。不同时代、不同护理组织团体和不同的护理理论专家给予护理的定义不尽相同。美国护士协会（ANA）1980 年提出：“护理是诊断和处理人类对现存的和潜在的健康问题的反应。”此定义把护理的最终目标看成是提高整个人类的健康水平。而这一定义，以其全面性、发展性得到国际认同。

根据国际性定义，结合我国母婴护理的具体实践，现阶段我国护理界对家庭母婴护理的定义一般表述为：

家庭母婴护理，是一种把母婴照护和健康服务提供到家庭，以健康理论为指导，以护理技术为方法，护理人员与家庭成员共同参与，通过连续的、动态的、个体或整体的服务与管理，使母婴的保健护理需求得到满足的系列活动。由此，实施此项工作的人员被称为“家庭母婴护理人员”，简称为“母婴护理员”。

母婴护理在作为社会化工作的国家职业定位中，被称为“育婴员国家职业”。国家劳动和社会保障部制定、2003 年 1 月施行的《育婴员国家职业标准》，对育婴员的职业做出的定义是：主要从事0~3岁婴儿照料、护理和教育的人员。而人们对“母婴护理”的职业俗称是“月嫂”。

妊娠期和婴幼儿期是人生中最需关爱与呵护的特殊阶段。产妇需要得到家庭的认可与支持，新生儿更需要得到生理和心理上的精心呵护。由于家庭母婴护理人员的工作对象非常特殊，职责凸显重大。

新概念母婴护理服务在日益激烈的市场竞争中，凸显出自己的优势，获得很多消费者的认同。新概念母婴护理服务提出了“母婴护理—产后恢复—婴儿教育”一站综合式服务的内容。具体分析有以下两个基本原因：

第一，产妇经过了怀孕、生产和妊娠的过程，非常疲劳，容易出现产后身痛、内分泌失调、哺乳期乳房病等不适和疾病。产后功能及器官的恢复、全面调理及预防月子病等护理服务的专业性凸显重要。

第二，早教理论的风起，拓展了家庭母婴护理的工作空间。婴幼儿期是人生最重要的教育关键时期，它几乎决定了人生的基本状态，关系到人生的整个过程。婴幼儿的教育，是渗透在使婴幼儿健康成长的日常生活料理、起居料理、健康护理及最初的行为引导中进行的。因此，婴幼儿保健护理工作者，实际上也是婴幼儿教育工作者，并且，是人生中最关键时期最重要的教育工作者！

考虑到以上两方面原因，在本书的内容结构安排上，对母婴经络护理和婴儿早教分别用一章篇幅加以详细论述，同时，这也是新时代的母婴护理员需要掌握的专业知识。

（二）母婴护理的工作内容

1. 婴幼儿护理

（1）生活护理：照顾婴幼儿的一切饮食起居，包括但不限于：喂水、喂奶、换尿布、洗澡、按摩、抚触；清洗消毒奶瓶、尿布和衣物；帮助其游泳和锻炼身体；

（2）卫生护理：脐带消毒、观察大小便、观察并测量体温等各项生理指征。如有异常，应及时提醒并协助专业治疗；

（3）常见病护理：尿布疹、鹅口疮、黄疸等常见病的观察与护理；

（4）早期教育：以婴儿的生理发展规律和关键期理论为依据，适当地开展婴儿的早期教育，寓教于乐、寓教于护理和保健过程中、寓教于婴幼儿生活中。

2. 产妇护理

（1）生活护理：帮助产妇擦洗身子、观察恶露，洗涤产妇衣物，将护理与家务兼顾；

（2）乳房护理：乳房清洗按摩，帮助产妇通乳，解决乳房胀痛，指导产妇正确的哺乳姿势；

（3）营养搭配：为产妇制作营养餐，合理安排产妇饮食；

（4）恢复护理：指导并协助产妇做产后恢复操，帮助产妇恢复体型；

（5）心理疏导：与产妇交流育儿心得，进行心理沟通，避免产后抑郁症的出现。

（三）母婴护理的职业要求

由于职业的特殊性，从事母婴护理工作的人员应遵循以下职业要求：

第一，母婴护理员是具有一定的任职资格和基本素质与技能，通过专业理论知识的学习和操作技能训练后，能独立对出生后 1 岁以内婴儿及产妇进行生活照料和家政服务的人员。从事该工作岗位的人员身体健康并经过健康检查取得相关健康证明，并持有《母婴保健技术服务执业许可证》才能上岗就业。

第二，母婴护理员还要了解有关产妇和婴儿的生理、心理特征，对产褥期的生理变化及常见状况有一定认知；了解营养与健康的一般知识，能对产妇和婴儿进行合理的饮食、喂养安排；了解保健消毒隔离基础知识并能进行一定的实际操作等。

第三，婴幼儿的健康成长与国家及未来和民族的兴旺紧密相关，当今全人类都在注意提高人体素质，特别是提高和改善婴幼儿智力开发，身心健康，与此同时育儿科学也在不断进步。因此，具有一定的早期教育知识和专业操作技能的母婴护理员，市场需求量将会不断增加和扩展。

第四，母婴经络护理需要了解中医的基本知识，并要熟练掌握操作方法。

二、我国母婴护理业的发展状况

（一）我国母婴护理业的催生背景

1. 社会背景

（1）随着社会发展及人民生活水平的提高，促使我国许多家庭具备了接受社会提供家庭服务的条件。

（2）根据社会发展的需要，国家劳动和社会保障部制定了《育婴员国家职业标准》（2003 年 1 月 23 日起施行），这标志着我国的母婴保健护理工作步入了社会化、职业化的轨道。

（3）1990 年 9 月在联合国总部召开的世界历史上规模最大的一次国家和政府首脑会议，会议的主题就是儿童问题，各国领导人在“儿童优先”、“母亲安全”问题上取得共识。

2. 文化背景

我国家庭母婴护理业的迅速发展，有其深层的文化背景。

（1）对孕妇、产妇、婴幼儿保健护理的操作环境以家庭为宜。合理膳食、营养平衡是健康的前提和基础。而这些不可能指望医院去贯彻落实，而只能是家庭保健护理的模式。

（2）随着母婴保健知识的传播和普及，母婴专业护理必将成为现在和未来最受欢迎的消费热点。由于生活水平的提高，人们由吃好睡好的“原始追求”转向健康环保的“高级需要”。现在的人们已经不再满足于传统的家庭式看护，而专业的、高质量、全方位的母婴服务已成为新的市场需求。

（3）由于中国实行的独生子女政策，大部分产妇都是初做母亲的女性，对科学坐月子及科学育儿方面的经验不足，产后无乳、乳少、乳房胀痛、乳汁淤积、急性乳腺炎等产妇症状经常可见，需要得到专业化服务的帮助。

（4）传统育养观念与国外引进的母婴护理知识存在不统一的地方，造成了人们认知上和操作上的矛盾。如何将传统育儿与科学育养结合起来，对促进全新护理实践的了解，增强全面护理、专业服务的意识，从而完成人生特殊时期的呵护与关爱具有重要意义。

3. 家庭背景

（1）我国长期投入大量人力、物力、财力进行优生优育的宣传与实行计划生育国策，引起我国家庭特别是城市家庭结构与模式的深刻变化。“四二一或称六加一结构家庭”（双方都是独生子女的夫妇，将赡养四位老人和一个子女；或者说父母＋爷爷奶奶＋外公外婆共同抚养一个婴儿），逐步成为城市社会的主流，婴幼儿自然成为家庭消费的重心。这一变化直接催生了母婴市场，并具备巨大的市场潜力。

（2）核心家庭（由父母及其未婚子女组成的家庭）逐渐取代了主干家庭（由一对已婚子女同其父母、未婚子女或未婚兄弟姐妹构成的家庭），大家庭向核心小家庭转化，并且成为现代社会的主要家庭类型。年轻的父母需要得到及时的、专业化的指导和帮助。

（二）我国母婴护理业的发展意义

1. 有利于社会和谐

我国母婴护理服务业的发展是社会发展的需要，有利于社会和谐。家庭是社会的基本单位，没有大多数家庭的和谐，社会的和谐就难以实现。而专业的母婴护理服务，可以帮家庭解决实际的、重要的问题，是一项意义十分重大的构建和谐社会的基础性工作。

2. 全民健康的重要措施

国际社会从人的全面发展的高度，将家庭健康发展纳入了国际人发大会《行动纲领》和联合国千年发展目标，赋予了家庭健康的重要地位。而母婴健康，更是家庭健康的重中之重。孕产妇死亡率、婴儿死亡率和5岁以下儿童死亡率，已被公认为评价社会经济发展和文明进步的指标，是综合国力的反映。专业的母婴护理服务是实现全民健康的重要措施。

3. 就业岗位新的增长点

我国经济结构调整和企业改制过程中，出现了大量富余人员、下岗职工、农村富余劳动力，加上每年新增长的劳动力，形成了巨大的就业压力。大批劳动者急需创造新的就业岗位和就业机会。而发展中的母婴护理服务业具有较大的市场空间，并由此提供了大量的工作岗位，带动了社会就业，并成为就业岗位新的增长点。

（三）我国母婴护理服务业的市场潜力

随着人们生活水平的提高和对母婴健康的关注，与母婴相关的市场也随之勃兴。据新华网长三角频道2006年12月11日消息：沪上母婴护理人员十分走俏，许多家政公司母婴护理员的预约排起了长队；据北京华夏中青家政服务有限公司蔡经理介绍，本公司的母婴护理员也供不应求，很多怀孕妇女在临产前半年就开始预约，平均每天有六七位客户要求预订，预订人数远远超过现有的人数，目前公司现有的护理员早已被安排得满满的，预订计划已经排到后几个月。三峡晚报2008年6月11日有一篇题名为"中国新生儿每年近2000万"的文章，文章引用了中国优生优育协会会长秦新华10日在上海的发言，他表示：我国新生儿每年达1600万到2000万。由此可见，整个母婴市场在未来的规模相当可观，市场潜力巨大，就业空间巨大。

（四）我国母婴护理业的发展趋势

母婴护理服务业的社会化、专业化、产业化、规范化是行业社会功能发展的必然趋势。

1. 社会化趋势

母婴护理服务社会化，是指母婴护理服务工作由封闭到开放，服务对象由特殊到普遍，服务内容由单一到复杂，服务方式由单渠道到多渠道，事务处理由个人到由社会专业机构、社区机构或家政服务公司来承担并整体性运作的发展过程。社会化是以社会效益为目标兼顾经济效益的，其结果就是更多的社会成员能够享受到服务，而母婴护理服务这一行业也在社会化的发展中得到不断发展壮大。

2. 专业化要求

母婴护理服务的专业化，是指母婴护理服务工作的专业方法和专业知识在家庭领域的具体运用。因此，包含两层意思：一是对母婴护理服务从业人员进行岗位培训，提高服务的专业水平。二是对服务内容专业化。目前市场上提供的母婴护理服务，普遍知识含量偏低，专业性不强，高层次的专业知识要求较高的服务，如心理保健，开展还较少。这在一定程度上是服务发展的“瓶颈”问题。

母婴护理服务专业化不仅有利于确定母婴护理服务的职业地位，使之作为一个社会分工的行业来发展，还有利于提高服务水平，从而使其具有旺盛的生命力。

3. 产业化方向

产业化是在保证社会效益的前提下追求经济利益的最大化。实现母婴护理服务产业化，就能有效地整合社会资源，动员和吸引优秀的社会人才、先进的管理经验以及一定资本的参与，从而达到资源的优化配置，把工作做好，把事业做大。

4. 规范化管理

母婴护理服务的社会化、专业化和产业化，呼唤管理的规范化，而母婴护理服务的规范化管理，又将促使其社会化、专业化和产业化得到进一步提升。

（五）我国母婴护理业目前存在的问题及对策

目前，由于我国母婴护理服务业的职业化进程尚处在起步阶段，历史较短，工作中还存在这样或那样不少的问题，服务质量亟待提高。

1. 服务管理机制滞后

目前我国尚未建立有效的母婴护理质量控制管理体系，管理相对滞后，在人员培训、规范实施、评价标准及方法体系上还有很多问题需要解决。应进一步完善管理体系，狠抓科学有效管理。

2. 缺乏相应的法规及质量控制标准

当前，我国母婴护理工作尚处在探索和发展阶段，因条件不同，各地发展尚不平衡，各种服务和技术操作质量标准不一致，参与母婴护理工作的人员素质不尽相同。如何保证护理质量，全国及各省市均无统一的质量控制标准。

因此，要研究制定岗位目标责任制和考核标准，组织机构要周密组织实施，定期检查和效果评价，及时发现不足，纠正偏差，使母婴护理工作制度化、程序化。

（1）制定并实施统一、规范的母婴护理质量评价方法，对母婴护理人员进行具体指导及质量控制。

（2）研究探讨以人为本，以传统护理和科学护理相结合的依据，以护理程序为框架，以产妇和婴儿的身心发展需要为根本，提供优质护理的工作模式。

(3) 母婴护理程序是一个系统（评估、判断、计划、实施和评价）的过程，只有通过这个系统的过程，并且使每一个项目或步骤与要求协调一致，才能有效地达到母婴护理的目标。

3. 缺乏宏观调控

母婴护理是护理专业领域中的一个新课题，它是社会发展、科技腾飞以及医学模式转变的必然产物。由于经济水平的差异，目前我国护理工作尚处于小范围的探索和发展阶段。在人才培养、质量控制以及宏观调控等方面尚有不足，需各界人士携起手来，为增进人类的健康而奋斗！

4. 专业人员不足

社会虽有巨大需求，但也有受训后的母婴护理人员派不出去的情况。母婴护理专业知识和技能是履行职责的重要前提条件，会直接影响工作效果。为进一步提高母婴护理人员的专业知识和专业能力水平，可动员和组织母婴护理人员系统学习，如有针对性地举办培训班、讲座，并实行考核等方式加强培训。

第二节　职业操守

职业操守是人们在职业活动中所遵守的行为规范的总和。它既是从业人员在职业活动中的行为要求，又是从业人员对社会所承担的道德、责任和义务。一个人不管从事何种职业，都必须具备良好的职业操守。

劳动和社会保障部批准并实施的《育婴员国家职业标准》中确定的育婴员的职业操守包括：

(1) 热爱儿童，尊重儿童；

(2) 爱岗敬业，优质服务；

(3) 遵纪守法，诚实守信。

一、热爱儿童，尊重儿童

(一) 热爱儿童

1. 正确了解儿童

儿童是国家和民族未来的希望所在，婴幼儿时期是人生重要的一个时期。著名儿童教育家陈鹤琴先生指出，儿童是有生命力和生长力的，富有潜力和创造力，只要善于引导都可以成才。只有正确了解儿童，才能满足儿童的生理和心理发展需要。

2. 一视同仁，公平施爱

著名教育家陶行知曾说过；“你若把你的生命放在学生的生命里，把你和你学生的生命放在大众的生命里，这才算是尽了教师的天职。”以人为本，热爱学生，关爱学生，尊重家长，是教师职业道德的基本要求。生活无处不是教育，母婴护理员的工作涉及早期教育的内容，故也适用于这些要求。

老师们常说“爱生如爱子”，浇花要浇根，教人要教心，即培植人的善心，包括良心、爱心、同情心、怜悯心。热爱每一个孩子，是对母婴护理员的客观要求。

（二）尊重儿童

1. 尊重儿童的个性特点

俗话说：人上一百，形形色色。不同的孩子由于受遗传因素和家庭环境的影响，会形成许多差异：容貌有俊有丑，智商有高有低，气质有动有静，性格有活有呆，动作有灵有拙，语言有多有寡，感情有热有冷，习惯有良有莠……这些内在的和外在的差异，是婴幼儿群体客观的特性。尊重是建立在了解基础上的，作为家庭母婴护理人员，尊重儿童的基础是了解儿童的这些个体差异。

没有兴趣就没有创造，只有尊重婴幼儿的个人兴趣，才能激发婴幼儿的想象力和创造力，充分发挥其潜能。对此，母婴护理员也应有足够的认识。

认识是尊重的基础。在此借用世界著名教育家赞可夫曾经说过的一句话：“当教师把一个学生认识到他是一个具有个人特点的、具有自己志向、自己智慧和性格的人的时候，才有助于教师去热爱儿童和尊重儿童”。

2. 尊重儿童的权益

孩子的权益，理该尊重。许多父母和养护人员认为孩子是一张白纸，想在上面怎么描绘就怎么描绘，并且认为孩子应该无条件服从和配合。可实际上，这些想法是错误的。而错误的根源在于成人漠视了孩子是有独立意志的个体，并且有他自身发展的规律和需求。这样就扩大了成人自己的权利，作为代价，就忽略了孩子应有的权益。这样的教育势必会引起孩子的抵触心理，使孩子受到心灵的伤害。这是我们家庭母婴护理人员应该引以为戒的。

二、爱岗敬业，优质服务

（一）爱岗敬业

爱岗敬业，是职业道德中的一个显著特点，是任何职业都应具备的基本素质。教育家陶行知说：“捧出一颗心来，不带半根草去。”爱岗敬业应该是母婴护理人员应具备的强烈的使命感和责任感。托起一缕真诚，用一颗对事业执著的心，无私奉献。

爱岗是指一个人热爱自己的事业，热爱自己的工作岗位。只有内心真正热爱自己的工作，才能成为一名光荣的、受人尊重的母婴护理员。母婴护理员的爱岗，具体体现在热爱本职工作，热爱婴儿和初为人母的新妈妈上。它意味着尊重和珍惜自己的选择；意味着对工作全身心的投入和为服务他人的信念、态度和决心；意味着对生命的尊重和理解。一个热爱母婴护理职业的人，会感受到他（她）的人生意义与价值。

敬业和爱岗一样，都是做好工作的前提。所谓敬业就是忠于职守，珍惜自己的工作岗位，具有强烈的责任心。只有爱岗敬业，才能满腔热情去工作、去努力，才能脚踏实地地干实事，创造性地做工作，才能从工作本身中获得乐趣，从而淡泊名利。

（二）优质服务

1. 服务意识

母婴护理工作是一种服务性工作，要做好工作首先要树立起服务意识，做到服务第一。面对客户的意见要耐心倾听，对客户提出的问题要善于从自身找原因，及时改进工作方式，切忌和客户斤斤计较，更不可顶撞客户。

2. 精益求精

母婴护理工作是一项艰苦而细致的工作，必须为之付出爱心、耐心和责任心。母婴护理员要根据客户的不同需求，认真做好工作，养成严谨细致的工作作风，以达到客户满意为标准。

3. 岗位成才

优质服务还体现在努力学习职业所需要的各种基本知识上。母婴护理是一种新兴的行业，因此，这个行业的从业人员要不断地学习各种知识，来适应不断发展的社会需要。

熟练和过硬的母婴护理技能是从事母婴护理工作的重要条件。如果只有做好工作的良好愿望，而没有过硬的技能，是不能胜任此项工作的。过硬的技能是在实践中练就出来的，所以需要母婴护理员在实践中不断学习，认真钻研业务，以满足客户的需求。

4. 文明礼貌

文明礼貌是母婴护理员职业的一个基本要求。文明是我们在平时的言谈举止中表现出来的高尚与典雅。礼貌是对人表现出来的尊敬。母婴护理员应具有的文明礼貌在本章第三节中有详细阐述。

三、遵纪守法，诚实守信

（一）遵纪守法

遵纪守法是公民道德建设的重要组成部分，也是每个公民应尽的义务，是建设中国特色社会主义和谐社会的基石。作为国家公民，母婴护理人员必须要做到遵纪守法。

1. 树立正确观念

国无法不治，民无法不立。各人遵纪守法，则社会稳定，经济发展。倘若没有法律的规范，社会秩序就无从保证，人民不能安身立命，生产、生活的正常秩序就会遭到破坏。遵纪守法是公民道德建设的重要组成部分，也是每个公民应尽的义务，是建设中国特色社会主义和谐社会的基石。遵纪守法应成为每个公民的自觉行为。母婴护理员应自觉地遵纪守法，树立“以遵纪守法为荣、以违法乱纪为耻”的观念。

2. 遵守社会公德

社会公德是社会实践中最简单、最起码的公共生活准则，也可以称道德的“底线”。如果大家不遵守这些道德标准的底线，将导致社会人际关系的紧张、不和谐，使社会道德水平下降，因此，社会公德水平的高低，可以衡量出一个社会基本的文明程度，反映出一个社会成员最基本的文明程度。

在社会主义现代化建设中，由于市场经济的发展，公共场所日益扩大，社会化的生活服务设施增加，人和人交往的增多，人与社会联系更加密切，人对社会的依赖程度也达到了前所未有的水平。我们每个人的行为，随时随地都会影响着社会的利益、别人利益和生存的环境。作为母婴护理人员，一定要有强烈的道德和纪律意识。

3. 严格遵守工作纪律及有关规章制度

认识了解并遵守与行业相关的法律、法规和有关规定，有助于正确履行自己应尽的义务，也有利于维护自己的合法权益，避免违法违规，受到处罚。作为母婴护理员来说，要严格遵守母婴保健法、未成年人保护法、儿童权利公约、中国儿童发展纲要、食品卫生法、劳动法等相关法律规定。

（二）诚实守信

诚实守信是为人之本，是中华民族的传统美德。认真贯彻党中央和国务院提出的“要在全社会强化信用意识”和“要大力倡导诚实守信的职业道德，加快建立健全社会信用制度”的精神，是兴业之道。

1. 加强自身修养

自觉、自重、自省、自警、自励，努力成为诚信的守护者和创造者，打造母婴护理行业良好社会形象。

2. 不违法违纪

要自觉遵守国家相关的法律法规，用法律法规来规范自身的行为。

3. 不违规逾矩

要在全国统一的大市场中公平竞争，避免过度竞争，防止不正当竞争，遵守共同的经营规则。通过提供优质产品和优良服务来使客户和消费者满意，提高自身的竞争力。

4. 不违约失信

要重合同，守信誉，严格遵守合同契约和承诺，遵守职业操守，讲真话实话，不弄虚作假，实事求是。

5. 不损人利己

不以任何形式、任何手段欺骗客户，不以任何形式损害国家利益、社会公众利益、同业利益和雇主利益。

6. 态度端正

对待本职工作，应常怀敬畏之心，专心、守职、尽责，干一行、爱一行、钻一行，尽心竭力、全身心地投入。

母婴护理员是直接从事母婴护理工作的人员，一方面肩负着社会重任，一方面有着党和人民的嘱托，还有一方面肩负着广大家庭的期望。母婴护理员应具备良好的职业操守，明确其护理工作的意义和重要性，树立一切为了妇女和儿童的服务理念，将工作做好、做细。

第三节　礼仪规范

礼仪是指人们在社会交往活动中共同遵循的、最简单、最起码的道德行为规范。它属于社会公德的范畴。礼仪是一个人文化修养、精神面貌的外在表现。一个人在社会生活中要与他人接触，其礼仪的表现将会使他人产生很强的知觉反应，能给人留下深刻的印象。良好的礼仪修养能强化人际间的沟通，建立良好的人际关系，反之不但会损害自己的形象，而且会影响人际关系。

母婴护理员应具备以下几方面的礼仪要求：

一、基本规范

母婴护理员的主要服务对象是婴儿、孕妇或产妇。母婴护理员的礼仪水平影响着她（他）的服务质量，所以母婴护理员必须以整洁文明的仪表、得体大方的着装，使自己的形象符合现代职业的要求。

（一）整洁文明的仪表

衣服的三大功能是遮体、保暖、展示。服装的遮体、保暖功能是无可争议的，服装的展示功能大有讲究。不同的人群，不同的职业，不同的文化层次和不同的经济实力，可通过服装展示出来。母婴护理员的服装、服饰要符合职业的要求，朴素大方，饰品不可过多。

1. 卫生方面

（1）头发：经常梳洗头发，保持整齐光洁。发型要朴实大方。不使用浓烈气味的发乳。不留披肩发。长发的母婴护理员工作时应把头发梳成发辫，以防止在护理婴幼儿的过程中头发脱落造成的污染。

（2）面部：保持面部清洁卫生。不得带眼屎。不要浓妆艳抹，不可使用浓烈气味的化妆品。母婴护理员会经常跟产妇和婴儿接触，这两种人的抵抗力弱，特别是婴儿皮肤很娇嫩，母婴护理员如果涂抹过多的化妆品，化妆品中包含的化学物质对新生婴儿极为不利。所以母婴护理员应少使用甚至不使用化妆品。

（3）口腔：保持口腔清洁，无异味。饭后漱口，忌吃大蒜、韭菜等会产生较重气味的食物。

（4）手部：随时洗手。尤其是去过洗手间后，切记洗手。手是细菌传播的一个重要途径，给新生婴儿洗澡、换尿布、喂食等都是通过母婴护理员的手来实现的，因此必须注重手部的清洁卫生。

（5）指甲：手指甲和脚指甲应保持短而洁。要经常修剪，不留长指甲。过长的指甲会藏匿细菌，而且还会刮伤新生儿娇嫩的皮肤，母婴护理员必须剪掉长指甲，保持指甲的干净。

（6）服装：衣服要经常替换，尤其要经常更换内衣。

（7）身体：经常洗澡，没有异味。

（8）配饰：不戴项链、耳环和戒指。戴项链不利于工作，低头时，项链容易被刮住；戴耳环工作时，耳环有可能被儿童拽扯；戴戒指做护理时，容易损伤儿童的皮肤。

（9）鞋子：鞋要经常保持光亮整洁。应该选择透气良好，干净，有弹性、柔软、舒适的鞋。最好是无鞋带、有脚套、无响钉的平跟鞋、低坡鞋或船鞋。

2. 行为方面

有些举止和行为是不文雅不礼貌的，母婴护理员应引以为戒，规范自己的行为。切忌在他人或食物前打喷嚏、咳嗽。可用适当的面纸巾或卫生纸，勿用手帕；不得在工作岗位或他人面前整理自己的衣物，如穿衣服、脱衣服、整理内衣、提袜子、放鞋垫；不得在工作岗位或他人面前梳妆打扮，如梳头、抖头皮屑、描眉、抹眼、涂口红；不得在工作岗位或他人面前摸脸、搔头、抠鼻孔、剔牙、挖耳朵、搓泥垢、抠脚、修指甲等等。

3. 态度方面

母婴护理人员的态度应和蔼、诚恳，交谈时语气应温和、亲切，措辞得当，称呼有礼貌，凡事用商量的口气与人沟通，切忌态度冷漠，言语生硬。要经常保持微笑，微笑服务是服务态度上最重要的体现。护理员的微笑就像晴朗的天空，和煦的阳光，给儿童温暖舒适的感觉，愉快的生活。

真诚的服务，能使客户产生亲切感、温暖感、诚实感、留恋感。对态度的基本要求是：主动、热情、耐心、周到：主动即主动问候，主动服务，主动征求意见；热情即笑口常开，语言亲切，处处关心；耐心即要有“忍耐性”和“忍让性”，在繁忙时，不急躁，不厌烦，遇到雇主不礼貌时，不争辩、不吵架，保持冷静，婉转解释，得理让人；周到即服务工作面面俱到，完善体贴，细致入微，想雇主所想，急雇主所急，千方百计帮助客户排忧解难。

（二）得体大方的着装

穿着得体，不仅能赢得他人的信赖，给人留下良好的印象，还能够提高与人交往的能力。相反，穿着不当，举止不雅，往往会降低你的身份，损害你的形象。母婴护理员要穿戴得体，努力做到整齐、清洁、大方、美观。

1. 着装要求

（1）制服：上岗前应按规定穿着干净、整洁的制服，如工作服、工作鞋。

（2）工号牌：自觉佩戴好胸牌或工号牌，工号牌应端正地佩戴在左胸上方。

（3）辅助衣物：由于母婴护理员的工作比较杂，可根据情况准备些辅助衣物，如防尘衫、围裙、袖套，帽子等。

2. 着装禁忌

根据服务礼仪的基本规定，母婴护理员在服务时要显示出自己的文明气质，着装要防止触犯五个方面的禁忌：过分裸露、过分透薄、过分瘦小、过分艳丽和鞋袜不配。

3. 着装整洁

母婴护理员的着装必须外观整洁。任何服装，在正常情况之下，都应当以其外观整洁与否作为评价它的首要指标之一。一个人平日所穿的衣着，即便款式、面料、做工都很平常，但只要它干净、爽洁、平整，同样也会为对象所接受。相反，即使某人衣着的款式、面料、做工俱佳，只要不够整洁，甚至折痕遍布、肮脏不堪，也必会贻笑于人，被视为懒惰之人。

母婴护理员着装时应避免出现以下几点：布满褶皱、出现残破、遍布污渍、沾染脏物和散发异味。

二、语言规范

良好的语言对母婴护理员非常重要，尤其是初到护理岗位上的人，特别是才告别了农村来到城市做护理工作的人，对城市的语言一般不习惯或不知道怎么说话，这要学习。防止因交流不当，引起误解。

（一）日常口头语言

1. 规范要求

（1）说话诚实。不虚假、不浮夸、不随意乱说。

（2）语义准确。语义要表达得准确明了，切忌啰嗦重复。

（3）音量适中。使对方能听清即可，切忌大声说话，语惊四座。

（4）语速适中。语速适中，避免连珠炮式讲话。

（5）表情自然。表情要自然、亲切，面带微笑，目视对方眼鼻三角区，以示尊重。

（6）称呼得体。对客户的称呼要得体，要符合自己的职业身份。

2. 文明礼貌用语

（1）日常礼貌用语主要包括以下几点：

①问候语。用于见面时的问候。如“您好”“早上好”“欢迎您”“好久不见，您好吗?”等等，这种问候语要亲切自然、和蔼微笑。

②告别语。用于分别时的告辞。如“再见”“一路平安”“您走好”“欢迎您再来”等等。这种告别语要恭敬真诚、笑容可掬。

③答谢语。要表示向对方的感谢。如“非常感谢”“劳您费心”“感谢您的好意”等等，这种答谢语要诚恳热情，目视对方。表示向对方的应答，如“不必客气”“这是我应该做的”“感谢您的提醒”等。表示拒绝，如对方为你夹菜时你不想吃，可说“不，谢谢”，而不能说“我不要”“我不爱吃”。

④请托语。用于向别人请教时。如“请问”“拜托您”“帮个忙”“麻烦您关照一下”“请等会儿”等，这种请托语要委婉谦恭，不要强求命令。

⑤道歉语。用于自己做错事向对方道歉。如“对不起”“实在抱歉”“请原谅”“失礼了”“真过意不去”“对不起，完全是我的错”等等，这种道歉语态度

要真诚，不能虚伪。

⑥征询语。用于向别人询问时。如“需要我帮忙吗?”“我能为您做些什么?”“您有什么事吗?”“这样会打扰您吗?”“您需要什么?”等，这种征询语要让对方感到关心人、体贴人。

⑦慰问语。用于表示对别人的关心。如“您辛苦了”“让您受累了”“您快歇会吧”等等，给人一种善良热心的好感。

⑧祝贺语。用于表示对别人成功或喜事的祝贺。如“恭喜”“祝您节日快乐”“祝您生日快乐”等，以表示真诚的祝福，深厚的友谊。

（2）忌用的不礼貌用语主要包括以下几点：

一忌无称呼用语，如“那个穿红大衣的”；二忌用“嗨”“喂”称呼人，如“嗨，靠边点”“喂，帮个忙”；三忌不用善称叫人，如“老头儿”“老太太”；四忌蔑视语、烦躁语、斗气语，如“别挡道”“你找谁”“不行就算了”，可改用“先生请您让一下”“您找哪一位”“如果觉得有困难就不麻烦了”等等。

具体一点，母婴护理员要知道语言交流中的“四有四避”，即“有分寸、有礼节、有教养、有学识”，要“避隐私、避浅薄、避粗鄙、避忌讳”。

（3）常用的文明用语主要包括以下几点：

与人相见说“您好”	问人姓氏说“贵姓”	问人住址说“府上”
仰慕已久说“久仰”	长期未见说“久违”	求人帮忙说“劳驾”
向人询问说“请问”	请人协助说“费心”	请人解答说“请教”
求人办事说“拜托”	麻烦别人说“打扰”	求人方便说“借光”
请改文章说“斧正”	接受好意说“领情”	求人指点说“赐教”
得人帮助说“谢谢”	祝人健康说“保重”	向人祝贺说“恭喜”
雇主年龄说“高寿”	身体不适说“欠安”	看望别人说“拜访”
请人接受说“笑纳”	送人照片说“惠存”	欢迎购买说“惠顾”
希望照顾说“关照”	赞人见解说“高见”	归还物品说“奉还”
请人赴约说“赏光”	对方来信说“惠书”	自己住家说“寒舍”
需要考虑说“斟酌”	无法满足说“抱歉”	请人谅解说“包涵”
言行不妥“对不起”	慰问他人说“辛苦”	迎接客人说“欢迎”
宾客来到说“光临”	等候别人说“恭候”	没能迎接说“失迎”
客人入座说“请坐”	陪伴朋友说“奉陪”	临分别时说“再见”
中途先走说“失陪”	请人勿送说“留步”	送人远行说“平安”

（二）日常体态语言

日常体态语言主要分为手势语言、面部语言、头部语言和眼睛语言，母婴护理员应学会正确使用。

1. 手势语言

手势是体态语言中最常用的，它千变万化，表达的意思极其丰富。手是最灵活的器官，又是最容易表现一个人素质和修养的部位，因此，母婴护理员应该特别注意手势及其所代表的意义。在工作中，母婴护理员应该禁止的手势有：指指点点、随意摆手、端起双臂、双手抱头、摆弄手指、手插口袋、搔首弄姿和抚摸身体。

2. 面部语言

面部表情也是体态语言中最常用的一种，它的变化多端和表达丰富的含义完全可以与手势比美。我们常用的面部语言有微笑、大笑、眨眼、瞪眼、变脸色、努嘴、吐舌、咂嘴、撇嘴、咬牙、抿嘴、皮笑肉不笑等等。母婴护理工作中，不同的面部语言可以显示出我们不同的工作态度。

3. 头部语言

头的动作相对来说比较简单，像点头、摇头、低头、抬头、仰头等，表达的意思也比较单纯些，一目了然。

4. 眼睛语言

在礼仪修养中，我们提倡用平和的目光与人交流。所谓平和就是平视，就是用温和的目光看待人。包括的含义有以下几点：一是用平等的态度和目光对待人；二是用平常的心态和目光看待人；三是指目光的位置，平视过去，一般个子的人正好是对方的脸部。忌讳斜目而视。如果是在一两米的近距离范围内，扫视别人的目光不能超过 3 秒钟，否则别人就会产生疑心或反感。

（三）语言的综合使用

在运用过程中，口头语言和体态语言综合使用的机会和次数要比单独使用的多，比如头部动作与面部表情经常配合使用，体态语言在运用过程中与口头语言配合使用等等。这里要注意的一点是，一定要力求配合得恰当、协调，效果才会好。

总之，母婴护理员在使用上述语言时要特别注意以下几点：一是精神状态要保持平静、积极、向上，能较好地体现出自己内在的气质、修养、情操和性格特征；二是整个身体要保持端庄、稳健、大方、自然，给人一种持重的感觉；三是表达得要简洁、自然、协调、恰当，尽可能不要给人留下烦琐的感觉或多余的举动。

三、姿势规范

优雅的举止不是天生就有的，而是靠在平时的日常生活中一点一滴地培训、积累起来的，只要有意识地锻炼和培养，任何一个人都可以做到。母婴护理员的举止动作要文雅礼貌，要有优美的站姿、正确的走姿和优雅的坐姿。

（一）站立姿势

正确优美的站姿应该是：两足分开 20 公分左右的宽度距离，或者两足并立在一起，但不要太贴近，以站得稳当为好。女士们可以把两个脚后跟并在一起，双腿微曲，收腹，挺胸，两肩平行，双臂自然下垂，头正，眼睛平视，下巴微收。

（二）走路姿势

最能体现出一个人精神面貌的姿态就是步姿。走路大方，步子有弹力及摆动手臂，显示一个人自信、快乐、友善及富有雄心；走路时拖着步子，步伐小或速度时快时慢则相反。

（三）入座姿势

不论坐在什么地方，头要正；上身要微微地向前倾斜；膝盖和双腿轻轻并拢，体现其庄重、矜持；两足并在一起，并把两个脚后跟微微提起，这样，不仅姿势好看，而且会给人一种沉稳、大方的感觉。

有一些不文明，不雅观的坐姿，母婴护理员一定要牢记在心，坚决避免。如：叉开两腿、跷二郎腿、抖动腿、摇腿或裙子掀起露出大腿等，都是些不文雅的坐姿。

四、基本工作礼仪

（一）手持物品的礼仪

在工作中，母婴护理员经常帮助他人手持某种物品。母婴护理员在持物服务时，对于稳妥、自然、到位、卫生等四方面的问题，应给予高度关注。

（二）递接物品的礼仪

在工作中，递送或接取物品，都是母婴护理员必须认真练好的基本功。递送物品时，应注意的礼仪有：双手为宜、递于手中、主动上前、方便接拿和尖刃向内。总之，接取物品时，应注意的主要方面是：应当目视对方，而不要只顾注视物品。一定要用双手或右手，绝不应单用左手。必要之时，应起身而立，并主动走近对方。当对方递过物品时，再以手前去接取，切勿急不可待地直接从对方手中抢取物品。

（三）见面礼仪

见面时，要表现出敬重和友好的心意，要掌握握手、鞠躬等的礼节。

1. 握手礼

握手时要自然，面带微笑，目光注视对方，既要表现热情、诚挚的态度，又要表现出自尊自信。行握手礼时，距离受礼者约一步，上身稍前倾，两足立正，伸出右手，四指并齐，拇指张开向受礼者握，并上下微动，礼毕即松开。

2. 鞠躬礼

行鞠躬礼往往用来表示内心的谦逊恭谨。此种礼节一般是下级对上级或同级之间，初次相见的朋友之间的礼节。行鞠躬礼时必须脱帽，用右手握住帽前檐中央，将帽取下，手垂下后身体对正，用立正姿势，两目注视受礼者，以身体上部向前倾15度左右，而后恢复原来姿势。行鞠躬礼必须注目，不可斜视，受礼者也同样。当然，上级、长者或尊者在还礼时，可以欠身点头或同时伸出右手以答之，不鞠躬也可以。

（四）其他基本工作礼仪

1. 接听电话

电话是现代家庭通信联系手段，母婴护理员接打电话是日常之事，必须掌握一些基本礼仪。包括听到铃声快接电话、先要问好、礼貌应答、备好笔纸做好留言、打电话简要明了。打私人电话（长途电话）或要打收费电话应先向客户说明得到允许后再打。

2. 出行礼仪

（1）右为大，左为小。

（2）二人同行，右为尊；三人并行，中为尊；三人前后行，前者为尊。

（3）进门、上车，应让尊者（客户）先行。

（4）上楼时，尊者（客户）、妇女在前；下楼时则相反。

（5）上车时，尊者（客户）由右边上，其他人等尊者（客户）上车后，自己再由车后绕到车左边上车，坐在尊者（客户）左手位。

思考与练习

1. 母婴护理基本工作内容有哪些？
2. 母婴护理员的职业操守有哪些？
3. 母婴护理员要注意哪些礼仪规范？

第二章

产褥期产妇基础护理

现代医学教科书明确规定：产褥期是指胎儿、胎盘娩出后的产妇身体、生殖器官和心理方面调适复原的一段时间，需 6～8 周，也就是 42～56 天。自胎盘娩出后，产妇便进入了产褥期。

产褥期即俗称的坐月子。新中国成立以前，在农村里就认为产后坐月子的时间为一个月，产后休息满 1 个月就是全部恢复了，妇女就要参加体力劳动，有不少的老年妇女患有子宫脱垂等疾病，可能就是与产后休养不足有一定关系。新中国成立以后党和政府十分关心妇女和儿童的健康，国家制定了母婴保护法，对妇女产后休养假期规定为56 天。

产褥期是全身多系统包括体形、腹壁、子宫等逐渐复原的时期。产妇能否康复如初，产褥期是关键阶段。在这段时期里，一定要注意做好产褥期保健。产妇应该以休息为主，尤其是产后 15 天内应以卧床休息为主，调养好身体，促进全身器官各系统尤其是生殖器官的尽快恢复。由于产后妇女子宫等身体器官都发生了很大变化，护理人员要重视产妇的生理变化，和由生理变化带来的心理变化，从而做好护理工作。产褥期保健的重点是防止产后出血、感染等并发症的发生，促使产后生理功能的恢复。

第一节　产褥期生理特点及护理

一、生命体征观察

产妇分娩后通常需要在产房观察 24 小时，因为在这 24 小时内极易发生严重的并发症，如产后出血、产后心力衰竭、产后子和羊水栓塞等。观察期间，应每 4 小时测量一次体温、脉搏、呼吸、血压，同时注意阴道流血量及子宫收缩情况、观察膀胱充盈情况、外阴有无血肿等情况。以后每日测量一次生命体征。

（一）体温

产后的体温多半是正常，但是遇到产程延长或过度疲劳时，体温可能略有升高，但一般不超过38摄氏度，遇到这种情况无须紧张，因为到了第二天大多数都能自行恢复，一般不需做特殊处理。在产后3～4天，乳房可能会有充盈胀痛的变化，并且可能由此导致体温略有升高，但一般不会超过38摄氏度，也不超过24小时。若有体温升高的情况出现，必须尽快寻找原因，排除生殖道、泌尿道感染或乳腺炎等情况发生。

（二）脉搏

产后由于胎盘循环的停止，子宫缩小，再加上卧床休息而活动少，以及分娩后的情绪放松等原因，脉搏往往比较缓慢，但很规律，每分钟大约60～70次，于产后1周左右逐渐恢复正常。

（三）呼吸

因产后腹压减低、膈肌下降，呼吸会深且慢，一般为14次/分钟～16次/分钟。

（四）其他

产后若血压升高较多，应去医院就诊；妊娠期间的生理性贫血，在产后2～6周渐渐自然恢复；产褥早期白细胞增多，产后1周左右可下降至正常；大多数人的血沉可在6～8周恢复正常。

二、生理变化及护理

（一）生殖器

胎盘娩出后，子宫收缩呈圆形，子宫底即刻降至脐下一横指。产后第一天略上升至脐平，以后每日下降1～2厘米，产后10日左右降至骨盆腔内。产妇应每天检查子宫底高度，了解子宫复旧情况，如有收缩不佳可给予宫缩剂。另外，母婴护理人员还要注意孕妇恶露的量、色、有无气味，如有感染应建议用抗生素。

自然分娩的妈妈还会出现不同程度的阴道松弛的现象。这是因为胎儿是经过阴道娩出，一般出生的婴儿头部的直径约有10厘米，即分娩时阴道要扩张到10厘米（正常阴道直径为2.5厘米），经过出生孩子的挤压，阴道扩张明显，弹性明显下降，从而出现不同程度的阴道松弛现象。但这并不代表自然分娩就是导致阴道松弛的罪魁祸首，因为妈妈在临产时盆腔的肌肉和韧带都会充分延伸，为宝宝的出生做好产道准备。所以即使进行剖宫产的妈妈，其阴道也会有松弛现象。阴道本身有一定的修复功能，产后出现的扩张现象在产后3个月即可恢复。但毕竟是经过挤压撕裂，阴道中的肌肉受到损伤，所以阴道弹性的恢复需要更长的时间。产后妈妈可以通过一些锻炼来加强弹性的恢复，促进阴道紧实。

盆底组织（肌肉有其筋膜）在分娩时过度扩张导致弹性减弱，若盆底组织发生严重损伤造成盆底松弛，加上产褥期过早的劳动，则可导致阴道壁膨出甚至子宫脱垂。若在产褥期坚持做保健体操，可望恢复至接近未孕状态。

自然分娩后的外阴轻度红肿，产后 2～3 天自行消退。会阴部若有轻度撕裂或会阴切口缝合者，也能在 3～5 天内愈合。月子里产妇的会阴部分泌物较多，应每天进行会阴冲洗，每日 2 次，不仅有利于会阴部清洁和干燥，还有利于伤口愈合并增进舒适。执行会阴冲洗至少持续产后 2 周或恶露干净为止，然后可用坐盆代替冲洗。冲洗的溶液可为温的 1∶5000 高锰酸钾溶液，或 1∶1000 新洁尔阴溶液。冲洗的方法为坐在马桶上或浴盆上，挤压冲洗瓶中配好的溶液，由前往后（会阴部往肛门方向）冲洗。冲净后，用棉签拭干伤口。产妇还应及时更换会阴垫，保持会阴处的清洁及干燥。会阴部有缝线者，应每日检查伤口周围有无红肿、硬结及分泌物。一般在产后 3～5 天可以拆线，若伤口感染，应提前做拆线引流或做扩创处理。线头脱落前，每次的会阴冲洗后，还要用棉签将药膏由前往后涂于伤口上。

产褥期产妇的乳房会发生很大的变化。胎儿胎盘分娩出后，产妇即进入哺乳期。产妇在产后雌激素水平低、催乳素水平高，乳汁开始分泌，但是乳汁分泌在很大程度上依赖吸吮刺激，新生儿在出生后半小时内吸吮乳头，可以促使垂体分泌催乳素，促进乳汁分泌哺乳，还有利于子宫收缩，使生殖器官及有关器官组织更快恢复。娩后开始有乳汁分泌，乳汁的质和量与产妇的身体状况、饮食、生活习惯及精神状态有密切关系。营养充足、生活规律、精神愉快都是促进乳汁分泌的有利因素。

（二）消化系统

由于产时出汗较多，产后 1～2 天产妇常感到口渴，食欲不佳，一周以后情况好转。产妇在产褥期长期卧床，活动少，肠蠕动减慢，加上伤口疼痛，产妇会自觉不自觉地不愿解大便，常常会导致便秘。另外，产时胎儿娩出时，产妇用力向下，压迫痔静脉，也容易发生痔疮。应鼓励产妇多吃蔬菜、水果、蜂蜜，保持大便通畅。

（三）心血管系统

妊娠期产妇的血容量会增加，一般于产后 2～3 周恢复至未孕状态。这是因为在产后最初 3 天内，特别是产后 24 小时内，由于子宫收缩，大量血液从子宫涌入体内循环，使血容量增加，并使肝脏的负担加重。如果产妇患有心脏病，极易发生心力衰竭。

（四）泌尿系统

孕晚期，由于增大了的子宫压迫膀胱，使膀胱肌肉的张力降低；另外临产时胎儿先露部位对膀胱形成压迫，如果滞产则易造成膀胱三角区充血、水肿及乳膜出血，影响膀胱肌肉收缩；同时由于腹壁松弛，使膀胱对尿液充盈的感觉迟钝；加上尿道、尿道外口、阴道、会阴创伤疼痛，反射性地使膀胱括约肌痉挛，增加排尿困难，甚至不能自解小便而需要导尿，但是导尿又会增加泌尿道感染的机会。

膀胱内积有大量尿液而不能排出，称为尿潴留。预防产后尿潴留的最好方法是在产后 2 小时内主动排尿，不要等到有尿意时再解。如不能排出尿液，护理人员可将热水袋热敷于产妇下腹部或用温水熏洗外阴和尿道周围，也可用滴水声诱导排尿。另外由于分娩时的产道损伤，小便时伤口会感到疼痛。

妊娠期体内储留的大量水分，均在产后数天内经肾脏排出，因此产妇产后会出大量的汗并明显增加尿量，以排出体内的水分。

（五）内分泌系统

分娩后，产妇的内分泌系统会有相应变化。产妇体内的雌激素和孕激素迅速下降，至产后 1 周时已降至孕前水平。一般未哺乳的产妇平均产后 6 ~ 10 周月经可以恢复，产后 10 周左右就可恢复排卵。哺乳产妇产后 4 ~ 6 个月恢复排卵，但不一定月经来潮，故哺乳期产妇未见月经来潮却有受孕的可能。

（六）腹壁及皮肤

妊娠期间孕妇会出现下腹部正中线色素沉着现象，在产褥期逐渐消退，腹壁上的妊娠纹也由红色变成白色的陈旧妊娠纹。这是因为腹壁皮肤受妊娠子宫膨胀的影响，部分弹力纤维断裂，腹直肌呈不同程度分离。产后腹壁会有明显松弛现象，腹壁紧张度下降，需在产后 6 ~ 8 周恢复。

腹壁松弛恢复的快慢与程度，和产后是否运动或锻炼有关。产后很早就开始在床上做产褥体操，并继续进行锻炼的人，腹肌张力恢复得就快。

三、休养

（一）产褥期的休息

当产妇把胎儿和胎盘娩出后，虽然会立刻感到十分轻松，但却非常疲劳。有的人就想休息，希望好好地睡上一觉；也有的人感到饥饿，想饱吃一顿，这些都属于正常现象。

清代养生家尤乘告诫说：“产后上床，只宜闭目静养，勿令熟睡。”分娩完毕，不能立即上床睡卧，应先闭目养神，稍坐片刻，再上床背靠被褥，呈半坐卧状态，不可骤然平卧。如此半坐卧三日（指白天）后，才能平卧。闭目养神，目的在于消除分娩时的紧张情绪，安定神志，解除疲劳；半坐卧的目的在于气血下行，气机下达，有利于排除恶露，使膈肌下降，子宫及脏器恢复到原来位置。

在半坐卧的同时，产妇自己或是在母婴护理人员的帮助下做轻揉按腹部练习。方法是以两手掌从剑突下旋至脐部，在脐部停留作旋转式揉按片刻，再下旋至小腹，做旋转式揉按，揉按时间应比在脐部稍长。如此反复，揉按 10 余次，每日 2～3 遍，可促使恶露、淤血排出，还可避免产后腹痛、产后子宫出血，帮助子宫复旧。

（二）产褥期的活动

早期活动对产妇加速血液循环、加速组织代谢、恢复体力、增进食欲、有很好的作用，并且能够促进排尿、排便和排出恶露。一般情况下，阴道自然分娩者，在产后 6～12 小时可起床稍微慢慢活动；难产或剖宫产者可从产后第 3 天开始在家属或护理人员的协助下下床活动，也可以在医务人员指导下做产后体操，有助于及早恢复体力和体型。

产妇的早期活动应注意不要受凉并避免冷风直吹。虽然提倡产后早起床，但也应量力而行，勉强过早起床活动，久坐久立，甚至操持家务，容易损伤筋骨导致肌体酸痛。

四、日常卫生护理

（一）牙齿清洁

怀孕后的妇女，牙齿的矿物质往往补充不足，坚固性差。因而，产褥期内要特别注意口腔卫生，坚持每日早、晚刷牙 1 次，每次饭后漱口。漱口后和刷牙后就不要再吃东西，特别不能吃甜食。中医主张产后 3 天内宜用指刷，指刷有活血通络，牢固牙齿，避免牙齿松动的作用。方法是：将右手食指洗净，或用干净纱布缠食指，再将牙膏挤于指上，犹如使用牙刷样来回上下揩拭，然后用食指按摩牙龈数遍。

（二）头发清洁

梳头可刺激头皮，促进局部皮肤血液循环，从而满足头发生长所需的营养物质，防止脱发、早白、发丝断裂、分叉等，因而产妇应经常梳头以促进头发的健康。

（三）皮肤清洁

产妇因毛孔松弛会出较多的汗，但切记不能捂汗，宜勤擦身或及时更衣、勤换内衣裤，保持体肤的清洁。

五、环境要求

产妇月子里的居住环境对产妇的身体恢复有很大影响。舒适的环境不仅能使产妇心情愉悦，还能预防疾病的发生，有利于产妇的休养和恢复。

（一）清洁卫生

产妇月子里大多数的时间是在居室内度过的，居室要经常清洁，室内物品要摆放整齐，卫生间的卫生更为重要。

（二）温度湿度适宜

产妇的体力和抵抗力都比较低，居室要保持恒温、恒湿，有利于产妇康复。夏天不要太热，冬天避免太冷，比较适宜的温度应为 22 ~ 24 摄氏度；湿度应为 50% ~ 60%。空调温度不宜过低，以皮肤略有汗出为妥。空调房也宜有通风口，电扇只能吹转弯风。

（三）空气清新

产妇坐月子的居室空气要保持清新流通，但要避免直接吹风，以免风寒入侵。每天至少要通风两次，每次通风不少于 20 分钟。在通风之前，要让产妇和宝宝先到其他房间休息一下，不要让产妇和宝宝吹到对流风，以免受风感冒。

（四）减少探视

亲朋好友入室探望，一是会影响产妇和宝宝的休息；二是外来的人有可能会带进来很多病菌，容易使产妇和宝宝感染疾病。所以，最佳的探视时间应该在满月以后。

六、产后第一周的护理要点

在医院刚刚分娩后的产妇，医护人员会给予很大的帮助。家庭母婴护理人员需要了解各方面的情况，做到心中有数，做好配合。

（一）分娩当天

产妇经过分娩，身体已经很疲惫，需要得到充分休息。在饮食上，可以吃一些清淡、易消化的蔬菜，不要吃刺激性的食物。剖宫产者要 36 小时以后才能进食。如果伤口疼痛较厉害，可以向值班医生提出来，得到相应帮助。另外，剖宫产者移动下身时应注意把双膝并拢，这种体位能使伤口的缝合部位疼痛减轻一些。

正常情况下，分娩 8 小时后，产妇可下床适当活动，如有会阴切开者，通常在产后 12 小时下地，慢慢活动。下地后要做些排尿、排便、处理恶露的自理活动。另外，可以用腹带协助恢复松弛的腹壁，也可以适量地做些产后操，促进子宫肌肉收缩过程。

分娩当天就可试着给新生儿哺乳。当日的初乳，对新生儿来说是最珍贵的饮食，可能数量极少，即使不授乳汁，也要让宝宝反复多次地长时间吮吸乳房。只要坚持，乳汁一定会有的，而且会越刺激越多。在授乳后，可能会有恶露增多的情况，不必担心，这是子宫受到宝宝吮吸刺激引起的，是有助于子宫恢复的。如果乳房高度胀满，母婴护理员要帮助产妇进行乳房按摩护理。

（二）分娩后第二天

经过一天时间的休息，产妇的精神会有所恢复。乳房胀满的同时，伴有丰富的初乳分泌，尽量让宝宝吮吸，继续进行乳房按摩护理。产妇的适宜活动量，以不感到疲劳为好，可试着在室内慢慢步行。

（三）分娩后第三天

自然分娩的妈妈早已经开始在室内下地散步了，剖宫产者也可以下地步行，但要量力而行，不能太累。这一天，医生会为产妇查一下血常规，了解有无贫血、感染等情况和恢复状况。个别恶露量过多，或恶露有血块者，应当及时向医生提出来，以免延误病情。

（四）分娩后第四五天

产妇从体力上和精神上都有了很大恢复，食欲也好多了，在哺儿方面有了初步经验，伤口部位要部分拆线。

（五）分娩后第六天

母子都要做出院前体检，正常情况下，便可以出院回家休养了。如果有什么不清楚的事，可以尽量向医护人员问明。

正常分娩的产妇产后 3 天左右即可出院，有伤口的产妇拆线后并且伤口愈合好后即可出院；难产或有产后出血等并发症的产妇应视具体情况而定；小儿异常者则要适当延长出院时间。产后 42 天，应到医院做产后检查，重点检查子宫收缩、恶露形状、伤口愈合、乳汁分泌等情况。如果发现异常，应及时处理，以免导致后遗症。

第二节　产褥期饮食护理

一、产后饮食的要求

（一）饮食原则

产妇在分娩过程中消耗了大量热量，流失了很多水分和血液，故必须由产褥期的膳食予以补充。产褥期的饮食应该遵循以下几个原则：

（1）高营养、高热量、易消化。产妇因为分娩时气血亏损、体力透支、产后需母乳喂养，所以摄取充足的营养对产后的新妈妈至关重要，以促使身体迅速恢复及保证乳量充足；

（2）少量多餐。多用些汤类食物，利于哺乳；

（3）控制食量。提高食物品质；

（4）愉悦进餐。不能强迫摄入，避免造成消化不良。要根据个人的饮食习惯，选择食物的数量；

（5）简单加工。在烹调方法上，多采用蒸、炒、烩、炖等方法，少用煎、炸，以减少胃肠道的不良反应；

（6）注重早餐。由于产妇半夜也需要授乳，固有的生活规律被打乱了，因此睡眠不足、食欲不振，结果常常忽略了早餐。其实授乳期的早餐比平常更重要，要比平常更丰富，切记不可破坏一天三餐的基本饮食模式。

（二）饮食类型

正常分娩后稍休息，产妇就有了食欲。由于分娩出血和恶露，损失相当量的蛋白质；产时大量出汗，产后排尿增加，使机体有轻度脱水；加上胃纳减退、胃液酸度低、胃肠蠕动减弱以及产妇分娩后体虚等情况，产后第 1 天，应进食高蛋白、易消化的流质或半流质食品，如水蒸鸡蛋、鸡蛋挂面和甜藕粉等；多喝汤水，如鸡汤、红糖水、鱼汤、猪蹄汤等。第二天，可吃一些比较稀软的清淡半流质。如蛋花汤、卧鸡蛋、面汤、馄饨、粥等。3 天以后，可根据产妇具体情况，进食软食或者普通饮食。

行阴道手术产者分娩时，如果会阴部有裂伤，应给予流质或半流质等少渣饮食 5 ~6 天，减少硬便形成，以免再度撕伤缝合的肛门括约肌；做了剖宫手术的产妇，术后待胃肠功能恢复后，应给予流质 1 天（忌食牛奶、豆浆、大量蔗糖等胀气食品），待情况好转后，改用半流质饮食 1 ~2 天，再转为普通饮食。

二、产褥期的营养

产褥期营养主要是补偿妊娠和分娩时的消耗，促进母体组织修复和体内各器官尽快恢复到非妊娠状态，改善机体营养状况，提高机体抗病能力，预防产褥期各种并发症的发生。同时也保证母亲有充沛的精力照顾新生婴儿，促进母乳喂养。产褥期膳食的营养要求如下：

（一）蛋白质

蛋白质有利于产妇消除身体疲劳和修复创伤，同时又可提高乳汁分泌的质量。通常产妇饮食中的蛋白质含量应高于平常饮食的50%以上，每天不得低于100克，而且应以动物性蛋白质为主。

（二）热量

产褥期妇女各组织器官的修复以及乳汁分泌需要热量，因而产妇需要的热量比非妊娠妇女要高，必须由饮食供给。产后所需的热量，如果是完全哺喂母乳，一天约需求2500卡；完全哺喂牛奶，一天约需1800卡；如果是混合喂养的话，则应依照乳汁分泌情况来决定所需的热量。乳汁分泌不足的产妇不能与完全哺喂母乳的产妇摄取的热量一样多。

（三）水分和盐分

多吸收水分可促进母乳的分泌。获得水分的方式不仅为直接饮用水，由汤或炖品等获得水的补给，还可摄取大量的维生素及蛋白质。传统观念中产妇在月子里不能吃盐，所以饭菜、汤里一点盐也不放。事实上，这样做只会适得其反，盐对产妇是很有益处的。由于产后出汗较多，乳腺分泌旺盛，体内的盐很容易随着汗水流失，因此适量地补充盐分有助于产后体力的恢复。

（四）维生素及无机盐

产褥期机体代谢旺盛，需要大量维生素和无机盐。无机盐又称矿物质。另外，妊娠期许多孕妇患有贫血，同时加之分娩时失血，因而许多产妇有贫血的趋势，故饮食中适量补充铁质是很有必要的；虽然胎儿已娩出，但分泌的乳汁中含有大量钙，所以与孕妇一样，产妇也有缺钙的危险。如果产妇缺钙，为保证乳汁中钙含量的恒定，就要动用产妇本身的骨钙，会造成产妇骨软化、骨质疏松、腰腿疼痛等。所以注意摄取一定量的钙质及补充增进钙质吸收的维生素D。因此，必须纠正在产褥期仅喝鸡汤、糖水和食荤腻的动物食品，而忽视蔬菜、水果等富含维生素、无机盐类食品的不正确习惯。

新鲜的蔬菜和水果，不仅可以补充肉、蛋类所缺乏的维生素C和纤维素，还可以促进食欲，帮助消化及排便，防止产后便秘的发生。此外，哺乳期的产妇还应该酌情适量坚持补钙和维生素A、维生素D，为宝贝提供优质“奶源”。

总之，产褥期膳食应具备热量充足，生理价值较高的蛋白质，丰富的无机盐和维生素以及充足的水分。尽管产妇对营养素的需要比孕妇还高，但在食物的数量上要吃得适当，不是吃得越多越好。

三、产褥期饮食禁忌

（一）忌食生冷

忌食生冷，产后2周内要尤为注意。生冷食物将影响产妇的牙齿和消化功能，容易损伤脾胃；另外，生冷食物有促进血凝作用，会导致恶露不下或不尽、产后腹痛、身痛等多种疾病。

（二）忌食过咸

因咸食中含盐较多，可引起产妇体内水钠潴留，易造成浮肿，并易诱发高血压。但也不可忌盐，因产后尿多、汗多，尿液汗液里含有大量盐分，故需要补充一定量的盐。

（三）忌食过饱

由于产妇胃肠功能较弱，过饱不仅会影响胃口，还会妨碍消化。因此，产妇要做到少食多餐，每日平时3餐可增至5~6餐。现在，有些人给产妇一顿吃七八个鸡蛋，这样不仅不利于消化吸收，还会伤脾胃。

（四）忌食过硬

松软、可口的食物易于消化和吸收。产后身体各部位都比较弱，极易受到损伤，需要有一个恢复过程。坚硬粗糙食品会损伤牙齿，容易使产妇日后留下牙齿易于酸痛的遗患。

（五）忌食过甜

有些产妇比较喜欢吃些较甜的食品，可是这类食品一旦吃进体内全部会转变成脂肪。另外，过多的甜点会破坏整个饮食均衡，这些都不利于产妇产后身体的恢复，因此一定要少吃这类食品或尽量不吃。

（六）忌食油腻

在怀孕的过程中，身体为了授乳做准备，一般会自动储存3千克的脂肪。因此产后不需要食用含油脂过多的食物，否则乳汁会变得黏稠，乳腺也容易阻塞。乳汁中脂肪含量增多，最终导致婴儿的肥胖或腹泻。对产妇来说，还可引发消化不良等多种疾病，另外身体发胖后很难减轻。所以过于油腻的食物，如肥肉、板油、花生米及油炸食物等产妇应尽量少食。护理人员在做菜时不应放油太多，应严格控制脂肪的摄取，避免产妇滋补过度。

（七）忌食黏腻

产妇身体虚弱，运动量小，如吃黏腻的食物，如年糕、汤圆、月饼等等，容易造成消化不良。

（八）忌食单一

产妇不要挑食、偏食，做到食物多样化，粗细、荤素搭配，广而食之，合理营养。

（九）忌食刺激性食品

如浓茶、咖啡、酒精、韭菜、大蒜、辣椒、胡椒等。这类食物可影响产妇睡眠及胃肠功能，引发产妇内热，口舌生疮，并造成大便秘结或痔疮发作，还可能通过乳汁影响婴儿的肠胃功能。

（十）忌食酸涩收敛食品

如乌梅、南瓜等，以免阻滞血行，不利恶露的排出。

（十一）忌食回乳食品

大麦芽、麦乳精、麦芽糖，因这些食物有回乳作用，故产后哺乳期的妇女应忌食。抑制乳汁分泌的食物还有韭菜、人参等，哺乳期妇女也不宜食用。

（十二）忌食含有化学激素食品

在利益的驱动下，化学激素正在不同程度地被使用于蔬果的种植和禽类的饲养过程中。化学激素对人体始终是有害无益的，例如原本应含有 40 多种营养物质的鸡蛋，由于使用了化学激素，不仅营养不达标，而且有害物质超标。食用含有化学激素的食品存在很多危害，比如出现过敏、腹泻，在身体内残留的激素浓度过高会破坏肝脏、肾脏等人体器官，还会破坏肠道内的有益细菌，更有甚者可能会导致癌症。

以上分析可知，含有化学激素类食品对产妇来说，危害是相当严重的。母婴护理人员一定要有食品安全意识，采购时学会识别含激素的食品，最好选择通过绿色认证的食品，因为在绿色食品、有机食品中是不允许使用任何化学激素的，产妇可以放心食用。

（十三）忌食味精

因为味精中的主要成分是谷氨酸钠，而谷氨酸钠会通过乳汁进入婴儿体内，与婴儿血液中的锌发生特异性结合，生成不被机体吸收的谷氨酸，而锌却随尿排出，从而导致婴儿锌的缺乏，造成智力减退，生长发育迟缓等不良后果。

四、产褥期饮食推荐

（一）最适合产妇吃的菜

产妇因为分娩丢失了一部分血液，消耗了一定的元气，生殖器官也需要修复，因此除了多吃些肉、蛋、鱼等食品补充蛋白质外，还要多吃一些蔬菜，用来补充维生素、铁等营养元素。另外，由于产褥期卧床较多，肠蠕动减弱，易产生便秘，故产妇要多吃蔬菜及含粗纤维的食物。有一些蔬菜是产妇月子里最好的选择：

（1）莲藕：含有大量的淀粉、维生素和矿物质，是祛淤生新的佳蔬良药。产妇多吃莲藕，能及早清除腹内积存的淤血，增进食欲，帮助消化，促使乳汁分泌，有助于对新生儿的喂养。

（2）黄花菜：其中含有蛋白质及矿物质磷和铁、维生素A、维生素C等，营养丰富，味道鲜美，尤其适合做汤用，产褥期容易发生腹部疼痛、小便不利、面色苍白、睡眠不安，多吃黄花菜可有助于消除以上症状。

（3）黄豆芽：含有大量蛋白质、维生素C、纤维素等。蛋白质是生长组织细胞的主要原料，能修复生孩子时损伤的组织；维生素C能增加血管壁的弹性和韧性，防止出血；纤维素能通肠润便，预防便秘。

（4）海带：含碘和铁较多。碘是制造甲状腺素的主要原料，铁是制造血细胞的主要原料，产妇多吃这种蔬菜，能增加乳汁中碘和铁的含量，对宝宝很有好处。另外，铁是制造红细胞的主要原料，有预防产妇贫血的作用。

（5）莴笋：含有钙、磷、铁等多种营养成分，能助长骨骼、坚固牙齿。尤其适合产后少尿和乳汁不畅的新妈妈食用。

（二）最适合产妇喝的汤

对于产妇来说汤无疑是最好的补品，但喝汤也是有学问的。如果产后乳汁迟迟不下或下得很少，就应早些喝点汤，以促使下乳。猪蹄汤、瘦肉汤、鲜鱼汤、鸡汤等含有丰富的水溶性营养，不仅利于体力恢复，而且帮助乳汁分泌，可谓最佳营养品了。但含有高脂肪的乳汁不易被婴儿吸收，往往引起新生儿腹泻，因此，肉汤最好不要过浓。如果产妇担心汤里的油脂会使自己发胖，可以把汤凉凉一些（温的），然后用吸管喝，这样就可以避开浮在汤表面的油脂了。

思考与练习

1. 产妇产褥期生理特点是什么？
2. 产妇产后第一周护理要点是什么？
3. 产妇产褥期饮食护理要求是什么？

第 三 章

产褥期产妇疾病护理

产后疾病，是指产妇从胎儿出生到产褥期之间所发生的与分娩有关的疾病。产妇从分娩到产褥期会因为护理、环境等原因产生很多种产后疾病，常见的产后疾病有产后腹痛、产后血晕、产后发热、产后恶露不下、产后头痛、产后身痛、产后排尿异常、产后自汗盗汗、产后缺乳等。这些疾病不仅严重影响产妇的情绪与健康，而且使产妇不能正常哺乳宝宝。所以对产后疾病应该做到早预防、早治疗，对于确保产妇和宝宝的健康都有十分重要的意义。

作为母婴护理人员，在产妇康复中起着非常重要的作用。护理人员在进行产后护理时，一定要细心谨慎，随时注意产妇的情况，切不可麻痹大意，一旦发现产妇出现严重不良反应时应及时求医。此外，护理人员一定要掌握以下所讲的这些常见的产后疾病知识，能够分辨出各种表象，及时准确无误地判断病情并找出行之有效的方法来缓解症状。只有熟知各类产后疾病以及发病原因，了解一些治愈疾病的方法，才能有效地解决问题，有针对性地做好护理工作。

第一节　产后血晕

一、基本概念

产后血晕是指产妇分娩后突然头晕目眩，不能起坐，心胸满闷，恶心呕吐，或面色苍白，肢冷汗出，甚至昏厥不省人事。一般的产后血晕主要是由于分娩后大量出血，失血过多导致的。产妇气血虚弱，加之生产时间太长，失血过多，气随血脱。还有一种情况是产时体虚受寒，寒凝血淤，气逆行而上。产后血晕的常见症型有：

（1）血虚气脱型。表现为产后阴道出血量多，突然头晕目眩，面色苍白，心悸（由心跳过慢过快引起的心律不齐），四肢发冷，大汗淋漓，渐至昏迷不省人事，舌淡无苔，脉微欲绝。治宜益气固脱。

（2）血淤气逆型。表现为产后阴道出血量少，小腹疼痛拒按，心胸满闷，恶心呕吐，神昏、牙关紧闭，面、唇、舌色紫暗，脉涩。治宜活血祛淤。

二、护理方法

（一）日常护理

如果是由于分娩后大量出血造成的产后血晕，关键步骤是止血。护理人员应立即与医生取得联系，在医生到达之前，尽可能地寻找出血部位，并分析出血原因，估计出血量。在医生到达后，将自己掌握的信息准确无误地传达给他，方便其有针对性地开展治疗。一般医生的治疗原则是针对病因迅速止血，补充血容量，纠正休克，预防并发症和防止感染。

（二）食疗

产后血晕的护理应根据不同症状，有针对性地进行调治。以下根据血晕的不同症状，介绍一些常用的药膳方。

1. 血虚气脱型

这种类型适宜滋补气血，益气固脱。

①黄芪粥

【原料】 黄芪 20 克，粳米 50 克。

【做法】 将黄芪加水 200 毫升，煎至 100 毫升，去渣留汁。再将粳米煮粥，熟后加入药汁和适量红糖，稍炖即成，每日早晚各服 1 次。

②五味子大枣人参汤

【原料】 五味子 50 克、大枣 10 枚、人参 12 克。

【做法】 将上面三味放入水中煎煮。取出药汁加入适量红糖，温服，每日 1 剂。

③莲子粉粥

【原料】 莲子 15 克，粳米 30 克。

【做法】 将莲子去心磨成粉，每次取 15 克，同粳米煮粥，熟时调入适量红糖即成，每日早晚各 1 次。

④当归羊肉芪姜汤

【原料】 羊肉 500 克，当归 60 克，生姜 30 克，黄芪 30 克，大枣 10 枚。

【做法】 将羊肉洗净后切片，加入当归、生姜、黄芪、大枣，加水用文火炖汤，吃肉饮汤。

2. 血淤型血晕

这种类型适宜行血逐淤。

①桃仁粥

【原料】 桃仁 15 克，粳米 50 克。

【做法】 将桃仁捣烂，加水浸泡，去渣留汁。再将粳米煮成粥，待粥半熟时加入桃仁和少许红糖，炖至粥熟即可，每日清晨服用。

②佛手山楂元胡汤

【原料】 佛手 6 克，山楂 10 克，元胡 6 克。

【做法】 将上面三味用水煎，取汁饮服，每日 1 剂。

③黑豆红花汤

【原料】 黑豆 30 克，红花 6 克，红糖 50 克。

【做法】 将上两味放入锅中，水煎去渣取汁，加入红糖温服，每日 1 次。

④艾叶干姜醋糖饮

【原料】 艾叶 9 克，干姜 9 克，米醋 100 毫升。

【做法】 将上二味用水煎，取汁，加入米醋，再加适量红糖，稍煎片刻，温服，每日 1 次。

第二节　产后发热

一、基本概念

产后 24 小时到产后 10 天，是产妇最容易发烧的时期，主要表现为产妇分娩后持续发热，或突然高热，并伴有其他症状。一般来说，产妇在分娩后的 1～2 天可能有体温升高的情况，如果没有超过 38 摄氏度，睡一觉后就会恢复正常；如果超过 38 摄氏度，就要及时就医。

按照中医理论来说，出现产后发热多是因产妇分娩时失血耗气，正气亏损；或产时不洁感染邪毒；或产妇元气虚弱，卫外不固，感受风寒、风热之邪；或产后恶露不下，淤血停滞，淤久化热；或产后血虚，营阴不足，虚热内生等引起。一般来讲，发热的原因主要有感冒、感染、产后恶露不净、产伤亡血和蒸乳等。以下介绍几种常见证型。

（一）产后感冒发热

产后感冒引起的发热，主要表现为恶寒、发热、出汗，还有关节疼痛和咽喉疼痛等。

（二）产后感染发热

产后感染引起的发热，是产后发热中最为常见的，起病于产后 24 小时至 10

天以内。患者主要症状为高热、打寒战，产妇出现头痛、身痛、小腹疼痛，恶露量可从正常至较多，颜色紫暗，有腥臭味。如经妇科检查，可见会阴、阴道及宫颈红肿。如果炎症发展严重，可能波及内生殖器，出现腹肌紧张等急腹症症状。

（三）产后血虚发热

是由于产妇出血过多引起的。此时，产妇热度不会太高，自觉有汗，主要症状是面色潮红、耳鸣、心悸、头晕眼花。

二、护理方法

根据引起发热的原因不同，护理方法有以下一些：

（一）产后感冒发热

产后感冒引起发热的护理，以祛风清热解毒为主。降温退烧可按揉曲池穴；还可取大椎穴针刺放血并拔火罐；取太中穴补虚、补肝。可将去壳的小米炒黄，再煮沸成粥趁热一次服下，盖上被褥，出汗即愈。也可选用以下三种药膳进行调治。

①蜜芷茶

【原料】 白芷、荆芥各等量。

【做法】 以上两味研末分包（每包约 15 克）。每次取 1 包与 5 克新茶，一起用沸水 200 毫升冲泡 15 分钟，再将药汁与蜂蜜少许混合后，温热饮用，每日不超过 3 次。适用于产后感冒风邪，如为风热感冒或产妇平素阴虚血热者则忌用。

②葱豉肉粥

【原料】 豆豉 10 克，葱 10 克。

【做法】 先将以上两者一起煮汁，取汁与肉糜、米煮成粥。

③竹叶神釉粥

【原料】 竹叶 30 克，神釉 10 克。

【做法】 将上面两味加糖煮汁，取汁煮粥。

（二）产后感染发热

产后感染引起的发热，以清热解毒、活血化淤为主，产妇可多食藕、小麦、猪肝、淡菜、银鱼、鲫鱼等食物。以下是几种常用的药膳方：

①无花果炖猪瘦肉

【原料】 干无花果 60 克，猪瘦肉 100 克。

【做法】 将无花果和猪瘦肉放入锅内，加入适量的清水，隔水炖熟。再加入调味品后食用。

②黑木耳煮桑葚

【原料】 桑葚子30克，黑木耳10克，红枣7个。

【做法】 将上面三味同煮，熟后即可作为点心食用。

③猪肾汤

【原料】 猪肾15克，豆豉15克，葱10克，粳米50克。

【做法】 将上述诸物一同煮粥食用。

（三）产后血虚发热

产后血虚引起的发热其护理以滋阴清热为主。

①姜汁黄鳝饭

【原料】 黄鳝150克，姜汁20毫升。

【做法】 将上述两味与米饭同煮，熟后即可食用。

②葛粉煮鲮鱼

【原料】 葛粉10克，鲮鱼500克。

【做法】 将上述两味煮熟后食用。

③牛血粥

【原料】 牛血60克，大米100克。

【做法】 将上述两味煮粥食用。

如若发生感染，可在感染处用蛋黄油，下面介绍蛋黄油的制作方法：

【制作】 柴鸡蛋，煮熟（煮老些），留蛋黄，在铁锅中火炒（什么都不放），快出油时用大火收。每个蛋黄出油1～1.5毫升。

【原理】 不含激素，含有生长因子，提炼后，变为33种高能量的营养素。

【作用】 软化血管、清洁皮肤和毛孔、消炎杀菌、去腐、生肌、帮助消化。

【保存】 方式不限，常温也可，家中必备

使用方法：

（1）治心脏病、动脉硬化、肺结核。蛋黄油1.5毫升，加乌梢蛇粉5克，一天三次。

（2）小儿消化不良、小儿腹泻（特效），可点在舌头上，或夹在食物中。同时不吃（少吃）食物。

（3）肠炎、痢疾。口服。

（4）美容。涂抹于面部后按揉，可清洁毛囊。

（5）冻伤、冻疮的预防和治疗。涂抹于伤处。

（6）胃病及一切消化不良，预防治疗胃癌。一次1毫升，饭前服用，饭后口含枣核，鼓漱生津下咽。

（7）牙疼。含在口中漱口。

（8）皮肤感染、褥疮等一切外伤感染。涂抹在伤处。

（9）止痛。口服。

（四）产后蒸乳发热

产后蒸乳发热的护理，以清除热痛、疏通乳脉为主，可按揉内关穴或采用食疗。

①漏芦瓜蒌茶

【原料】 漏芦 30 克，全瓜蒌 15 克，青皮 6 克。

【做法】 将上述三味用沸水冲泡 20 分钟后饮用，每日 2 次。能疏通乳络，消肿下乳。

②丝瓜络茶

【原料】 丝瓜络 30 克。

【做法】 将丝瓜络用水煎，代茶饮。

③鸽肉杏仁汤

【原料】 甜杏仁 10 克，鸽肉 100 克。

【做法】 将甜杏仁、鸽肉同煮，熟后食肉喝汤。

④油菜粥

【原料】 油菜 100 克，粳米 100 克。

【做法】 将油菜、粳米煮粥食用。

第三节　产后恶露不尽

一、基本概念

产后，随着子宫内膜（特别是胎盘附着地方的内膜）脱落，子宫分泌的黏液等也随之从阴道内流出，这就是恶露。正常的恶露有些血腥味，但是不臭，总量大约为 500 ~ 1000 毫升。

产后第一周，恶露的量较多，颜色鲜红，含有大量的血液、小血块和坏死的蜕膜组织，称为红色恶露；一周以后至半个月内，恶露中的血液量减少，较多的是坏死的蜕膜、宫颈黏液、阴道分泌物及细菌，使得恶露变为浅红色的浆液，此时的恶露称为浆性恶露；半个月以后至 3 周以内，恶露中不再含有血液了，但含大量白细胞、退化蜕膜、表皮细胞和细菌，使恶露变得黏稠，色泽较白，所以称为白色恶露。

如果发现恶露量多且呈水样流出，多到大约1小时就必须更换产垫，且产垫全湿，或忽然有大量或大块血块出现，就得立即送医。

恶露持续的时间，会依每个产妇体质而定，一般情况下，恶露在产后3周左右就干净了。干净的标准是直到出现正常的白带颜色为止。如果超过三周仍然淋漓不绝，即为“恶露不尽”。按照中医理论，恶露不尽发生原因是冲任为病，气血运行失常，临床上有气虚、血热、血淤之分别。

二、护理方法

产后恶露不尽可通过以下食疗的方法进行调治。

①鸡子羹

【原料】　鸡蛋3个，阿胶30克，米酒100克，精盐1克。

【做法】　先将鸡蛋打入碗里，用筷子均匀地打散；再把阿胶打碎放在锅里浸泡，加入米酒和少许清水用小火炖煮；待煮至阿胶化后往里倒入打散的鸡蛋液，加上一点点盐调味，稍煮片刻后即可盛出食用。

【功效】　鸡蛋含有丰富的营养，一直是产妇月子里最佳补益品之一。阿胶具有补血、止血的功效，对子宫出血具有辅助治疗作用。此食疗方既可养身又可止血，对产后阴血不足、血虚生热有治疗作用。

②山楂红糖饮

【原料】　取肉多、个大的新鲜山楂30克，红糖30克。

【做法】　先将山楂清洗干净，切成薄片，晾干备用；在锅里加入适量清水，放在火上，用旺火将山楂煮至熟烂；再加入红糖稍微煮一下，出锅后即可给产妇食用，每天最好食用2次。

【功效】　山楂不仅能够帮助产妇增进食欲，促进消化，还可以散淤血，加之红糖补血益血的功效，可以促进恶露不尽的产妇尽快化淤，排尽恶露。

③藕汁饮

【原料】　取新鲜白嫩的藕1根，白糖20克左右。

【做法】　先将新鲜白嫩的藕清洗干净，然后用榨汁机榨取藕汁，冷藏后备用；可以将白糖兑入新鲜的藕汁中给产妇饮用。

【功效】　藕汁具有清热凉血，活血止血的作用，适合产后恶露不尽的产妇饮用，可以帮助改善症状。

④小米鸡蛋红糖粥

【原料】　新鲜小米100克，鸡蛋3个，红糖适量。

【做法】　先将小米清洗干净，然后在锅里加足清水，烧开后加入小米；待煮沸后改成小火熬煮，直至煮熟煮烂；再在粥里放入打散的鸡蛋、搅拌均匀，稍煮一会放入红糖后即可食用。

【功效】 小米营养丰富，是产后补养的佳品。与鸡蛋、红糖一起食用，可以补脾胃，益气血，活血脉，适用于产后虚弱、口干口渴、恶露不尽等症。

第四节 产后急性乳腺炎

一、基本概念

急性乳腺炎是由细菌感染所致的急性乳房炎症，常在短期内形成脓肿，多由金葡球菌或链球菌沿淋巴管入侵所致。主要原因为乳汁淤积和细菌入侵：

（1）乳汁淤积：此为发病的重要原因。乳汁淤积的原因有：乳头发育不良（过小或内陷）妨碍哺乳；乳汁过多或婴儿吸乳少，致乳汁不能完全排空；乳管不通，影响排乳。

（2）细菌入侵：乳头破裂，乳晕周围皮肤糜烂，这是感染的主要途径。婴儿口腔感染，吸乳或含乳头睡眠，致使细菌直接进入乳管也是感染的途径之一。多见于产后2~6周哺乳妇女，尤其是初产妇。病菌一般从乳头破口或皲裂处侵入，也可直接侵入引起感染。

急性乳腺炎一般分为三个阶段：

（1）早期：急性乳腺炎在开始时患者乳房胀满，疼痛，哺乳时更厉害、乳汁分泌不畅通，乳房肿块或有或无，皮肤微红或不红，或伴有全身不适，食欲欠佳，胸闷烦躁等。

（2）化脓期：局部乳房变硬，肿块逐渐增大，此时可能会伴高烧、打寒战、全身无力、大便干燥、脉搏加快，同时侧淋巴结肿大、白细胞增高，常可在4~5天形成脓肿，可出现乳房跳痛，局部皮肤红肿透亮，肿块中央变软，按之有波动感，若为乳房深部脓肿，可出现全乳房肿胀，疼痛，高热，但局部皮肤红肿及波动不明显，有时一个乳房内可同时或先后存在数个脓腔。

（3）溃后期：浅表的脓肿常可穿破皮肤，形成溃烂或乳汁自创口处溢出而形成乳漏。较深部的脓肿，可穿向乳房和胸大肌间的脂肪，形成乳房后位脓肿，严重者可发生脓毒败血症。

二、护理方法

根据急性乳腺炎的两大发病原因，预防乳腺炎的主要措施是防止乳汁淤积和细菌感染。由于此病发病痛苦，乳腺组织破坏会引起乳房变形，影响喂奶，因此，对本病的预防重于治疗。以下介绍几种常用的保健护理方法：

急性乳腺炎初期可用针刺（强刺激）内关穴，半小时即可。溃烂处可抹上蛋黄油。

如果产妇感到乳房胀痛则需要及时热敷，热敷后用手按捏乳房，提拔乳头；婴儿吸吮能力不佳或婴儿食量小而乳汁分泌多者，要用吸奶器吸尽乳汁；注意清洗乳头，涤除乳腺管口积垢。

护理人员应每天给产妇做乳房保健按摩。产妇也可以自己做，并养成定期按摩乳房的习惯。方法：一手用热毛巾托住乳房，另一手放在乳房的上侧，以顺时针方向转向按摩。如果乳房感到胀痛，或者乳房上有肿块时，手法可以重一些。在自我按摩的同时，可稍用力挤压乳房，把乳汁从乳头挤出，反复几次后，乳腺管就通畅了。一般每天按摩 1 次，每次 15 ~ 20 分钟。

饮食方面要忌食刺激性食物，如葱、姜、蒜等。中医认为，在饮食上要少吃热性食物，以免助火生疮。可以常吃些海带，海带有软坚散结作用，凉拌吃或炖鸡肉吃，可预防急性乳腺炎。

第五节　产后腹痛

一、基本概念

一般来说，妇女产后 1 ~ 2 日常会觉得下腹有一阵阵的疼痛，有些人痛得轻一些，甚至感觉不出来，有些人则痛得重些。出现这种现象主要是由于子宫收缩引起的，称为产后子宫收缩痛。产妇下腹疼痛时，用手摸小腹，常可摸到一个很清楚的较硬的球状体，轻轻按压腹部，阴道会有少量流血，这是正常现象。医生常以此来判断产后子宫收缩是否良好。良好的子宫收缩可减少产后出血，利于产妇的身体康复。隐隐地疼痛，说明子宫在渐渐收缩，它一直要收缩到未怀孕的状态。

较为严重的产后子宫收缩痛，多见于生育次数多和分娩过程较短的产妇。主要原因是妊娠次数多使子宫肌肉所含的弹性纤维减少，弹性差的结缔组织增多，以致子宫肌肉的收缩力不正常。分娩过程短于 3 小时的急产，因分娩时子宫收缩过程较短，容易引起产后子宫收缩痛。另外，在哺乳时，由于婴儿吸吮奶头，这种刺激可反射性地引起脑垂体释放催产素，引起频繁的子宫收缩，而出现子宫收缩痛。

中医认为，产后腹痛主要是气血运行不通畅，迟滞引起的痛。主要表现为血虚和血淤两种症型：

（1）血虚型。主要表现为产后小腹隐隐作痛，喜温（喜欢温暖），喜揉（腹部疼痛因按压而缓减），手脚冰凉，恶露量少、色淡，头晕耳鸣，大便干燥，舌质淡红、苔薄，脉虚细。治疗主要为补血益气。

（2）血淤型。主要表现为产后小腹疼痛或胀痛，不喜欢揉按，得热痛稍减，恶露量少，涩滞不畅，色紫暗有块，或胸胁胀痛，面色青白，四肢不温，舌质黯、苔白滑，脉沉紧或弦涩。治宜活血祛淤，散寒止痛。

二、护理方法

（一）日常护理

产后子宫收缩引起的腹痛属于正常现象，若不伴有其他并发症，无须用药。一般产妇在产后3~5天，疼痛就会自然消失，个别痛得厉害的可以吃些止痛片或益母丸，也可将热水袋、热盐袋热敷于下腹部，效果很好。

当然，对产后严重的腹痛，同时伴有阴道流血，或伴有发热，恶露颜色发暗或有臭味，则要引起警惕，要考虑可能是子宫里残留了胎盘碎块，或是生殖道感染，得了产褥热等，应及时求助医生。

产后腹痛还可通过食疗和按摩等方法进行调节，以促进气血运行畅通，最终达到缓解疼痛的目的。

（二）食疗

①肉桂红糖煎

【原料】 桂皮6克，红糖12克。

【做法】 将上面二味用水煎服，每日服3次，连续服5天。

【功效】 补血益气，祛寒止痛。

【主治】 血虚型产后腹痛。

【附注】 肉桂有中枢性及末梢性扩张血管的作用，能增强血液循环，且肉桂所含桂皮油，对胃肠有缓和的刺激作用，能增强消化机能，排除消化道积气，缓解胃肠痉挛。

②赤豆南瓜散

【原料】 红小豆100克，生姜30克，南瓜200克。

【做法】 将上面三味用小火烘干，研成细末，每日服3次，每次30克。

【功效】 补血止痛。

【主治】 血虚型产后腹痛。

③赤豆鲤鱼

【原料】 红小豆50克，活鲤鱼1条（约500克），陈皮5克，黄花5克，调料适量。

【做法】 将活鲤鱼剖腹后清洗干净，把红小豆、陈皮、黄花以及调料全都塞入鲤鱼腹内，灌入鸡汤，放入蒸锅内大火蒸1小时即可。

【功效】 补血理气止痛。

【主治】 血虚型产后腹痛。

④羊肉羹

【原料】 羊肉100克，生姜3片，面粉150克，调料适量。

【做法】 羊肉用开水清洗干净，去除膻味，切片，与姜、葱同放入锅内，加入适量水，再加入食盐拌匀，煲2~3小时。将生姜从汤中捞出，留羊肉片继续煮滚，加水面粉搅拌均匀即可。

【功效】 补血虚，温脾胃，止疼痛。

【主治】 血虚型产后腹痛。

⑤山楂酒茶

【原料】 山楂肉15克，红糖50克，黄酒50毫升。

【做法】 将上面三味加水煎服，每日服3次，连服1周。

【功效】 活血止痛。

【主治】 血淤型产后腹痛。

⑥山楂米汁饮

【原料】 山楂100个（打碎），小米500克，红糖150克。

【做法】 先将小米水煎，取浓汁，以米汁煎山楂，熟后放入红糖服食，每日1剂。

【功效】 活血定痛。

【主治】 血淤型产后腹痛。

（三）经络保健

（见第五章产后经络护理的相关内容）

第六节 产后头痛

一、基本概念

顾名思义，产后以头痛为主症者，称为“产后头痛”。按中医的观点，产后头痛的主要原因为血虚、血淤或寒邪。

血虚为产后失血过多，气血不足，脑髓空虚，血不养脑，而致头痛。表现的症状为头脑空痛，头晕目眩，面色萎黄，心悸乏力。苔薄，舌淡，脉细弱。为防止本病发生，产时需缩短产程，提高接产技术，防止分娩中失血过多。

血淤为产后恶露不下，淤血上冲，脑络受阻，血行不畅而致头痛。表现的症状为产后头痛如劈，或刺痛难忍，恶露下行不畅，小腹胀痛拒按。苔薄，舌质暗紫，脉弦涩。如果产妇产后情志抑郁或受寒，容易导致气机阻滞，出现血淤的症状。故产后要注意起居的调养，保持心情愉悦、气血畅通。

寒邪为产后将息失宜，冒风受寒，寒邪客脑而致头痛。表现的症状为产后头额冷痛，得热痛减，恶露量少，色暗紫。苔薄白，脉弦涩。为防止本病的发生，护理时应注意产妇产后保暖，避风寒，以免受邪。

二、护理方法

产后出现头痛时，可用按摩的方式缓解疼痛：取太阳、风池等穴，用双手的拇指、食指或中指按压穴位。

第七节　产后身痛

产后身痛是指产妇在产褥期间出现的肢体关节酸楚、疼痛、麻木、重着感，又称“产后关节痛”或“产后痛风”，俗称“产后风”。本病发生于产后，属产后病范畴。产妇需要6周时间才能恢复正常的身体状态，如果这期间调理不当，就可能承受产后身痛的折磨。一般产后身痛治疗不当，晚期大部分转为严重的风湿病、类风湿病症。重者外邪可直接侵入到五脏六腑，引起脏腑疾病。如果外邪入肾脏还可导致肾功能下降。

一、基本概念

产妇由于分娩失血，耗伤精力，百脉空虚，易患身痛，主要病因有血虚、血淤、肾虚和感受外邪等。

血虚：产时失血过多，或产后气血亏损，筋脉关节失于濡养，以致肢体麻木，肢体关节酸痛，面色萎黄，肌肤不泽，头晕心悸，气短懒言。舌淡红，脉细无力。血虚证者，应治以养血益气、温经通络。

血淤：产后恶露不畅，淤血留滞经络，气血运行受阻而致。表现的症状为遍身关节酸痛或疼痛较剧，关节屈伸不利，下腹疼痛拒按。舌紫，脉弦。血淤症者，应治以益气活血、散淤通络。

肾虚：素体肾亏，因产伤精血俱虚，胞脉失养，以致腰脊酸痛，腿膝乏力，或足跟疼痛。舌淡红苔薄，脉沉细。肾虚证者，应治以补肾强腰、健筋壮骨。

感邪：产后，构成骨盆的关节及身体的所有部分处于松散状态，筋骨腠理大开，身体虚弱，内外空疏，风寒湿三邪乘虚而入，留着经络、关节，使气血运行受阻，淤滞而作痛。表现的症状为遍身骨节疼痛，伸屈不利，或痛无定处，或剧痛如刺，或肢体肿胀，重着不举。苔薄白，脉细弦。感邪证者，应治以祛风散寒、活血温经。

另外，产后身痛还有以下原因：情绪忧郁，容易引起肝气郁结，导致气血不畅，气血受滞容易失去营养，不慎风邪可以侵入；月子里房事，阴精两亏导致筋骨空虚，风邪可乘虚侵入；急躁生火，思虑过多，容易造成血虚生风，也就是血不养筋骨导致的一种风，即类风症。

二、护理方法

产后身痛要依据“养血祛风，散寒除湿”的法则进行保健和治疗，下面分别阐述一些日常护理、食疗和经络保健的方法。

（一）日常护理

注意衣着，产妇应穿长袖衣和长裤，最好还穿上一双袜子。夏季仍宜穿长衣裤（薄型或绸质布料）；避风寒，产妇坐月子期间不可碰冷水，以防受凉受风，避免在潮湿寒冷的环境中居住，营养合理，适当活动，保持心情愉悦。

（二）食疗

①黑豆红枣饮

【原料】 黑豆500克，黄酒1000毫升，红枣20克。

【做法】 将黑豆炒至半焦，与红枣一起浸入黄酒，半月后去渣饮酒，每天2～3次，每次20～30毫升，连服7～8天。

【主治】 气血虚弱型产后身痛。

②香酥鲫鱼

【原料】 取活鲫鱼1条（约250克）。

【做法】 将鱼切成2寸长小块，不去鳞肠，用香油炸焦。服后饮黄酒200克，取微汗。

【功效】 温经通络，补血益气。

【主治】 血虚型产后身痛。

③焙丝瓜藤

【原料】 用霜后丝瓜藤500克，红糖水少量。

【做法】 将丝瓜藤焙焦研成细末，取3克，红糖水送服，每日3次。

【功效】 通络止痛。

【主治】 血虚型产后身痛。

④羊肾杞子粥

【原料】 羊肾1对，枸杞子50克，小米50克，葱白1段。

【做法】 将羊肾洗净去内切细，与枸杞子、小米、葱共煮成粥。

【功效】 补肾强骨。

【主治】 肾虚型产后身痛。

⑤姜糖水

【原料】 生姜30克，葱白、红糖适量。

【做法】 用水煎服，每天2次，连服3~4天。

【主治】 感邪型产后身痛。

⑥紫苏葱白红糖水

【原料】 葱白100克、紫苏叶9克、红糖50克。

【做法】 先用水煎葱白、紫苏叶二味药，再冲入红糖温服，每日1次，连服3~5日。

【主治】 感邪型产后身痛。

⑦鱼鳔散

【原料】 取桂枝15克，木瓜15克，鱼鳔30克。

【做法】 将鱼鳔炒成珠状，与各味药共研为末，早、晚各服1次，每次15克，黄酒送服。

【功效】 此方通络止痛。

【主治】 感邪型产后身痛。

⑧红花酒饮

【原料】 红花9克、白酒适量。

【做法】 红花加入水、酒各一半，煎煮，每日服1次。

【功效】 产后足跟痛。

（三）经络保健

（见第五章产后经络护理的相关内容）

第八节 产后排尿异常

一、基本概念

产后排尿异常指妇女产后小便不通或尿意频数，甚至小便失禁等症状。许多产妇，尤其是初产妇，在分娩后一段时间内会出现小便困难。有的产妇膀胱里充满了尿，但想尿又尿不出来；有的产妇即使能尿，也是点点滴滴地尿不干净；还有的产妇膀胱里充满了尿，却毫无尿意等等。

在怀孕期，孕妇体内的水分主要经排尿和出汗等排出体外。但在怀孕晚期，由于增大了的子宫压迫膀胱，使膀胱的张力降低，在分娩时，胎儿的头又长时间紧紧地压迫着膀胱，使膀胱肌肉的收缩力减弱，因此，虽然分娩后子宫对膀胱的压迫减轻，但由于膀胱肌肉张力的下降和收缩功能的减弱，膀胱已无力将其中的尿液排出干净。另外，有些产妇在分娩时做了会阴侧切术，小便时尿液刺激伤口引起疼痛，导致尿道括约肌痉挛，也是产后小便困难的原因，也有些产妇不习惯在床上小便，也会引起小便困难。如果产后5~6小时仍排不出尿液，医生称之为产后尿潴留。

产后小便难是气血虚亏所致，可采用此种方法缓解：在排尿时，用手指压肚脐下三横指处，用力按压直至排尽为止。

按照中医理论，本病发生原因是膀胱气化失职所致，又可分为气虚、肾虚、膀胱损伤三种。

本病的辨证，主要在于观察小便。如小便频或失禁，但其量昼夜相等，多属于气虚；如夜尿特多或遗尿，多属于肾虚；膀胱损伤者，多有产伤史，小便常带有血液。

（1）气虚型。素体虚弱，肺气不足，复因产时耗气伤血，肺脾之气益虚，不能通调水道，而致小便不利。气虚膀跳失约，故小便频数，失禁。治疗以补益通气为主。一般用补中益气汤加减。

（2）肾虚型。元气素虚，产时复伤气血，以致肾气不固，膀胱气化失职，导致排尿异常。治疗以补肾温阳，化气行水为主。一般可用肾气丸。

（3）产伤型。接生不慎，或难产手术损伤膀胱，致令膀胱失约，以致小便频数或失禁。治疗以补气固脱为主。一般以黄芪当归散加减。如兼有小腹疼痛者，可用补遗补脬饮。

二、护理方法

（一）产后排尿的日常护理

预防产后排尿困难的方法最好在产后6~8小时主动排尿，不要等到有尿液再排。排尿时要增加信心，放松精神，平静而自然地去排尿，特别要把注意力集中在小便上。

如不能排出尿液，或一经确诊产妇尿潴留，可采用按摩、热敷、熏洗或诱导排尿的方法帮助产妇排尿。具体做法是：首先安抚产妇的情绪，然后在产妇下腹部用热水袋热敷或用温水熏洗外阴和尿道周围，辅以按摩，让患者自然蹲在便盆上，观察几分钟仍未排尿，让产妇听流水的声音，暗示诱导排尿。

也可通过饮水通便排尿法。产妇饮水1000毫升，1小时后排尿，如果仍无效则用开塞露2支挤入肛门内或适当生理盐水灌肠，并按摩肛门周围。

若以上方法仍无效，就应该在无菌操作下行导尿术，并将导尿管留置24～48小时，使膀胱充分休息，等待膀胱的水肿、充血消失后，张力自然恢复，即可自行排尿。

（二）食疗

①蒸鲫鱼

【原料】 鲫鱼1条（约250克），笋肉25克，水发香菇5朵，调料适量。

【做法】 将笋肉、香菇分别洗净，切片，鲫鱼洗净后，用黄酒、盐、胡椒粉腌渍20分钟，取出置碗内，鱼身中间摆放香菇片，两头列笋片，加黄酒、葱段、姜片、味精少许，上屉蒸1.5～2小时，至鱼熟烂，拣去葱、姜，即可食用。

【主治】 妇女产后小便不利。

②西瓜皮饮

【原料】 西瓜皮60克。

【做法】 西瓜皮放1大碗水煎，炖服。

③赤豆陈皮粥

【原料】 赤小豆30克，陈皮15克，大米100克。

【做法】 将上述诸物加水如常法煮粥食服。

④芝麻散

【原料】 黑芝麻适量。

【做法】 将黑芝麻炒熟研末，然后加糖开水冲服。

（三）经络保健

可以适量地做一些有助于腰骶神经恢复，以及椎间盘活动的运动。如：适当地运动腰部和下肢；左右侧转腰（侧身运动）；扩胸等。

第九节　产后自汗盗汗

一、基本概念

产妇于产后2～3天内出汗较多，为正常现象，其后应逐渐减少而止。若产妇产后出汗过多，或出汗时间过长而不能自止，且动则加剧，恶风，并出现面色发白，气短懒言，语声低快，倦怠乏力，舌淡，苔薄，脉虚弱等症状者，称为产后自汗。产后自汗常与肺卫气虚有关。产后盗汗，是指产妇睡后汗出湿衣，醒来即止。产后盗汗常与阴虚内热有关。

二、护理方法

产后自汗盗汗可以通过食疗的方法来解决，下面介绍几种。

①黄芪羊肉汤

【原料】 黄芪 15 克，羊肉 90 克，桂圆肉 10 克，淮山药 15 克。

【做法】 将羊肉用沸水稍煮片刻，捞出后即用冷水浸泡以除膻味；用沙锅将水煮开，放入羊肉和 3 味药同煮汤。食时调好味，可饮汤吃肉。

【主治】 产后气虚自汗。

②羊肚黑豆粥

【原料】 羊肚 1 个，黑豆 50 克，黄芪 40 克。

【做法】 将羊肚剖洗干净，细切，每用 100 克与黑豆、黄芪共煮为粥，日服 2 次。

【主治】 产后气虚自汗。

③猪肚黄芪人参粥

【原料】 猪肚 1 个，黄芪 15 克，人参 3 克，粳米 50～100 克，莲实 30 克，小麦适量。

【做法】 将猪肚用盐搓洗干净，与小麦同煮至半熟，取出猪肚细切。诸药切碎，装入纱布袋。扎口，与猪肚加水同煮至熟烂，去药袋及猪肚，再下米煮粥，临熟入葱，调味随意，喝粥吃猪肚。

【主治】 产后气虚自汗食少。

④猪肉白蜜膏

【原料】 猪肉、生姜、白蜜各 100 克，黄精 50 克。

【做法】 将生姜捣茸，煎取浓汁 100 克，与猪油、黄酒、白蜜同煎熬膏，每服 10 克，日服 3 次。

【主治】 产后气虚自汗。

⑤猪肉牡蛎汤

【原料】 猪肉适量，牡蛎粉、麦麸（炒黄）各等分。

【做法】 将猪肉洗净煮浓汤，牡蛎粉、麦麸粉调均，每取 3 克调入猪肉汤内服食。

【主治】 产后自汗、盗汗。

⑥麦仁大枣汤

【原料】 小麦仁 60 克，糯米 30 克，大枣 15 枚，白糖少许。

【做法】 将前 3 味洗净，共煮做粥，入白糖令融，日 2 次。

【主治】 产后阴虚盗汗。

思考与练习

1. 简述产妇产褥期产后血晕的症状、护理要点及食疗方。
2. 简述产妇产褥期产后发热的症状、护理要点及食疗方。
3. 简述产妇产褥期急性乳腺炎的症状、护理要点及食疗方。

第四章

产褥期产妇心理护理

产褥期是妇女一生中很重要的一个时期，这个时期中，在生理、心理及社会角色上，妇女都面临着巨大的转变。产妇在产褥期往往感情脆弱、依赖性强、心理承受能力差，任何刺激都可引起产妇心理焦虑。护理人员要不断提高自身素质，掌握产褥期心理特点，重视心理疏导，及时合理地干预引起她们异常的不良心理刺激，减少产褥期心理异常，这些都是现代母婴护理中重要的组成部分。

重视心理疏导是指母婴护理人员除了做好基础护理工作以外，要使产妇本人认识到产褥期特点，帮助她们解决实际问题，使她们从心理上树立信心、精神上获得满足、情绪上保持稳定，改善不良心理状态，顺利度过产褥期。母婴护理工作者娴熟的护理技术，高尚的道德风范，对于提高产褥期质量具有重要意义。

第一节　产褥期心理特点

一、产褥期心理调试

产褥期的产妇须从妊娠期及分娩期的不适、疼痛、焦虑中恢复，需要接纳新的家庭成员和由于新的家庭成员的加入而形成的新家庭，这一过程称为心理调试过程。

产褥期的心理调试一般需要经历三个周期：

（1）依赖期，在产后 1 ~3 天内，因为身体原因产妇的很多需要都是通过别人来满足的，如对孩子的关心、喂奶、沐浴等。

（2）依赖、独立期，产后 3 ~ 14 天，这一时期产妇表现出较为独立的行为，改变依赖期中接受特别的照顾和关心的状态，学习和练习护理自己的孩子，这一时期产妇容易产生心理异常。

（3）独立期，产后 2 周 ~1 月，新家庭形成并开始运作，逐渐恢复分娩前的家庭生活。

二、产褥期心理异常

产褥期是产妇心理转换时期，容易受体内外环境不良刺激而导致心理障碍。产后心理异常包括产后忧郁、产后抑郁症和产后精神病三种类型。

目前对产后发生心理障碍的真正原因还不清楚，认为可能与下列因素有关：

1. 生物学因素

产妇在妊娠、分娩及产后整个过程中，机体内环境发生了很大变化。尤其在产后 24 小时，体内激素水平急剧变化。另外，体内激素水平变化很大，致使脑内和内分泌组织分泌儿茶酚胺减少，从而影响大脑活动。

产后体内激素水平的变化是其发生的生物学基础。分娩后，血液中雌激素、孕激素水平迅速下降于产后，1 周内可达到非孕期水平。此生理特点恰与产褥期心理异常发病的高峰期相吻合。目前对雌激素和孕激素进行了较多的研究，认为雌孕激素水平的降低严重影响了产妇的情绪，这与雌孕激素具有稳定精神神经的作用有关。近来有学者采用小剂量雌孕激素防治产褥期心理异常取得了明显效果，这将有助于对其发病机制的深入研究。

2. 心理因素

研究发现妇女在孕产期均有很大的心理变化，感情脆弱、依赖性强等等，所以这时的各种刺激都可能引起心理异常。另外，产妇对开始承担母亲角色尚不适应，对照料婴儿的一切事物都需从头学起，这些都对产妇造成心理压力，导致情绪紊乱；另外，有些产妇存在重男轻女思想，生了女婴后感到失望，担心受到婆婆和丈夫的歧视；还有的产妇分娩的婴儿有生理缺陷或意外死亡，心情沮丧，觉得对不起家人，有强烈的自卑感。

3. 遗传因素

家族遗传使得产妇对某些心理障碍疾病具有易感性。有些性格特征，如以自我为中心、敏感、好强、认真和固执等会加重产后心理的不稳定状况。

4. 社会因素

国内外研究表明，婚姻破裂、关系紧张、夫妻分离、家庭不和睦、生活困难、缺少丈夫和家人及社会的关心帮助、文化水平低等均可能是产褥期心理异常的诱因。

第二节　产后忧郁和产后抑郁症

分娩和哺乳是人类正常的生理现象，对于初产妇是一个应激因素。由于社会角色的完全改变，对她们的认知和行为有很大的影响，容易造成病理性改变，其中以发生在产后的产后忧郁最常见。

研究显示，50% ~75% 的女性都将随着孩子的出生经历一段产后忧郁。多数女性征兆不明显或稍转瞬即逝，性格上出现一段不稳定情绪，比如莫名的哭泣或心绪欠佳。产后忧郁通常发生在孩子出生后第一周，新妈妈会感到悲哀，情绪波动和劳累。这些情况通常会被理解为随着孩子出生而引起的情绪低落，是可以自愈的。主要特点是情绪多变，一般持续不到 24 小时便可自然恢复如常。

研究还显示，有 10% ~15% 的新妈妈这种情况变得很强烈，其归因是一种疾病，这是最新被医学界认识到的，并被专门术语称为“产后抑郁症”的疾病。

产后抑郁症也叫产后忧郁症，是妇女在生产孩子之后由于生理和心理因素造成的抑郁症。产后抑郁症一般在产后 6 周内发病，疲乏、易怒、焦虑、恐怖和抑郁是产后抑郁的主要特征。发生抑郁前产妇常有产后心理适应不良、睡眠不足、照料婴儿过于疲劳等情况出现。极少数严重的会有绝望、离家出走、伤害孩子或自杀的想法和行动。

一般认为，产后忧郁症的原因有以下几个：产后的女性由于体内雌、孕激素水平下降迅速，导致脑内儿茶酚胺减少，影响高级脑活动，从而容易诱发抑郁；身体的疲惫造成睡眠不足，身体不适；心理紧张，对作为母亲这个新角色既新鲜又恐惧，心理压力很大。

大多数患此病的人有一个共同特点，就是具有一定的责任心和能力，但是产后抑郁症使她们感到无能为力，对自己现状不满。如果此时，他们对自己有不切实际的要求，同时又缺少他人关怀和支持，很容易加剧抑郁。

多数产后抑郁症病人症状并不十分明显，不容易被觉察，也不会严重影响其照顾婴儿或做家务。而且对于大部分患者来说，产后抑郁症的症状经过一段时间将会自然消失，一切恢复正常。如果产后抑郁症状非常明显，严重干扰日常生活和无法照看婴儿，并足以能引起周围其他人注意的话，那么产妇的问题可能就比较严重了。有一些产妇甚至很快发展到产后精神病。

产妇的忧郁和抑郁情绪严重影响着她本人与孩子及社会的交流，影响产后健康的恢复，应引起家庭成员和护理人员的高度重视。

护理人员如果发现以下严重产后抑郁症状，务必立即向产妇家属反映，协商解决，必要时要向专家寻求帮助和治疗。如：产妇感觉极度疲倦和严重失眠；感到绝望和无助；感到失落，没有动力，对自己和家庭失去兴趣；不想照看婴儿，甚至有想要伤害婴儿的冲动；有自杀倾向。这些举动护理人员平时一定要多留意，发现异常情况，务必采取措施。

一、类型

产后抑郁症的表现多种多样，一般把它归纳为以下三种类型：

（1）第三日抑郁：患者往往是初产妇，发病于分娩的三天内，症状较轻，主要表现为情绪沮丧、焦虑、失眠、食欲下降、易激怒、注意力不集中、持续数日后症状可自行缓解；

（2）内因性抑郁：发病于分娩后2周内，表现为激动、情绪低落、焦虑、无助感、无望感、罪恶感，担心养不活所生的孩子，严重时会担心孩子在世界上受苦而出现杀害婴儿的行为，然后自杀；

（3）神经性抑郁：多数产妇以往有神经病的病史，由于怀孕和分娩加重了原有的不良情绪体验，出现身体不适、情绪不稳、易发脾气、睡眠不安等情况。

二、对孩子的影响

产后抑郁症可能会造成母婴联结障碍。母婴联结是母亲和婴儿间的情感纽带，它取决于母婴间的躯体接触和情绪互动等等。这种情感障碍往往会对孩子造成不良影响。

患产后抑郁症的母亲往往不愿抱婴儿；不能给婴儿有效的喂食；不能观察婴儿温暖与否；不能注意婴儿的反应，婴儿的啼哭等等不能唤起母亲注意；不注视婴儿，忽视婴儿的交往信号，把婴儿的微笑或咯咯笑视为换气而不认为是社会交往的表示；厌恶孩子或害怕接触孩子，患者往往手臂伸直抱孩子；甚至出现一些妄想，包括夸大妄想（认为婴儿是新的救世主）；疾病妄想（认为孩子正在生病或走向死亡）；变兽妄想（认为孩子变为野兽或邪恶）；体象改变（认为孩子的形状、大小、色泽正在或已发生改变）等等。

研究表明，母婴联结不良会妨碍婴儿的正常发育生长。母婴联结不良会令孩子在出生后头3个月出现行为困难，婴儿较为紧张，较少满足，易疲惫，而且动作发展不良；对后期婴儿（12至19个月）的认识能力和性格的发展具有很大的负面作用。母亲产后抑郁症的严重程度与婴儿的不良精神和运动发展成正比。

在产后第一年有抑郁症的母亲，她的孩子的能力和认知指数均显著低于健康妇女的孩子。另据报道，孩子多动症即与婴儿时期的母婴联结不良有关。

基于产后抑郁症对母亲和孩子的不良影响，此症一旦诊断成立就应开始治疗。这不仅仅可避免母亲病情加重甚至向产后精神病发展，也可使婴儿尽早地感受到妈妈的慈爱和温暖，健康快乐地成长。

三、产后忧郁症的护理

母婴护理人员应在精神和生活上给予产妇大力支持。产妇只有保持愉快的心情，才能远离忧郁。总之，护理人员只有科学地护理产妇，才能保证其身心健康，有效地提高产后妇女的生活质量。

（一）日常护理

生活上要给予产妇无微不至的关怀照顾，使产妇享受到被人关爱、照顾的温情，减轻孤独感。当产妇从医院回家时，建议家人要限制亲朋好友来探访，为产妇创造一个安静、闲适、健康的休养环境；提供易消化富含营养的食物，使产妇尽快恢复体力；引导产妇要珍惜每一个睡眠机会，让产妇学会创造各种条件，让自己睡个觉。有时候，即便半个小时的睡眠也能给她带来好心情。当宝贝安然入睡时，产妇不要去洗洗涮涮，而要抓紧时间睡睡，哪怕是闭目养神。这时候千万要提醒产妇关掉电话，不要让电话铃声惊扰了产妇及宝宝。同时，护理工作尽量集中，提高效率，使产妇有充足的休息。

护理人员的态度上应主动热情、和蔼可亲。护理人员要主动与产妇交流，倾听她们的想法与感受，给予安慰和鼓励。一句温馨的祝福，充满爱心地呼唤“宝宝”等等可以帮助产妇缓解分娩后的心理紧张。

关心产妇的心理感受。一方面，提醒产妇的家人不要只顾沉浸在增添新宝贝的快乐中而忽略了产妇的心理变化，要多陪产妇说说话。另一方面，让产妇自己要学会寻求丈夫、家人和朋友的帮助。让她知道，在这个时候，大家都很愿意帮助她。对分娩经受了异常痛苦或曾有过不良妊娠结果的产妇给予重点心理护理，尽力避免刺激产妇情绪的敏感问题。

做好家庭成员间的相互沟通，建立温馨的家庭氛围。因为新添了小宝宝，新爸爸会感到压力很大，工作会更加勤奋，劝慰产妇要理解丈夫的辛苦和对家庭的奉献，不要认为只有自己“劳苦功高”。而对新爸爸也要做好思想工作，告诉他应该理解妻子产后身体的变化与照顾宝宝的辛苦，工作再忙也要主动分担家务，不能全丢给妻子。

积极向产妇传授产褥期的心理卫生知识，分享育儿经验，避免产妇手足无措，紧张慌忙。如给产妇讲解新生儿正常的生理发育过程，母乳喂养和护理婴儿的知识和技巧等等，并向其说明保持愉快心情可促进乳汁的分泌。

产妇适度的运动，有助于建立和保持快乐的心情。可以让产妇做适量的家务劳动和体育锻炼，这不仅能够转移注意力，更可以使体内自动产生快乐元素，使产妇的心情从内而外地快乐起来。

如果发现产妇出现产后抑郁症的症状，要让产妇勇敢面对，科学治疗。及时在医生的指导下服用抗抑郁类药物，不要轻视抑郁症的危害性。

（二）食疗

专家发现，营养失衡与产后忧郁不无关联。如果产妇对锰、镁、铁、维生素

B_6、维生素 B_2 等营养素摄取不足，就会影响其精神状态。建议产妇多吃一些粗粮、麦芽、核桃、花生、马铃薯、大豆、葵花子、新鲜绿叶蔬菜、海产品、蘑菇及动物肝等食物，可以帮助产妇找回快乐，远离产后忧郁。

①小炒虾仁

【原料】 鲜虾仁、西芹、白果仁、杏仁、百合、盐、油、味精等。

【做法】 西芹切段或片，与白果仁、杏仁、百合等一同焯水；

虾仁上浆，并放在油锅里过一下；

取出后与西芹等一同炒制即成。

【备注】 多准备几种配料，让来自海洋的营养变得更丰富。

②香菇豆腐

【原料】 水发香菇 75 克、豆腐 300 克、糖 10 克、酱油 20 毫升、味精 1 克、胡椒粉 0.5 克、料酒 8 毫升。

【做法】 豆腐切成 3.5 厘米长、2.5 厘米宽、0.5 厘米厚的长方条，香菇洗净去蒂；

炒锅上火烧热油，逐步下豆腐，用文火煎至一面结硬壳呈金黄色；

烹入料酒，下入香菇，放入所有调味品后加水，用旺火收汁、勾芡，翻动后出锅。

【备注】 香菇富含锌、硒、B 族维生素，豆腐中的蛋白质和钙丰富。营养很完善，有助于孕产妈咪摆脱郁闷心情。

③桃仁鸡丁

【原料】 鸡肉 100 克、核桃仁 25 克、黄瓜 25 克、葱姜及各种调味料。

【做法】 鸡肉切成丁，用调味料上浆，黄瓜切丁，葱、姜切好备用，核桃仁去皮炸熟；

炒锅上火加油，将鸡丁滑熟，捞出控油；

原锅上火留底油，煸葱、姜至香，下主辅料与调味品，最后放桃仁，然后勾芡装盘即成。

【备注】 核桃仁是产后妈妈最该重视的一种坚果，其中含有很多抗忧郁营养素。只不过生食时涩口，裹糖又凭白增多能量。但如果把它做到菜里，就会具有酥香咸鲜各种风味，与鸡丁和黄瓜搭配起来相得益彰。

第三节　产后精神病

“产后精神病”和“产后忧郁症”比起来，更为严重。产后精神病又称“产褥期精神病”，是与产褥期有关的、重度的精神和行为障碍。它的发生概率不高，仅有千分之一到千分之二。发病过程通常很突然。患者先是感觉到不安、恐惧、焦虑、失眠、疲倦，又过不久，大概是产后两天到三天之间，就突然发病，有些患者则较晚发病，但不管怎样，通常在生产后的两到四周当中发病。早在19世纪末就发现产后精神病是产褥期的一个精神错乱情况，最近更受到广泛的关注。

产后精神病的病情通常颇为严重，患者的情绪症状变化多端，可能低落、可能高亢，也可能变化快速。更为严重的是，患者可能有各种精神症状，包括：幻听、幻视、妄想、混乱行为、躁动、愤怒、胡言乱语等等。患者可能会听到有人在身旁骂她或命令她去杀死婴儿，四周却看不到人影；认为婴儿已经被外星人掉包；坚信婴儿是魔鬼，必须杀死才能拯救世界；认为自己已经造成大错，需要自尽以谢罪；患者会对着空中自言自语，时而暴躁易怒，时而到处乱跑，忽哭忽笑。

有关研究显示：产后精神病与情感性精神病有很大的关联性。不少产后精神病的患者，先前已经罹患情感性精神病，生产是一种重大的刺激，因而造成情感性精神病的复发。还有一些第一次发病的患者，在症状之后，复发情感性精神病的概率也会显著上升。研究者也发现，约有半数的产后精神病患者是第一次生产的，所以，缺乏经验，以及第一次面对生活改变的压力，也可能是造成产后精神病的病因之一。

但不管怎样，产后精神病的产妇，会为自己与小孩带来颇大的危险，至少，她通常没有办法再继续妥善地尽一位妈妈的责任。有学者发现，产后抑郁症在谋杀婴儿的母亲中是很少见的，但有17%的谋杀婴儿的母亲患有产后精神病。因此，一旦发现产后精神病，都得视为一种精神急症来看待，必须尽快给予治疗。治疗上，通常以住院治疗为主。

产后精神病是产后心理异常中最严重的，护理人员一定要有足够的认识，一旦发现产妇出现产后精神病的症状，就得立即严肃郑重地向家属讲明，产妇需要及早治疗。千万不可讳疾忌医、造成更大的不幸。

由于大部分患者均表现情绪低落，意志消沉，自杀观念或行为较多，严重危及患者生命安全。产后精神病患者需要得到特别的护理。护理人员除了做到上述产后忧郁症合理的内容以外，更要多与患者接触，了解其心理动态，另外还需及时清除患者房间内的危险物品，防范自杀、自伤。

思考与练习

1. 什么是产妇产褥期心理调试周期？

2. 什么是产后抑郁症，其主要类型和表现是什么？产妇产后抑郁症如何护理？常用的食疗方有哪些？

3. 产后精神病的症状及危害有哪些？

第五章
新生儿护理

新生儿期，指的是婴儿自出生到满 28 天内的这段时间。此期间的婴儿称为新生儿。新生儿的脐带被剪断的一瞬间，标志着其离开了母体，开展了独立的生命活动。与此同时，一个全新的生活空间展现在宝宝面前：湿润的羊水被干燥的空气所代替，黑暗和宁静也被打破，温度不再是恒定而温暖的，各种声、色、光、形也纷纷向他袭过来。新生儿必须适应这种变化，必须独立进行生命活动，必须对五光十色的世界做出反应。

而这期间，新生儿各系统脏器功能发育尚未成熟，调节功能差，免疫功能低下，体温调节功能较差，易感染。所以，新生儿期是从母亲到外界生活的适应期，需要经历一系列重要的调整和复杂变化，才能适应新环境，维持其生存和健康发展。新生儿期是一生中发病率和死亡率最高的阶段。因此，该阶段是一个非常重要的过渡阶段。

第一节　新生儿的生理心理特点

一、新生儿的生理特点

对于刚刚离开母体的新生儿来说，周围环境发生了突然的改变，这就迫使新生儿必须适应新的、不断变化的外部环境。由于新生儿非常幼小稚嫩，他对外界环境的适应能力很差，如果护理不当，很容易引起疾病，护理起来必须细心、科学、合理。为了宝宝能健康地成长，护理人员必须充分了解新生儿的生理特征。

（一）新生儿的分类

新生儿的分类方法有许多种，最常用的是依据胎龄分类和依据体重分类。

1. 根据胎龄分类

（1）足月儿。胎龄满 37 周至 42 周的新生儿。足月儿各器官、系统发育基本成熟，对外界环境适应能力较强。

（2）早产儿。胎龄满28周至不满37周的新生儿。早产儿尚能存活，但由于各器官系统未完全发育成熟，对外界环境适应能力差，各种并发症多，因此要给予特别的护理。

（3）过期产儿。胎龄满42周以上的新生儿。过期产儿并不意味着他们比足月儿发育的更成熟，相反一部分过期产儿是由于母亲或胎儿患某种疾病造成的，生后危险性更大，家长决不能掉以轻心。

2. 根据体重分类

（1）低出生体重儿。出生体重小于2.5千克的新生儿。

（2）正常体重儿。出生体重在2.5~4千克的新生儿。

（3）巨大儿。出生体重超过4千克的新生儿。

低出生体重儿大部分为早产儿，部分为过期产儿。随着生活水平的提高，孕妇营养注意加强，胎儿在母体内获得了充足的营养，体重越来越重，巨大儿增多。但部分巨大儿是由于母亲或胎儿患某些疾病所致，如母亲患糖尿病，胎儿有RH溶血病等，所以不能盲目认为新生儿越胖越好。

（二）新生儿外部生理特征

1. 身长和体重

初生男婴身长，平均在50.4厘米；满月时增长到平均56.9厘米。

初生女婴身长，平均在49.8厘米；满月时增长到平均56.1厘米。

初生男婴体重，平均在3.3千克；满月时增长到平均5.1千克。

初生女婴体重，平均在3.2千克；满月时增长到平均4.81千克。①

对于新生儿身高和体重的个体差异，不仅与人种有关，还与母亲的年龄、母亲怀孕次数、母亲骨盆的大小等等都有密切的关系，但关联度最大的，是母亲怀胎期间养分的摄取。

新生儿自诞生后的第三天开始，会出现“生理性掉磅”，体重不增反减。这是因为新生儿由于排出尿液与胎便，皮肤也开始排泄水分，一般吃奶又较少。待其喝奶顺畅后，体重便会开始上升。但如果喂养不当，或奶量不足，都可影响体重的增长。

2. 头部

新生儿头颅较大，头长占身长1/4，但脸部较小，比例很奇怪。正常分娩的新生儿，在出生的时候，头型不是很圆，但是无论看起来多么臃肿，孩子的大脑

---

① 婴儿身长体重数据，采自许积德主编《0~3岁育儿全程指导》，上海科学技术出版社，2005年4月第1版。

并没有受到损伤。这是因为分娩时，头部的骨骼在挤压下发生重叠和变形，但出生后不久，头型会很快恢复成圆形。有时孩子头部的一侧或双侧，有一个大的、硬的隆起，较长时间不会消去，称为头颅血肿，此症为生产时由于母亲子宫肌肉的强烈收缩受产道挤压所致。还有的隆起是水肿，不会给孩子颅内带来影响，无须治疗，几天后便可消失。在使用产钳接生时，婴儿的头部受伤很常见，头部的两侧留有浅压痕，这种情况在几天后也会全部消失。

（1）头囟。

头囟位于婴儿的头顶，为骨骼尚未结合好的部位。囟门分为两个部分，前面的是前囟门，后面的是后囟门。婴儿出生之后，前、后囟门都是打开的，过了不久，后囟门就会自动地关闭，而前囟门则要等到一年至一年半后才会关闭。

前囟是新生婴儿头顶的柔软部位，是头颅骨尚未连接的间隙。婴儿的头皮覆盖着这个间隙，它确实是十分坚韧的，但是千万当心不要让婴儿的囟门受重压。不必对前囟门做特别的照顾，但是，如果一旦发现覆盖其上的头皮绷紧或出现隆起（膨胀凸出），或在前囟门部位出现不正常的萎陷（异常的凹陷）时，就应立刻请医生诊查。

（2）眼睛。

大多数婴儿的眼睛由于正常生产时的挤压，看起来有些肿大，一般几天内即可消失。如果婴儿的眼睛出现分泌物，不要认为是正常现象，孩子可能患有中度的感染，叫做黏性眼，应该找医生治疗，而不是护理人员自己处理。

①斜视

斜视俗称对眼。孩子睁开眼睛后，你可能会发现孩子的眼睛有些斜视。这点不用担心，孩子还没有学会将双眼协调起来，不能同时把视线聚焦在同一个物体上，这种现象称为新生儿生理性斜视。斜视一般在2～4周时消失，故在此期间，不能在新生儿床的上方挂固定的玩具。如果3个月的孩子仍然斜视，你应该去请教医生，并应同时请眼科专家诊治。

②眼泪

新生儿是不会流泪的，你会发现新生儿大哭时不流泪。孩子需要4～5个月的时间才能产生泪水。

3. 皮肤

新生儿的皮肤柔嫩，局部防御功能差，易因皮肤轻微损伤而造成细菌感染，甚至发生危及生命的败血症，所以保护好新生儿的皮肤非常重要。

（1）颜色。

①上下身颜色各异

新生儿的身体上半部也许是苍白色的，而下半部则是红色的。这是由于新生儿的血液循环尚未发育完善，导致血液汇集在下肢的缘故。这种上、下身颜色各异的现象可以很容易地通过移动新生儿体位的方法得到矫正。

②蓝点

新生儿的手或脚会出现变蓝的现象，特别是当他躺下的时候。这同样是由于新生儿的血液循环相对不足所造成的。当你把婴儿抱起或移动他的体位，这种皮肤颜色就可以改变。另外，我们经常会发现新生儿背部的下方有黑色的皮肤色调，看起来像挫伤，这称为蓝点（亦称“蒙古蓝斑”）。这些斑点是无害的，几乎所有非洲和亚洲的婴儿都有上述斑点，并会自然地消退。

③胎记

新生儿的皮肤，特别是在眼睑、前额和颈后常可出现一些红色的小斑点，这就是新生儿胎记。新生儿胎记是接近皮肤表面的微血管扩张造成的，通常在6个月内可以消失，个别小儿可延长至18个月才会消失。还有一种常见的胎记称为“杨莓状痣”，于娩出后两天出现，3年内逐渐消退。不过，从医学角度看，有些胎记却是令人担忧的疾病迹象。有些胎记的孩子往往伴有神经系统的疾病，比如容易惊厥、智力障碍、运动障碍等等。如果家长对这些胎记担心的话，可以请教医生。

④新生儿黄疸

大部分新生儿在出生后一周内可能出现皮肤黄染。医学上把未满月（出生28天内）宝宝的黄疸，称为新生儿黄疸。新生儿黄疸的具体内容在本章第四节阐释，在此不再赘述。

（2）胎儿皮脂。

新生儿的皮肤外很可能会有一层白色、黏稠样的物质，称为胎儿皮脂。胎儿皮脂主要分布于独立的部位，如面部和手部。胎儿皮脂是一种对抗小型感染的天然屏障，具有保护作用，可以在几天内被皮肤吸收，故无须处理。但是，如果皮脂过多地积于皮肤褶皱内，还需加以清理，以防对皮肤产生刺激。

（3）新生儿红疹。

新生儿刚出生几天，皮肤会出现红疹，或是鼻子上有小白点，此为正常现象，会自然消退。

（4）新生儿粟粒疹。

出生后1～2星期小宝宝最容易发出汗疹，也称“粟粒疹”。粟粒疹是不足三个月的新生婴儿常见皮疹。新生儿粟粒疹的好发部位在两颊、额头、腋下、颈部、胸前或皮肤皱褶处等。突出在皮肤表面，像粟粒一样。主要原因是婴儿的汗腺和皮脂腺（产生皮脂以润滑皮肤）功能尚未完全发育成熟，如果此时衣服包得密不通风，就容易引发粟粒疹。

孩子患粟粒疹时不痛不痒，也无其他不适症状，一般在数日后消失，因此，千万不要挤压它，以免引发皮肤感染等症状。护理人员要注意清洁，保持通风，不要帮小宝宝穿太多衣服。若小宝宝的身体常常流汗潮湿，可多洗一次澡。

（5）脂溢性皮肤炎。

脂溢性皮肤炎是新生儿的正常现象，俗称为“奶垢”或“油垢”。新生儿出生1~4个月后会在两颊、头皮、耳朵后侧、眉毛出现黄色油性的结痂，严重时，两颊皮肤也会干湿、身体也会有结痂。

若头皮有脂溢性皮肤炎，护理人员帮宝宝洗澡前先用清水沾湿洗净（不要使用肥皂），或用婴儿油涂抹在“奶垢”处，轻轻剥落即可，此时头发通常会跟着脱落；脂溢性皮肤炎在新生儿约出生4~5个月前会完全脱落。耳后也会有“油垢”，剥落后底部通常会湿湿的，而且会再结痂，约出生后8个月会消退。若皮肤红肿、结痂情形严重、两颊干湿，可到小儿科门诊，请医师开列处方。

（6）新生儿荨麻疹。

荨麻疹（Urticaria）俗称风团，是一种常见的皮肤病。许多新生儿出现一种皮肤症状，看起来很像荨麻疹，称为“新生儿荨麻疹”。新生儿的皮肤出现红色斑块，并伴有很快出现接着又很快消失的白色小斑点，整个出疹过程只延续几天并无治疗而消退。

4. 体毛

婴儿出生时，体表有不同程度的体毛，叫做胎毛。有些孩子出生时只在头上有一层浅浅的绒毛，而有些孩子会在肩上一直到脊背都有一层浓浓的毛，这两种情况都属正常现象。一般来讲，婴儿在出生后的3~6个月中，胎毛会自行脱落更换，进行新陈代谢。

我国民间一直流传着“满月剃胎毛”的风俗，甚至眉毛全部剃光。但是婴儿皮肤薄、嫩、抵抗力弱，剃刮容易损伤皮肤，引起皮肤感染，如果细菌侵入头发根部破坏了毛囊，不但头发长得不好，反而会弄巧成拙，导致脱发。因此，护理人员不要给满月的婴儿剃胎毛、刮眉毛，那是一件有害无益的事情。

但并不是说胎毛绝对不可以剃。如果宝宝出生时头发浓密，且正好是炎热的夏季，为防止湿疹，建议将宝宝的头发剃短，但不赞成剃光头。已经长了湿疹的头皮不要剃刮，否则更易感染。宝宝的胎毛剃后最好能马上洗个头，用清水即可。

5. 声音

（1）哭声。

婴儿第一声啼哭是肺脏建立功能的开始。婴儿唯一与家长沟通的办法就是啼哭，他以此告诉你他有什么地方出了毛病。一般饥饿是小儿最常见的啼哭原因。

(2) 呼吸声。

新生儿常见的状况就是呼吸声很大，喉咙好像有痰，伴随呼吸震动有"咻咻"的声音。这是因为新生儿的口鼻腔狭窄，再加上分泌鼻黏液，导致呼吸道容易阻塞，使得呼吸声变大，甚至出现喉咙有痰的情形。这时，护理人员可以棉花棒蘸一点水放入宝宝的鼻腔或使用吸鼻器处理干净。

6. 胎便

胎粪是由胎儿期的肠道分泌物、胆汁及咽下羊水中所含的胎儿皮脂等形成，糊状较稠，呈墨绿色。绝大多数在生后不久即排第一次胎粪，所有胎粪于生后四十八小时内排清，如胎粪排出延迟会使黄疸加重。如小儿生后没有胎粪排出，应及时就医检查。

(三) 新生儿内在生理特征

1. 消化系统

为了帮助产妇正确合理地喂养婴儿，护理人员非常有必要了解新生儿消化器官的发育情况，从而根据其特殊生理特点和营养需求，进行合理喂养，保证婴儿营养需求。

(1) 口腔。

足月新生儿出生时已经具有较好的吞咽功能，但吸吮吞咽协调性差。新生儿不会及时吞咽所分泌的全部唾液，常发生生理性流涎，甚至口水还会滞留在咽喉处，导致呼吸气流通过不顺畅，呼吸声变大。但这是正常的现象，约出生 4~5 个月后即可改善。

每个新生儿在口腔的两侧颊部都各有一个较厚的脂肪垫隆起，民间俗称"螳螂嘴"。有的新生儿非常明显，以致使口腔前部的上下牙床不能接触。新生儿颊部的脂肪垫是每一个正常的新生儿所具有的，它不仅不会妨碍新生儿吸奶，反而有助于新生儿的吸吮，属于新生儿的正常生理现象。但旧习俗认为"螳螂嘴"妨碍新生儿吃奶，要把它割掉，其实这是很危险的。这样做不但影响婴儿正常吸奶，还可引起口腔感染。

容易引起口腔感染的原因是由于新生儿唾液腺的功能尚未发育成熟，口腔黏膜极为柔嫩，比较干燥，易受破损，加之口腔黏膜血管丰富，所以细菌极易由损伤的黏膜处侵入，发生感染。轻者局部出血或发生口腔炎，重者可引起败血症，危及新生儿的生命，其后果是极其严重的。

此外，在新生儿的牙路上，有时会看到一些淡黄色凸起的米粒大小颗粒，俗称"马牙"。"马牙"的出现也属于正常生理现象，它的产生是由于黏液腺管阻塞、上皮细胞堆积而形成的。"马牙"一般没有不适感，个别婴儿可出现爱摇头、烦躁、咬奶头，甚至拒食，这是由于局部发痒、发胀等不适感引起的，一般不需做任何处理。随牙齿的生长发育，“马牙”或被吸收或自动脱落，一般几个星期以后就会自行消失。同样，“马牙”的存在也不会妨碍吃奶，更不会影响日后乳牙的萌出。

“马牙”千万不能用针挑刀割或用粗布擦拭，切忌用未消毒的物品去处理。曾经有一位老奶奶看孙子长了“马牙”，用布蘸水去擦，结果擦破造成口腔糜烂，高烧不退，后经医院抢救才转危为安，护理人员切勿重蹈覆辙，尤其要说服家中老人正确对待“马牙”问题。

（2）食管。

新生儿吸奶时常吞咽过多空气，易发生溢奶。食管有两个主要功能：一是推进食物和液体由口入胃；二是防止吞咽期间胃内食物反流。新生儿和婴儿的食管呈漏斗状，黏膜纤弱，腺体缺乏，弹力组织及肌层尚不发达，食管下段贲门括约肌发育不成熟，控制能力差，常发生胃食管反应，绝大多数在 8 ~ 10 个月时症状消失。

（3）胃。

新生儿胃容量约为 30 ~ 60 毫升，后随年龄而增大，1 ~ 3 个月时 90 ~ 150 毫升，1 岁时 250 ~ 300 毫升。由于新生儿胃容量小，所以新生儿喂食应当少量多次，喂食的次数应较年长儿多。新生儿胃排空时间随食物种类不同而异，稠厚且含凝乳块的乳汁排空慢。其中水的排空时间为 1.5 ~ 2 小时；母乳为 2 ~ 3 小时；牛乳为 3 ~ 4 小时。早产儿胃排空更慢，易发生胃潴留。

新生儿的胃呈横位，它的入口处（贲门）的括约肌不发达而出口部（幽门）括约肌很发达，这些特点使新生儿较易漾奶或呕吐。早产儿贲门肌肉更弱，尤其容易漾奶。

（4）肝脏。

人的年龄愈小，肝脏相对愈大。婴儿肝细胞再生能力强，不易发生肝硬化，但易受各种不利因素的影响，如缺氧、感染、药物中毒等均可使肝细胞发生肿胀、脂肪浸润、变性坏死、纤维增生而肿大，从而影响其正常生理功能。婴儿时期胆汁分泌较少，故对脂肪的消化、吸收功能较差。

（5）胰腺。

胰腺分为内分泌和外分泌两部分。前者分泌胰岛素控制糖代谢，后者分泌胰腺液，内含各种消化酶，与胆汁及小肠的分泌物相互作用，共同参与对蛋白质、脂肪及碳水化合物的消化。婴儿时期胰腺液及其消化酶的分泌，极易受恶劣天气和各种疾病影响而被抑制，容易发生消化不良。

（6）肠道。

新生儿肠管相对比成人长，长度是他身高的七八倍，消化、吸收的面积相对较大，但肠壁的通透性也较高，部分食物的蛋白质分子能被吸收到体内，而喂牛奶的新生儿因异体蛋白质的吸收，日后发展过敏性疾病较多。

需要护理人员注意的是：小儿的升结肠与后壁固定差，易发生肠扭转和肠套叠；肠壁薄，通透性高，屏障功能差，肠内毒素，消化不全产物和过敏原等可经肠黏膜进入体内，易引起全身感染和变态反应性疾病。

（7）肾。

新生儿的肾脏能力有限。其肾脏浓缩能力低，为了排出过多的溶质，就需要较多的水分。除给新生儿哺乳外，应喂些水。用牛奶喂养的新生儿更应补充水分。

婴儿肾小管还未长到足够的长度，功能不足，排钠的能力有限，钠的慢性滞留会引起水肿。如果摄入过量的食盐，蓄于体内会导致成年时高血压。母乳喂养的话，母亲的食盐的摄入量应特别注意。

新生儿的肾脏，对某些药物的排泄较慢，用药必须掌握剂量，防止毒性反应的发生。

绝大多数新生儿在生后第一天排尿，少数在第二天才排尿，如果生后四十八小时未见有尿排出，就需要检查原因。

另外，出生后几个月，肾小管逐渐增长后才具有回吸收能力。肾小球的滤过率较低，也就是说，肾脏对于营养物质代谢后产生的“废料”的处理能力较弱。母乳是最易消化吸收的婴儿的食品，所以我们大力提倡母乳喂养，以减轻新生儿肾脏负担。

（8）消化酶。

4 个月前的婴儿唾液腺分泌功能较弱，唾液分泌量甚少，唾液淀粉酶活力很低，在肠腔内除胰淀粉酶以外，其他消化酶均已具备。此阶段除了对母乳的蛋白质、脂肪消化能力较好外，对淀粉类食物及其他动物乳类的消化能力相对较弱。所以，母乳喂养是婴儿最适合的喂养方式。此外，新生婴儿肝脏中酶活性较低，葡萄糖醛酸转换酶的活力不足，这也是新生儿发生生理性黄疸的重要原因之一。

新生儿期淀粉酶活性低，此时不宜喂奶糕、米糊等食品，否则容易发生消化不良。

（9）肠道细菌。

在母体内，胎儿的肠道是无菌的，在出生以后，细菌开始从空气、奶头、用具等渠道经过口腔、鼻子等地方入侵至肠道。正常肠道菌群对侵入肠道的致病菌有一定的拮抗作用。当消化功能紊乱时，肠道细菌大量繁殖可进入小肠甚至胃内而致病。而双歧杆菌在维护肠道正常细菌菌群平衡方面起到重要的作用。双歧杆菌对肠道功能紊乱具有双向调节的能力：可以预防腹泻，也减少便秘。

双歧杆菌分布在胃肠的数量随年龄阶段的增长而减少，分布最多的是单纯母乳喂养儿童。双歧杆菌在单纯母乳喂养儿童的肠道内大量存在，并占绝对优势，而人工喂养和混合喂养儿童肠内的双歧杆菌、大肠杆菌、嗜酸杆菌及肠球菌所占比例几乎相等。另外，双歧杆菌对婴幼儿还有许多好处，如营养、免疫、抗感染和抗过敏等等。

2. 循环系统

当还是胎儿时就有自己独立的循环系统、有自己的心搏，只是胎儿的血液并不是通过自体循环系统来排除各种无用的甚至是有害的代谢产物而得以净化的，而是通过脐带把用过的血液送往胎盘并将代谢产物转给母亲，再把干净的血液输回给自己。

出生后，宝宝的循环系统要发生较大改变，心跳快而且不规则，生后 7 天以内的心率一般在 85 ~ 160 次/分钟，血压也较低，血压 6. 12 ~ 10. 64 千帕（46 ~ 80 毫米汞柱），少数新生儿生后 1 ~ 2 天在心前区可闻及心脏杂音，这与动脉导管未闭有关。

3. 呼吸系统

新生儿的特点是只能用鼻子呼吸。这是因为新生儿的喉咙位置比较高。较高的喉咙位置可以让他在吃奶时进行呼吸，并且保证液体不会流入气管，缺点是由于宝宝不能用嘴呼吸，所以在护理时，如果宝宝发生鼻塞，要及时用吸鼻器吸通鼻子。

新生儿的呼吸器官较小且呼吸肌肉较弱，要靠加快呼吸来补偿每次吸入气量的不足，呼吸节律常常不规则，入睡时更为明显。新生儿的呼吸频率相对比成人快很多，安静时为 40 次/分左右。

新生儿以腹式呼吸为主，因此不要将小儿的腹部束缚过紧，以免妨碍呼吸。另外由于鼻腔敏感，新生儿容易打喷嚏，那是正常反应。

早产儿呼吸中枢及呼吸器官发育不成熟，因此，早产儿呼吸浅快不规则，易出现周期性呼吸及呼吸暂停或青紫。由于早产儿有着特殊的生理情况，所以，护理时要尤为小心，特别呼吸道最容易被感染；又由于早产儿抵抗力、免疫力均较低下，所以，感染后往往病情较重，稍有不当容易使病情加重。

4. 泌尿系统

新生儿多于生后数小时至 24 小时内开始排尿，如生后 24 ~ 28 小时不排尿，应仔细寻找原因。新生儿膀胱小，肾脏功能尚不成熟，每天排尿次数多，尿量小。正常新生儿每天排尿20次左右，有的宝宝甚至半小时或十几分钟就尿一次。

新生儿尿液的正常颜色应该是呈微黄色，一般不染尿布，容易洗净。如果尿液较黄，染尿布，不易洗净，就要做尿液检查，看是否有过多的尿胆素排出，以便确定胆红素代谢是否正常。

新生儿肾脏浓缩功能较差，排出同等量的溶质，新生儿所需水分比成人多2~3倍，故对新生儿应多喂水。人工喂养时，特别要注意，奶液不要配制过浓，如果乳汁较浓，就可能导致新生儿血液中尿素氮含量增高。尿素氮是人体内有毒物质，对新生儿来说，危害更大。

新生儿肾脏功能还远不成熟，排出钠的能力低（一岁以内的小儿都是这样），所以母乳喂养的妈妈，要适当减少自身盐的摄入量。

5. 神经系统

新生儿头相对较大，大脑皮质兴奋性低，睡眠时间长，一天中只有饿了想吃奶时，他才会醒来哭闹一会儿，吃饱之后又会安然睡着。新生儿一昼夜睡18~22小时，但也有个别正常新生儿睡眠较少。随着月龄的增长，活动时间逐渐增加，睡眠时间则相对减少。

足月儿出生时已具备多种生理性神经反射，如觅食反射、吸吮反射、吞咽反射、握持反射、拥抱反射等。当发生神经系统疾病、损伤或颅内出血等严重疾病时，这些反射可减弱或消失。这些特殊的生理性神经反射在生后3~5个月会自然消失，若这些反射仍存在，应该到医院找医生看病，确诊疾病，以便早期治疗。

6. 内分泌系统

婴儿唾液腺分泌功能较弱，唾液分泌量较少，唾液淀粉酶活力很低，在肠腔内除胰淀粉酶外其他消化酶均已具备。所以此阶段除了对母乳的蛋白质、脂肪消化能力较好外，对淀粉类食物及其他动物乳类的消化能力相对较弱。

此外，新生婴儿肝脏中酶活性较低，葡萄糖醛酸转换酶的活力不足，这是新生儿发生生理性黄疸的重要原因之一。

二、新生儿心理特点

新生儿，在许多人看来只会吃奶、睡觉和哭闹，似乎谈不上有什么心理活动。但实际上，宝宝从一出生开始，就有了各种各样的感觉知觉，会对外界变化做出各种本能的反应。满月前孩子的一切活动，都是围绕适应胎外生活而展开的，也正是在适应新生活的过程中，新生儿的心理得以产生和发展。

（一）心理发生的基础——无条件反射

胎儿的生活环境是非常安全和舒适的，出生以后，环境骤变，新生儿必须独立地进行维持生命的活动，还必须适应千变万化的环境。新生儿在母体内就发育形成了视、听、嗅、触等多种感觉器官，另外，新生儿还具备了对外界刺激做出反应的神经通路，这就是先天带来的应付外界刺激的本能——各种各样的无条件反射。

1. 吸吮反射

奶头、手指或其他物体碰到嘴唇，新生儿立即做出吃奶的动作。这是一种食物性无条件反射，即吃奶的本能。吸吮动作是复杂的天性反射，严重疾病可影响这一反射，使吸吮变得弱而无力。

2. 觅食反射

如果用乳头、手指、被角等轻触新生儿的脸颊，并未碰到其嘴唇，他也会立即把头转向物体，并把口张开做吃奶动作。这就是新生儿的觅食反射。这种反射使新生儿能够找到食物。

3. 眨眼反射

物体或气流刺激睫毛、眼皮或眼角时，新生儿会做出眨眼的动作。这是一种防御性的本能，可以保护自己的眼睛。

4. 惊跳反射

突如其来的噪声刺激，或者被猛烈地放到床上，新生儿会立即把双臂伸直，张开手指，弓起背，头向后仰，双腿挺直。

5. 怀抱反射

被抱起时，新生儿会本能地紧紧靠贴着你。

6. 击剑反射

又称强直性颈部反射，简称 TNR 反射。当新生儿仰卧时，把他的头转向一侧，小宝贝会立即伸出该侧的手臂和腿，屈起对侧的手臂和腿，做出击剑的姿势。

7. 迈步反射

又称行走反射。扶着其两肋，把他的脚放在平面上，新生儿会做出迈步动作，好像两腿协调地交替走路。

对于迈步反射，护理人员可以对其进行一定的训练。但值得提请注意的是，这种反射并不是孩子要求站立或是走路，适当的训练可以刺激他大脑神经的发育。另外，专家认为，训练婴儿的迈步反射是有严格要求的：在时间上，规定在新生儿出生 8 天以后再做；在动作上，首先要用拇指来夹住婴儿的颈部，给他的颈部一定的支撑力。双手在腋下，让它不会着力。一定是轻触地面，就是刚刚碰到，严格是不允许吃一点力的。婴儿这时候只是一个反射，轻触到就会有这个动作出现。另外，每天锻炼 3 ~ 4 次，每次 2 ~ 3 分钟。吃奶后半小时，或睡醒以后均可以做。但早产儿、生病的婴儿不宜做此训练。如果新生儿不喜欢走时便不要勉强。

8. 游泳反射

让新生儿俯卧在小床上，托住肚子，他会抬头、伸腿，做出游戏姿势。如果让新生儿俯伏在水里，他会本能地抬起头，同时做出协调的游泳动作。

9. 巴宾斯基反射

物体轻轻地触及新生儿的脚掌时，他本能地竖起大脚趾，伸开小趾，使五个脚趾变成扇形。6 个月以后的婴儿，不再出现巴宾斯基反射，物体接触脚掌时，脚趾会向内弯起，而不是成为扇形。

10. 巴布金反射

如果新生儿的一只手或双手的手掌被压住，他会转头张嘴。当手掌上的压力放松时，他会打哈欠。

11. 蜷缩反射

当新生儿的脚背碰到平面边缘时，他会本能地做出像小猫那样的蜷缩动作。

12. 抓握反射

又称达尔文反射。物体触及掌心，新生儿立即把它紧紧握住。如果试图拿走，他会抓得更紧。比如，给新生儿洗澡时，如果他的手掌偶然碰到了大人的衣服或洗澡盆边，他会紧紧地把碰到的东西抓住，只有用力才能把它扳开。如果小棍碰到手掌，新生儿也立即紧握住。这时如果抽走小棍，他会握得更紧。在刚出生后，抓握反射非常强大，以至于在婴儿抓握时，可以抬起他自己的身体。抓握反射一般会在孩子 3 个月时消失。如果你轻触婴儿的脚底，你将发现孩子的脚趾也会向下弯曲，好像在抓东西。

以上列举的新生儿无条件反射能力是遗传而来的、与人类生存相联系的、固定的本能行为。新生儿的这种本能行为有着不同的类别：

（1）食物性无条件反射，如觅食反射和吸吮反射，这类反射对新生儿维持生命有重要意义。

（2）防御性无条件反射，如怀抱反射和眨眼反射，这类反射对新生儿保护自己有现实意义。

（3）还有一些无条件反射，对新生儿的生存没有实际意义，但在人类进化的历史上，可能是非常有意义的，比如抓握反射，对于人类祖先需要爬树来保护自己和维持生命的岁月，这种本能就非常重要。

在婴儿长到几个月后，这些无条件反射就会相继消失，并逐渐形成许多条件反射。

（二）心理的发生——条件反射的出现

条件反射的出现，使新生儿获得了维持生命、适应新生活需要的新机制。但是，无条件反射的种类或数量毕竟很有限，而且无条件反射只能对固定的刺激做出固定的反应，不足以应付外界变化多端的刺激。无条件反射有很大的局限性。

在无条件反射的基础上，宝宝与环境会建立新的更复杂的联系，进行简单的学习。出生 10 天左右，在母亲抱起婴儿准备喂奶时，只要一做出要喂奶的姿势，不等乳头放到宝宝口中，他的口就会做吸吮动作。这就说明婴儿在多次吃奶后得出经验，学会了把喂奶姿势与吸吮乳汁的动作直接联系起来。这就是条件反射。

无条件反射只是本能活动、生理活动，而条件反射既是生理活动，又是心理活动。条件反射的出现，是新生儿心理发生的标志，也就是婴儿学习活动的开端。

由此可见，孩子从新生儿期开始，就在各种生活活动中学习，发展各种心理能力。正因为这样，从孩子出生时起，就要对他进行适当的教育。教育从零岁开始。不要以为对婴儿只有生活照料问题。其实，孩子在生活中不断地在学习，在建立条件反射。学到的东西，对于他将来的发展将起什么作用，儿童是不知道的，这个责任应由父母来承担。例如，每天给新生儿洗脸、洗小屁股，轻柔地用温水洗，他会安静地、愉快地和大人配合。给他洗手时，由于抓握反射，宝宝的小手往往握成拳头。如果这时成人粗暴地强迫他洗手，几次以后，他就“学会”怕洗手，只要见到洗手的准备姿势，就大哭起来。不要到孩子长大了才责怪他不爱清洁，这是从小形成的。

在这种条件反射形成之前，新生儿的脑机能还处于比较低级的水平，许多先天条件反射是在中脑进行的。出生后几天的新生儿，其大脑虽然在结构上已初具成人的脑的规模，但脑的重量、容积，尤其是脑的机能还远远不够发达，不容易在大脑皮层上形成比较稳定的优势兴奋中心，因此不能够建立刺激与反应的暂时联系。

（三）认识世界的开始

宝宝出生后就开始认识世界。最初对世界的认知活动，突出表现在感知觉的发生和视觉、听觉的集中。感知觉是低级的心理过程，小孩出生后就有感知觉。他会看、会听、会尝、会闻等等。视觉和听觉的集中就是“注意”的发生。

婴儿的视觉、触觉和听觉等在新生儿时期就都能呈现出来。他们的心理发展需要外界环境通过这些感觉器官不断地给予刺激。研究证明，缺乏适当的刺激对于正在生长发育的新生儿是不利的。母婴护理人员在护理工作的同时，要做一些早期教育的工作。

1. 视觉

宝宝在妈妈肚子里的时候就已经对光有反应了。新生儿一出生就有视觉能力，34 周早产儿与足月儿有相同的视力。如果新生儿有病或经历不顺利的分娩过程，看东西的反应暂时引不出来是完全有可能的。除此以外，几乎所有的健康新生儿均有这种天生的看东西的能力。眼睛看东西的过程能刺激大脑的发育，人类学习的知识 85% 是通过视觉而得来的。

新生儿调节视焦距能力差，东西距新生儿太近或太远，他们均看不清楚，只看到模糊的影子。所以要引出新生儿看东西的能力必须将物体放在距婴儿眼 20 厘米左右的距离。他们看东西的最好距离约 20 厘米，相当于母亲抱婴儿喂奶时母亲脸和婴儿脸之间距离。这种状态一直持续到生后 3 ~ 4 个月，婴儿 4 个月才有调节视焦距的能力。

新生儿的视力趋向于近视，可以把视力集中于 8 至 15 厘米远的物体上，还能够用眼追随移动的物体。新生儿能短暂的原始注视，目光反射地跟随近距离中缓慢的物体，能在 15 厘米处调节视力，两眼协调。过去认为新生儿不会看的原因之一是不了解新生儿近视的特点。当新生儿在注视你时，你的头向一侧慢慢移动，但仍然面对着婴儿的脸，这时他会慢慢移动眼，随后转动头部追随你运动的方向，除水平方向外，他还能从垂直方向追随看你的脸。

如果你想观察新生儿看东西的能力，首先要学会敏锐地认识新生儿的觉醒状态。只有在安静觉醒状态，他们才会看东西。有的新生儿的机敏觉醒时间是很短暂的，必须善于抓紧时机。这种状态常在吃奶后 1 小时左右容易取得，最好不要在刚吃完奶以后，因为这时婴儿很困，睡得很熟，不易叫醒。也要避免第二次喂奶前，因为这时小儿被叫醒后很饿，想吃奶，容易哭闹。其次，室内光线不能过亮，因为强光使新生儿睁不开眼。

新生儿不但会看眼前的物体，而且会对看到的物体有选择性。他们爱看颜色鲜艳的东西，轮廓清楚的东西，还最爱看人脸。有些医生用红外照相技术发现，新生儿看图形时常先扫视图形的外部轮廓，然后看细节。同样，当看你的脸时，先看脸的轮廓，再看眼、嘴等。眼睛是特别能吸引新生儿注视的目标，父母和护理人员的目光和宝宝相对是表达爱的重要方式。新生儿不但会注视母亲的脸，而且想用手接触她的嘴，说明视觉和手活动之间已有不寻常的协调动作了。

假如与此同时和婴儿说话，就更能引起他的兴趣，因为声音刺激和嘴的活动会增强他的感受。此外应使新生儿有一个舒适的体位，护理人员最好采取坐位，将婴儿半卧抱在膝上，拿一个颜色鲜艳的玩具以引起他的注意，或使他看你的脸。如果你将物体轻轻摇动，更能引起新生儿的注意。

2. 听觉

新生儿刚出生时，由于耳鼓室内充满液体，妨碍声音的传导，听力比较弱，但对声音是有反应的。所以这时候检查宝宝的听力是不准确的。随着液体的逐渐吸收和中耳内空气的充满，听觉的灵敏性会逐渐增强；到7天后，宝宝就开始有明显的听觉。当宝宝耳边有声音响动时，他会皱一下眉表示对响声的反应；两周时可集中听力，会把头转向声音传出的方向，有时候还会用眼睛去找声源；满月后宝宝的听觉已经发育很好了，可以较长时间关注他喜欢的外界声音。宝宝从出生到满月通常要做三次听力筛查，如果在两周后对声音还没有感觉，最好带他到医院检查。

宝宝的听力开始得很早，甚至起始于胎儿期。宝宝在有了听觉之后，他就要不停地听，只要落在他的听觉范围内，他便收入耳内产生听觉，传入大脑，留下痕迹。新生儿爱听柔和的声音，优美的乐曲，最爱听人的声音，特别是妈妈亲切、温柔的声音。听觉不仅使宝宝辨认周围环境中的多种声音，而且凭此掌握人类的语言。婴儿的听觉感受性有巨大的个别差异，有的儿童感受性高些，有的则低些，但这种个别差异不是一成不变的，实际上，婴儿的听觉也是在生活条件和教育影响下不断发展的。

训练宝宝的听觉，要给宝宝一个有声的环境，如扫地声、说话声、闹钟声、流水声等正常活动产生的各种声音。尤其是自然环境的声音会给宝宝听觉的刺激，促进听觉的发育。除此之外，还可以在家里的阳台上挂一只风铃，让风吹动风铃发出悦耳的声音；让宝宝听某些动物的叫声；爸爸妈妈还可以用各种带声响的玩具刺激宝宝的听觉，如铃铛、喇叭声，拨浪鼓、八音盒等等。当宝宝清醒时，用玩具在宝宝耳边轻轻摇动发出声响，让宝宝转头寻找声源。

除了以上训练宝宝听觉的方法外，妈妈还可以和宝宝说话，以促进宝宝听觉的发展。妈妈的亲切话语会使宝宝感受到初步的感情交流；抱孩子时最好采用左手抱的姿势，让小儿尽量靠近妈妈或护理人员的心脏，以便清晰地听到妈妈的心跳声。

需要提请注意的是，如果太过嘈杂的噪声，如工地施工的声音、机器的噪声等，对小儿的听力会造成一定的损害，生活中要注意避开。选择的玩具不要音量过大，摆放时也要注意距离。强烈的声音刺激容易震坏小儿的鼓膜，过长时间的噪声也会引起小儿听力疲劳，反而使小儿对于语音差别的感受性降低。

3. 味觉

孩子刚出生时，最发达的感觉是味觉。出生一天的孩子，就能分辨出不同的味道。出生数天后，能精细地辨别食物的滋味，并对不同味道的食物有不同的反应。比如说，初生儿天生喜欢甜的味道。喂他甜水，他会用力去吸，而味道比较淡的，吸吮力量就会减弱；新生儿也能辨别奶的味道，在医院吃惯了牛奶，就不要母乳了。如果在医院吃的是某种品牌奶粉冲成的奶，回家后，只接受这种奶，拒绝别的奶。另外，有关研究显示，宝宝在出生最初几天就存在味觉的性别差异，女婴比男婴更喜欢甜味。

护理人员在喂新生儿吃东西时，如果孩子拒绝吃什么东西，必须立即引起警觉，检查食物的质量；要恰当掌握甜食，以免养成过多吃甜食的习惯。

4. 嗅觉

新生儿的嗅觉，比味觉稍有逊色。但从出生起，对不同气味也有反应。新生儿会把头转向发出气味的方向，去闻某种气味，新生儿在闻到刺激性强的气味会本能地排斥，比如打喷嚏、把头转开等。宝宝的婴儿床最好在出生前就准备好，散散油漆等味道，避免对宝宝造成嗅觉上的刺激；在宝宝周围摆放植物也要慎重，有些气味可能造成宝宝敏感。

新生儿从 6 天左右开始，就能够敏锐地嗅出妈妈的奶的气味，可以通过气味准确地找到妈妈的乳房。夜里醒来，还闭着眼睛，就把头转过去，用嗅觉找妈妈的奶。

5. 触觉

婴儿从生命的一开始就已有触觉，触觉是婴儿安慰自己、认识世界和外界交流的主要方式。新生儿的触觉有些已发育得很好，如嘴、舌头、手、足等部位。其中，嘴唇和手是触觉最灵敏的部位。护理人员可以轻柔地抚摸新生儿的小手和小脚丫，对发展孩子的触觉有非常好的作用。当宝宝哭时，护理人员抱起他，并且轻轻拍拍他们，这一过程充分体现了新生儿的触觉需要得到满足。

新生儿离开母体后，会有些不安，特别需要妈妈的抚爱。妈妈可在喂奶、给婴儿洗澡、换尿布时，抚摸一下婴儿的皮肤，尤其是面颊、手心等。通过这种抚摸，既增加了母子感情，又加强了触觉的训练，并可明显促进孩子对客观事物的反应能力。

新生儿对不同的温度、湿度、物体的质地和疼痛都有触觉感受能力，就是说他们有冷热和疼痛的感觉，喜欢接触质地柔软的物体。习惯被包裹在子宫内的婴儿，出生后自然喜欢紧贴着身体的温暖环境。当你抱起新生儿时，他们喜欢紧贴着你的身体，依偎着你。

6. 运动觉

孩子一出生就已具备了相当的运动能力。宝宝的肢体运动也是这一阶段的重要成长指标。妈妈要知道这时候宝宝的胳膊和双腿还没有完全伸展开，蜷缩着身体，当他感觉到很大的声音或突然的动作时会自动拱起背来，伸开手臂和腿，但这些运动多属无意识和不协调的。如果你挠宝宝的脚心时，他的大脚趾会向后弯曲，其他几个脚趾则呈扇形张开。

7. 语言觉

出生 0 ~ 1 周的婴儿处于最初发声的阶段，这时婴儿会发出两种声音，一种是哭声、一种是细语声，如 α 之类的声音。刚出生宝宝就对声音有反应，婴儿哭声越丰富越有语言天赋。父母要对他多抚摸，多拥抱，多对话，营造一个有人声的环境，培养孩子的语言能力。

8. 注意

视觉和听觉的集中，是注意发生的标志。明显的注意发生，是在新生儿 2 ~ 3 周的时间。这时孩子可以对出现在眼前的人脸或手注视片刻。会用双眼跟随慢慢移动的物体，但如果物体移动出他的视野，就不再去看；同样再大一点的时候，听到明显的声响，会安静下来，直到声音停止。到生后第 4 周，成人对孩子说话，也会引起同样的反应。

注意的出现，表明孩子不是被动地接受外界刺激，而是对外界的刺激，会做出选择性的反应。人生最初的这种选择性反应，正是人的心理对客观世界有能动性反应的原始表现。

（四）人际交往的开端

儿童从出生时开始，就表现出和别人交往的需要，这是人类特有的需要。新生儿和别人的交往，是通过情绪和表情来实现的。他会用眼睛对话，或称眼神交流。在吃奶时，他的眼睛会时不时地看着妈妈的脸，甚至有时会暂时地放下乳头，小手、小脸也不动了。新生儿的这种凝视虽然非常短暂，但十分宝贵，这是情感交流的开始。新生儿对于符合这种需要的刺激会做出积极的情绪反应，这会促进他们生理和心理上的成长。

此时的新生儿需要安全感，环境的变化，甚至养护人员的变化都会让他难以适应，并感到强烈的失落。例如有一位母亲，在孩子出生后 8 天时，患了感冒，于是她戴上了口罩。当她同往常一样抱孩子，要给他喂奶的时候，孩子频繁地看她的脸，吃奶少了，入睡困难了，睡觉也不那么安稳，睡眠时间也短了。看来，新生儿发现了母亲的异样，因而心神不定，受到了不小的影响。

新生儿的笑，更多属于生理性的笑。在生后一周左右，吃饱睡足，或听见柔和悦耳的声音时，脸上会有类似微笑的表情，但那是自发性的笑。而在出生第 3 至 5 周，在清醒的时间内，会有诱发性的笑。例如，轻轻地抚摸新生儿的脸颊，他会微笑。人们一般认为，越早会笑的孩子越聪明。新生儿一般在第 10 ~ 20 天时学会笑。如果到 1 ~ 2 月时还不会笑，需要请医生检查。孩子的笑是需要学习的，从出生第一天起，养护人员就要经常向孩子笑，并逗引孩子笑。

新生儿最初的愉快情绪反应，并不是像成人或大一些的孩子那样，对人微笑，而是拍动手腿的动作反应。新生儿更多的情绪表现是哭，其中大量是生理性的哭，反映他身体的各种不舒适，饿了，渴了，由于刺激太多而疲劳等等。新生儿也会养成一种条件反射，要成人陪伴，要成人抱。这也是他要求与人交往的情绪表现。

因此，成年人，尤其是哺育婴儿的父母亲和看护者对婴儿的精心照料和温柔、热情的爱抚都会引起新生儿良好的情绪和反应；安全而又丰富的环境刺激会给新生儿提供一个良好的智力和情绪发展的环境，形成符合社会要求的各种行为，为宝宝一生的幸福成长建立一个良好的开端。

第二节　新生儿的卫生护理

一、脐带的护理

新生儿脐带的直径1厘米左右，剪断后对新生儿来说是一个很大的伤口，如护理不当，将成为病菌侵入机体的重要途径，会引起新生儿破伤风、新生儿败血症等疾病，因此必须做好新生儿脐部的护理。

（一）日常护理

在医院婴儿室时，护理人员会每日定时用酒精来消毒干燥脐部，出院时医院会送给父母脐带护理包，里面有消炎液、消毒过的棉花棒。回家后，护理人员要在给婴儿洗澡后做脐带护理。方法为：用一只手的拇指及食指将脐带周围皮肤撑开，再用另一只手拿着干净的小棉棒蘸上消炎液，由根部往脐带面方向顺时针擦拭。

脐带脱落的时间，会依宝宝情况而有所不同，一般在出生后1~2周会脱落。脱落后有一点点出血为正常状况，可以继续使用消炎液擦拭消毒，直到干燥为止。

脐带护理主要有三大原则：

（1）保持干燥：婴儿脐部的护理重点在于维持干燥。如果洗澡时不慎将脐带根部弄湿，应先以干净的小棉棒擦拭，擦拭干净后再执行脐带护理程序。

（2）避免摩擦：尿布要柔软舒适，大小要适当。尤其是穿纸尿裤的儿童，勿使尿裤的腰际刚好在脐带根部，这样在宝宝活动时易摩擦到脐带根部，导致破皮发红，甚至出血。

（3）避免闷热：禁用面霜、乳液及油类涂抹脐带根部，以免脐带不易干燥甚至导致感染。

（二）异常护理

为了保护脐部，医护人员往往将脐部敷上纱布。纱布应该在生后 12～24 小时去除，如包扎的时间过长，纱布容易被新生儿的大小便污染，给细菌在脐部生长繁殖创造条件。脐部的纱布去除后应注意观察，如果出现以下几种异常情况，要及时处理。

1. 是否出血

脐带出血一般是由于脐带结扎不紧、或结扎用的丝线太粗引起。出现这种情况，可用酒精仔细消毒脐带及周围皮肤，再用酒精浸泡过的细丝线结扎，结扎后用棉签蘸上碘酒消毒脐带断端；另外，有时脐带脱落时也会出血，这是因脐带根部细小血管被损伤所致，一般出血量不多。此时可用棉签蘸上少许龙胆紫涂到脐窝里。注意龙胆紫不要涂得太多，以免形成硬痂。

2. 是否干燥

脐带脱落前或刚脱落但脐窝还未干燥时，应保证脐带和脐窝的干燥。即将脱落的脐带是一种坏死组织，为细菌培养提供了温床。因此脐带一旦被水浸湿和尿液污染，应马上用干棉球擦干，然后用消炎液棉签消毒。

脐带刚刚脱落的 1～2 天之内，脐窝看起来有点湿润，而周围的皮肤正常，并且上边的分泌物看起来有点像黄黄的凝状果冻，没有脓液没有臭味，这时候都是正常现象。如果 2 天以后脐部还没有变干燥，而且皮肤红肿，这就是脐炎的征兆了，要赶紧上医院看医生。

3. 是否清洁

新生儿脐窝里经常有分泌物，分泌物干燥后能使脐窝和脐带的根部发生粘连，这时脐带表面看起来很干净，其实脐窝里可能积有脓液。有的护理人员不敢触动脐带根部，仅在脐带表面擦拭，其实起不到消毒的作用。

正确的消毒方法是：在每天洗澡之后用棉签蘸上消炎液，一只手提起脐带的结扎线，另一只手用消炎液棉签仔细分离脐窝和脐带根部的粘连部分，周边都分离开后，换新的消炎液棉签从脐窝中心向外转圈擦拭，擦拭干净后再把提过的结扎线涂上消炎液。

有些新生儿出生一周后脐带还未脱落，部分原因就是脐带和脐窝粘连所致。用上述方法处理脐带，则能加速脐带的脱落。如果发现脐窝有脓性分泌物、红肿或有臭味，说明存在脐部感染，应找医生及时处理。

4. 是否突出

有的新生儿可见到脐部突出，用手轻轻按压则变平，有时能听到气过水声（气体通过肠管内液体时所产生的声音）。当新生儿咳嗽、哭闹时更明显，这种现象在医学上称为脐疝。脐疝的发生与新生儿脐部的肌肉和鞘膜发育不良有关，当腹内压增高时，腹腔内容物，主要是小肠连同腹膜一起突到皮下组织中，形成了脐部突出物。婴儿的哭闹能使脐环不断扩大，影响脐疝的愈合。

如果脐疝不大，随着婴儿肌肉的发育，多数在1岁内自行痊愈，不需特殊处理。如果脐环直径在2厘米以上，可用一条宽5~6厘米，长10~15厘米的胶布，将脐疝复位后拉紧皮肤后粘贴到脐疝的两侧，以减少疝内容物的突出及对脐环的扩张，有利于脐疝的修复。若3个月后仍无效，应及时请医生诊治。

二、五官的护理

（一）眼睛护理

新生儿在清醒时，只要光线不是过强，他都会睁开眼睛，不可强迫其睁眼，更不能用手扒开孩子的眼睛。最简单的方法是，把孩子举过自己头部，这会使孩子睁开眼睛。

由于新生儿眼睛的泪腺还未发育成熟，稍有刺激就容易分泌眼屎。护理人员应该在宝宝每天清晨起床和洗澡后，为小宝宝做一次眼睛清洁护理。

自然产的宝宝，在黑眼珠旁边会有弧形条状出血，此种情形是因生产时经过产道受到挤压，是正常现象，一段时间后会自然消退。还有两种症状是由鼻泪管阻塞引起的。一种为小宝宝鼻泪管囊肿，症状是眼角内侧鼓起，呈青紫色；还有一种小宝宝常见的情形是眼屎多或泪水多，甚至有时眼屎会多到眼睛睁不开，这两种情况约在宝宝出生8~9个月痊愈。若有眼睛发炎、眼皮红肿的情形就要就医诊治。

（1）护理重点：眼部冲洗（当不慎将浴液或肥皂水流入婴儿眼内时）。

（2）护理工具：消毒棉棒一包，装上洁净温水的细颈小壶一个，盛污物小盘一个，接水脸盆一个，0.25%氯霉素眼药水一支。

（3）操作步骤：需两人协同，一人将婴儿抱好，头偏向需要冲洗的一侧（如果冲洗左眼则将婴儿头偏向左侧），将婴儿上下眼睑分开头。另一人将准备好的小壶略倾斜，在婴儿头部约1~2厘米时，将水缓缓冲向婴儿眼睛。冲洗完毕后用消毒棉棒吸净眼周水渍。冲洗完毕后滴0.25%氯霉素眼药水1~2滴。

（4）温馨提示：清洁前后护理人员都要清洗双手；使用的物品一定要清洁卫生，经过消毒方可使用；冲洗时勿将水流入耳道，水温不可过高，冲洗时水压不可过大，以免损伤婴儿眼部组织；不要用超市买的那种脱脂棉棒，因为这种棉棒未经消毒，用做化妆棉是没问题的，但用做宝宝的护理工具就不行了，应该去药店买医用的消毒棉棒。

（二）鼻子护理

新生婴儿鼻黏膜柔软而富有血管，遇到轻微刺激就容易充血、水肿，使原来较狭窄的鼻腔更加狭窄而致呼吸不畅，烦躁不安。另外，鼻腔分泌物也是造成新生儿鼻塞的重要原因。如果宝宝在吃奶的时候感觉很吃力，或者是喷嚏很不容易打出来，就表明宝宝的鼻子里堵了很多的鼻屎，细心的护理人员要及时帮新生儿清理出来。最好每天都查看一下宝宝的鼻子，看看是否有鼻屎存在，并及时清理。

（1）护理重点：除去鼻屎。

（2）护理工具：消毒棉棒一包，清水一碗。

（3）操作步骤：先软化鼻痂，用棉棒蘸清水往鼻腔内各滴 1～2 滴，或用母乳、牛奶滴入亦可，经 1～2 分钟待鼻痂软化后再用干棉棒将其拔出，或用软物刺激鼻黏膜引起喷嚏，鼻腔的分泌物即可随之排除。

（4）温馨提示：清洁前后护理人员都要清洗双手；使用的物品一定要清洁卫生，经过消毒方可使用；切勿用镊子强力夹出；护理时手要支撑住宝宝的头颈部，调整顺手的姿势后再清洁；喂奶后不要做清洁，因为清洁时宝宝容易哭，造成不舒服容易呕吐；切勿用手指挖小宝宝鼻孔，以防感染。

（三）耳朵护理

护理人员最好不要给婴幼儿挖耳垢，少量耳垢可保护耳膜，如果发现幼儿耳垢过多，应去医院取出为妥。气候变化的时节必须预防感冒，慎用耳毒性抗生素，如庆大霉素、链霉素等，以免引起药物中毒性耳聋。

最重要的是无论是给新生儿洗头、洗澡或滴眼药时，一定注意不要让水流入耳道深处，以免引起炎症。这是因为足月新生儿耳壳已完全成型，但外耳道相对较狭窄，一旦水流入耳道深处，极易引起发炎，严重者可致外耳道疖肿。另外，由于新生儿的骨骼未发育完全，外耳道几乎是一条缝隙，发生炎症后，对神经的压迫和刺激也很重，所以疼痛较剧烈，新生儿就表现为哭闹不安，夜间也难安睡，抱哄均无效。如果新生儿常常哭闹不安，外耳道的炎症也是原因之一。一旦发生外耳道炎症时，应及时去医院就医，按时服药、滴药，局部热敷，只要治疗得当，此症愈后良好。

（1）护理重点：外耳道发炎。

（2）护理工具：消毒棉棒 1 包、盛污物小盘一个，3% 双氧水或生理盐水一瓶。

（3）操作步骤：将新生儿侧卧，患耳朝上，用无菌棉棒轻擦外耳道分泌物，必要时可用棉棒蘸些生理盐水或 3% 双氧水擦洗外耳道。比较严重的情况可用生理盐水或 3% 双氧水以滴瓶或滴管将药液滴入耳道后壁 3～5 滴清洗，但这种方法使用要慎重，应咨询产科医生，在产科医生指导下进行。

(4) 温馨提示：清洁前后护理人员都要清洗双手。使用的物品一定要清洁卫生，经过消毒方可使用。

(四) 口腔护理

正常新生儿无须做口腔护理，只需喂奶后擦净其口唇、嘴角、颌下的奶渍，保持皮肤黏膜干净清爽即可。但是如果患了口炎或其他口腔疾病，则需做口腔护理。

(1) 护理重点：口腔疾病。

(2) 护理工具：小碗一个，内放生理盐水浸泡的大棉球6个；食用植物油几滴；小镊子1把；小毛巾两块。

(3) 操作步骤：将新生儿侧卧，用毛巾围在颏下及枕上，防止沾湿衣服及枕头。用镊子夹住盐水棉球1个，先擦两颊内部及齿龈外面，再擦齿龈内面及舌部。擦洗之后用毛巾擦净面部及嘴角，口唇干燥者涂以植物油，口腔内根据需要涂药。

(4) 温馨提示：清洁前后护理人员都要清洗双手；使用的物品一定要清洁卫生，经过消毒方可使用；棉球蘸取的溶液不可过多，防止婴儿将溶液吸入呼吸道；操作时动作要轻，棉球要夹紧，防止棉球掉到口腔后部，堵住咽喉部造成窒息；每擦一个部位，至少更换一个棉球；注意勿触及咽部，以免引起恶心。

三、皮肤的护理

(一) 日常的皮肤护理

皮肤是婴儿最大的器官；它是一组堆叠在一起的细胞，组成了一道虽然薄但是坚韧的屏障。在人的一生中，皮肤一直处于不断更新的状态，这个过程甚至是在还没有出生的时候就已经开始了。初生婴儿的皮肤需要三年的时间才能基本发育成熟，所以，它的功能和结构都与成人的皮肤有很大的差别。细心呵护，让孩子拥有光洁、红润、富有弹性的皮肤，这不仅可使孩子更加漂亮可爱，而且也是健康成长的需要。由于小儿的皮肤十分娇嫩，正确选择和使用一些护肤品，对孩子皮肤保健有一定的好处，但绝不是主要的。小儿皮肤护理的重点，应该从孩子的日常生活着手。

1. 小儿的衣着

穿衣多少应随气候变化及时增减，保持冬暖夏凉，不可穿得过多、捂得太紧，以免出汗过多，使汗腺管口被汗液和尘土等污物堵塞，这样会使细菌在此繁殖，导致感染性皮肤病。内衣裤及尿布应选用质地柔软、宽松、透气性好的棉织品，不宜穿羊毛、化纤织品，因为后者容易使附近皮肤发生过敏，引发皮炎、湿疹。

2. 小儿的皮肤保洁

经常替孩子洗澡，以清除皮肤上的灰尘、微生物及脱落的表皮细胞，对皮肤的新陈代谢、吸收分泌、调节体温等多种重要生理病菌感染都有利。洗澡宜用温水，不可用力搓，以防娇嫩皮肤受损伤。洗澡可选用中性香皂或浴液，并用清水将皂液冲净，用柔软浴巾把水渍吸干。但洗澡也不必每次都用浴液，更不宜用碱性强的洗衣皂，保留一些皮脂有利于皮肤滋润和减少水分蒸发。冬天洗澡后可搽些植物油。勤换清洁衣被，勤剪指甲，以防小儿自己抓伤皮肤。

3. 面部护理

（1）准备用物

婴儿专用脸盆一个（内置半盆温水，水温38～43摄氏度）。护理篮内放柔软棉质小毛巾两条、婴儿洗发香波一瓶、消毒棉棒一包、茶壶一把（内置温水）、盛污物的小盘一个、小剪子一把、干净上衣若干。

（2）操作方法

用左臂抱起新生儿，并用左肘部和腰部夹住孩子的臀部和双下肢，左手托住头颈部，用拇指和中指压住婴儿双耳，使耳郭盖住外耳道，防止洗脸水进入耳道引起炎症。右手将一块小毛巾沾湿后略挤一下，先洗双眼。注意小毛巾擦过一只眼后要换一面擦另一只眼，然后将毛巾在水中清洗一下，再擦前额、面颊部及嘴角，拧干毛巾擦干面部。

接着洗头。先将婴儿洗发香波倒少许于手中，轻轻在头上揉洗，注意勿流进眼睛里及耳道内，最后请另一人帮助用小茶壶的温水冲净头发并擦干。接着擦洗颈部、腋下、前臂及手。新生儿双手大多紧紧握拳，如不洗净擦干，掌心皮肤易糜烂。

洗毕换上干净衣服后，将婴儿抱起，用消毒棉棒擦净婴儿鼻腔分泌物及外耳道的水渍。注意动作一定要轻柔，棉棒不可探入鼻腔和耳道深处，只在外围处理一下即可。

由于新生儿皮肤特别娇嫩，其体内免疫机制的建立尚不完善，皮肤稍有破损即可感染，如处理不当，严重者可致败血症，因此用毛巾擦体时，一定要轻柔，最好用干毛巾吸干水分。

4. 户外活动多晒太阳

孩子需要经常进行户外活动，冬天尤需多晒太阳。户外活动可以增强孩子适应外界环境变化的能力；阳光可促使皮肤合成维生素 D_3，起到抗佝偻病和骨软化的作用。但是由于孩子皮肤娇嫩，过量的日晒，尤其是夏季在烈日下暴晒，容易造成皮肤灼伤。因此，安排户外活动的时间和场合，应根据不同季节和气候条件作适当调整。

孩子一旦患了皮肤病，应及时去医院诊治，不可随意找些药乱涂。小儿的皮肤娇嫩，外用药品在配方和浓度上与成人用的是有区别的。更要提醒年轻妈妈们，不要将自己所用的化妆品如唇膏、染甲油、香水等随意用在孩子身上，因为化妆品中的化学物质很容易被小儿薄嫩的皮肤、黏膜吸收，引起过敏反应。

（二）小儿护肤品的选择和使用

护理人员在选择和使用小儿护肤品时，应根据小儿皮肤特点来选用。

1. 选择合适的洗护用品

（1）选择婴儿专用洗护用品；

（2）尽量不要用成人洗护用品来替代；

（3）使用时千万注意每次使用的剂量。

2. 选择和宝宝皮肤经常接触的日用品

（1）选用纯棉、柔软、易吸水的贴身衣物和尿布；

（2）衣物和尿布用弱碱性肥皂清洗；

（3）选用细腻优质的婴儿爽身粉涂，并涂抹褶皱处。

3. 给宝宝涂抹润肤露

（1）选择和使用不含香料、酒精的婴儿专用润肤品；

（2）和宝宝经常接触的成人，最好与宝宝使用同样的婴儿润肤品；

（3）不要随意更换品牌。

4. 婴儿护肤品的常识

（1）成人的护肤品通常会添加一些功能性成分。譬如美白、防晒、抗衰老等，这些成分对婴儿娇嫩的皮肤会产生较大的刺激。婴儿的皮肤完全不需要美白、抗衰老，只要做到滋润、保湿就可以了。

（2）选择婴儿护肤品，要注意地区差别。在南方一些地区，气候本身就很湿润，甚至可以不用护肤品；而在北方，气候干燥、风沙大，则要注意婴儿皮肤的保湿护理。

（3）婴幼儿护肤品有润肤露、润肤霜和润肤油三种类型：

润肤露：含有天然滋润成分，能有效滋润宝宝皮肤。

润肤霜：含有保湿因子，是秋冬季节宝宝最常使用的护肤品。

润肤油：含有天然矿物油，能够预防干裂，滋润皮肤的效果更强。

5. 选购婴儿护肤品的原则

（1）不含香料、酒精、无刺激，能保护皮肤水分平衡；

（2）不宜经常更换宝宝的护肤品，以免皮肤过敏，产生不适症状。

（三）常见的婴儿皮肤问题

1. 干燥、脱屑

新生儿皮肤干燥、脱屑，最常见的是在手掌与脚底，属正常现象，不是皮肤病，也不能说这类宝宝的皮肤属于“干燥”类型。大多数会在出生后的几天内迅速消失。

护理对策：可以用少量的婴儿油，轻柔地抹擦在干燥的皮肤表面，保持湿润，使症状得以缓解。

2. 粟粒疹

在宝宝的鼻梁上的一些白色的小斑点，称为“婴儿粟粒疹”。

护理对策：没有大碍，千万不要去挤压它。它们是宝宝的汗腺和皮脂腺短暂阻塞所引起的。数周内会自行消失，不用治疗。

3. 摇篮帽

在出生以后的几周内，有些宝宝头部会出现棕色的、有痂皮的斑，俗称为“摇篮帽”，有时还会播散到宝宝的面部、躯体或者尿布区，产生红色鳞屑状皮疹。看上去很粗糙，也很难看，但它不会给宝宝带来痛苦。

护理对策：可用婴儿润肤油沾湿斑块，保持数小时，使之软化后，轻轻地梳理宝宝的头发，去掉这些鳞屑，最后用婴儿洗发精或婴儿香皂给宝宝洗头。

4. 奶癣

出现在脸颊和眉毛上方的红色丘疹，宝宝经常会为此哭吵，这是“婴儿湿疹”、俗称“奶癣”，一般与宝宝体质过敏有关。

护理对策：用温水给宝宝洗脸，避免香皂或其他有刺激性的物品，洗脸后，涂抹奶癣药膏或止敏药物。剪短宝宝的手指甲，不要穿得太厚太暖，尽量减少刺激。

5. 尿布疹

尿布疹是由于大小便刺激了宝宝的皮肤所引起的一种皮肤疾病，也可能是由于尿布洗涤时，没有把肥皂水冲洗干净引起的。

护理对策：要及时更换被宝宝弄脏或弄湿了的尿布；每次换尿布时，要用温水洗净宝宝的臀部，不要用香皂或过热的水（应为 >40 摄氏度）；涂抹婴儿护臀膏，最好在医生的指导下用药治疗和加强护理。

6. 痱子

宝宝的皮肤在夏天很容易产生痱子。

护理对策：保持房间的通风和凉爽，不要穿得太多，用温热的水洗澡，保持皮肤的干爽。如果痱子症状持久、不能缓解，应去医院诊治。

四、女婴阴部护理

（一）生理特性

新生儿女婴开始仍受来自母体的性激素的影响，小阴唇略呈肿胀、突出，阴道内分泌物较多，呈乳白色或半透明糊状。数天后女婴体内性激素量减少，有时可发生阴道内少量出血。此时不必担心，阴道本身有一种自净作用，这是因为阴道上皮细胞内含有丰富糖原，这种糖原由寄生在阴道内的阴道杆菌的分解而生成乳酸。常在数天后消失，不会再重复发生，注意会阴部护理即可，无须用药或特殊处理。但如果量多或超过 7 天还不干净应咨询产科医生。

（二）护理方法

1. 干净、清爽、透气

无论是使用尿布还是纸尿裤，都应当选择透气性好的，安全卫生的。

2. 及时更换尿布

便后一定要及时更换尿布。尿道的开口处直接与内部器官相通，尿液的残留成分会刺激宝宝皮肤，容易患尿布疹；干扰严重了，会过敏发炎。如遇红臀现象，可擦柔和的婴儿护臀霜。

3. 注意清洗程序

（1）护理人员在清洗新生儿阴部时，要注意顺序，需从上到下、从前到后地清洁。只要用软毛巾轻轻清洗外部阴道口就好了，千万不要洗里面，弄不好还要让阴部娇嫩的皮肤受伤，那是每个年轻妈妈都不希望的。

（2）洗过以后要及时擦干水，让阴部时刻保持干净清爽。切忌在阴部扑爽身粉，因为爽身粉可能和着未擦干的水汽以及汗液，积累在皮肤的皱褶处，结成小颗粒，摩擦皮肤后可能使婴儿娇嫩的皮肤溃烂。

（3）护理人员在给婴儿清洁前，应注意自己手部的卫生，避免污染新生儿外阴。

五、早产儿、低出生体重儿的保健与护理

（一）早产儿的特点

早产儿是指胎龄未满 37 周出生的新生儿。大多数早产儿的出生体重小于 2500 克。早产儿的死亡率较高，因为早产儿各器官系统发育不成熟，容易发生多种并发症，因此，大多数早产儿需要在医院治疗护理一段时间。

1. 体征特点

早产儿体重一般在2500克以下，身长不足47厘米，皮肤红嫩、水肿发亮，胎毛、胎脂多，皮下脂肪少，指（趾）甲软，不超过指（趾）端，肌张力低下。头相对较大，有细软的头发，耳郭软，缺乏软骨，耳舟不清楚，乳晕隐约可见，乳腺结节一般易触到。肋间肌无力，呼吸时胸壁不凹陷，腹壁薄弱，易发生脐疝。足底光滑，纹理少，仅在足前部见到1～2条足纹。男性睾丸未降或未全降，女性大阴唇不能遮盖小阴唇。

2. 体温特点

早产儿体温调节中枢发育不成熟，体温调节功能差。因此体温升降不稳定，可过高过低。由于基础代谢低，肌肉活动少，而使分解代谢降低。由于糖原贮备差，皮下脂肪少，体表面积相对较大，故产热不足而散热机会增加。此外，早产儿缺乏寒冷发抖反应，汗腺发育差，使早产儿易随环境温度的变化而变化，不能稳定的维持正常体温，常因寒冷而导致寒冷损伤综合征。

3. 呼吸系统

（1）由于呼吸中枢发育未成熟，红细胞内碳酸酐酶缺乏，碳酸分解成二氧化碳不足，对呼吸中枢的刺激减少。因此早产儿容易出现呼吸不规则、呼吸暂停，常见青紫发作。

（2）呼吸肌薄弱，胸廓活动度差，吸气无力，故呼吸表浅，呼吸快，常有肺膨胀不良。

（3）肺泡数量少，肺微血管与肺泡间隙距离大，使气体交换差，易缺氧。

（4）咳嗽反射弱，气管及支气管内黏液不易咳出，容易引起呼吸道梗阻，产生肺炎、肺不张。

（5）肺泡表面活性物质少，易患肺透明膜病。

4. 神经系统

胎龄愈小，各种反射愈差。如吸吮、吞咽、觅食、对光眨眼反射等均不敏感。觉醒程度低，嗜睡，拥抱反射不完全，肌张力低下。早产儿脑室管膜下存在着发达的胚层生发组织，因而易导致脑室管膜下及脑室内出血，有时伴有脑实质或蛛网膜下腔出血。

5. 肝脏功能及造血系统

肝脏发育不成熟。葡萄糖醛酸转移酶不足，因此对胆红素代谢不完全，生理性黄疸持续时间长且较重，常引起高胆红素血症。有时甚至发生胆红素中毒性脑病。因肝功能不全，开奶迟等因素致体内维生素K缺乏而使凝血因子Ⅰ、Ⅶ、Ⅸ、Ⅹ合成障碍，易致出血。因肝糖原转变为血糖的功能低，血糖常较成熟儿低。此外，肝合成蛋白质的功能不足，易致水肿，增加感染和核黄疸的危险性。初生几天后，外周血红细胞及血红蛋白迅速下降，有核红细胞可在外周血中持续较长时间，血小板数略低于足月儿，血管脆弱，易出血，部分早产儿因维生素 E 缺乏引起溶血。

6. 肾脏功能

早产儿的肾小球滤过率及钠、氯、尿素廓清率和尿的浓缩、稀释功能较足月儿差，因此常有眼睑、手背、四肢等水肿及脱水现象，加上喂养困难，容易呕吐，常引起酸碱平衡失调。

7. 酸碱调节功能

在刚出生时，血 pH 值低，有些早产儿生后数天内由于进食量少，酸中毒未得到纠正，或用牛乳喂养的早产儿由于摄入的蛋白质和电解质高，超过肾脏排泄功能，使酸中毒不易纠正，至出生 3 天后出现精神委靡、拒食、面色灰白、体重不增等，称为早产儿晚期酸中毒。早产儿肝糖原贮备少，喂养困难时易发生低血糖。由于甲状旁腺功能低下易引起低钙血症。水的需要量较足月儿高，1500 克以下的早产儿需水量约每日 120～180 毫升/千克，1500～2500 克约 100～150 毫升/千克，钠、钾需要量约为每日 1～3 毫摩尔/千克。

（二）早产儿的护理

当早产儿能自己吮奶并保证每日吸入量；在室内温度 21～24 摄氏度下能保持正常体温；体重每日增加 10～30 克，并达到 2300 克以上；无并发症；无须吸氧，无贫血及其他营养缺乏等疾病症状时即可出院。但孩子出院后，身体仍然很弱，护理人员要非常小心地加以护理。

1. 防止感染

除专门照看孩子的人外，最好不要让其他人走进早产儿的房间，更不要把孩子抱给外来的亲戚邻居看。专门照看孩子的人，在给孩子喂奶或做其他事情时，要换上干净清洁的衣服（或专用的消毒罩衣），洗净双手。产妇如果患上感冒时应戴口罩哺乳，哺乳前应用肥皂及热水洗手，避免交叉感染。

2. 注意保暖

对早产儿要注意保温问题，但保温并不等于把孩子捂得严严的，在家庭护理中，室内温度要保持在 24～28 摄氏度，室内相对湿度 55%～65%，如果室内温度达不到，可以考虑用暖水袋给孩子保温，但千万注意安全。婴儿体温应保持在 36～37 摄氏度，上、下午各测体温 1 次如最高体温或最低体温相差 1 摄氏度时，应采取相应的措施以保证体温的稳定。当婴儿体重低于 2.5 千克时，不要洗澡，可用食用油每 2～3 天擦擦婴儿脖子、腋下、大腿根部等皱褶处。

3. 精心喂养

早产儿更需要母乳喂养。因为早产母亲的奶中所含各种营养物质和氨基酸较足月儿母乳多，能充分满足早产儿的营养需求，而且早产母亲的奶更利于早产儿的消化吸收，还能提高早产儿的免疫能力，对抗感染有很大作用。所以护理人员要给产妇信心，让她相信自己的乳汁最适合喂养孩子，要想办法让孩子吃到母乳，或者想办法让孩子出院后吃到母乳。护理人员要尽可能地让产妇与早产儿接触，如孩子住院的医院有母婴同室病房，条件允许下，护理人员一定要要求产妇陪伴孩子住入母婴同室病房。对不能吸吮或吸吮力弱的孩子，护理人员需提醒产妇要按时挤奶（至少每三小时挤一次），然后将挤出来的奶喂婴儿。

4. 婴儿抚触

抚触给孩子带来的触觉上的刺激会在孩子大脑形成一种反射，这时孩子的眼睛、手脚跟着活动起来，当这种脑细胞之间的联系和活动较多时，就促进了孩子智力的发育。还有一个好处是孩子可以减少哭闹，可以更好地睡眠。而腹部的按摩，可以使孩子的消化吸收功能增强。

5. 注意事项

有下列情况时，应及时与医生联系。

（1）体温下降到 35 摄氏度以下，或上升到 38 摄氏度以上，采取相应的升温或降温措施后，仍没有效果者。

（2）咳嗽、吐白沫、呼吸急促时。

（3）吃奶骤减，脸色蜡黄，哭声很弱时。

（4）突然发生腹胀时。

（5）发生痉挛、抽搐时。

在护理早产儿时，护理人员千万不要急躁，要精心，多观察孩子变化，但不要过分紧张，要科学调理，要有信心，孩子一定会健康成长的。实践证明，2 岁前是弥补先天不足的宝贵时间，只要科学地喂养，在两周岁以前早产儿的体质赶上正常儿是完全可能的。这样的早产儿，体力、智力都不会比正常人差。

第三节　新生儿日常生活护理

一、居室

胎儿在舒适的母体内生活了 9 个多月，出生后的新生儿就像刚出土的苗，非常娇嫩，必须细心保护好。那么新生儿应该在什么样的环境下生活最好呢？

首先，应为新生儿准备一间向阳的、空气新鲜、清洁舒适、细菌极少的居室。新生儿对一般细菌无抵抗能力，所以要特别注意环境卫生。

冬季新生儿的住房不能过冷，一般室温在 18 ~ 22 摄氏度为宜。如果用煤炉取暖，一定要安装风斗，以防煤气中毒。冬季，应保证新生儿居室内空气的新鲜与湿度适宜，要注意定时通风换气，并可在地面上洒水，或在室内挂些湿毛巾以维持室内的一定湿度。

夏季时屋内要凉爽通风，但要避免吹过堂风，还要注意防止中暑，保持室内的清洁卫生。每天用干净湿布擦拭桌椅等家具，扫地前要洒水，避免扬起灰尘。新生儿的小床应摆放在不受阳光直射的位置，以免直射的阳光刺激新生儿的眼睛。

在新生儿期最常见的就是传染性的疾病，如脐炎、口腔炎、脓疱病、败血症及肺炎等，严重者可危害生命。因此，新生儿室内应尽量少住人，更不要在屋里陪客吸烟，以减少空气污染。不要让电视机荧光屏正对着新生儿，室内光量不要太大。新生儿居室应灭鼠，不让猫狗进来。为了给新生儿创造一个祥和的生活环境，居室周围应保持安静，避免嘈杂喧闹。在新生儿的视线内可以布置些色彩鲜艳的图画，悬挂一些玩具，播放优美、柔和的轻松音乐。

二、睡眠

新生儿出生后头几天大部分时间都处在睡眠状态，这是由于新生儿的大脑皮层还不能适应外界刺激物的强度，一般的普通刺激对新生儿来说就是超强刺激了，就会引起保护性抑制——睡眠。

新生儿的大脑皮质兴奋低，外界来的刺激对新生儿来说都是过强的，因此持续和重复的刺激使之易于疲劳，致使皮层兴奋性更加低下而进入睡眠状态。在新生儿期，除了吃奶以外，几乎所有时间都在睡眠。因此，采取什么样的睡姿对新生儿的健康有利，是个不容忽视的问题。

（一）新生儿的 6 种睡眠状态

1. 正式睡眠

新生儿处于完全的休息中，很少或没有身体活动，眼睛闭合，无眼动（在睡眠中出现的眼球快速动作）出现，面部放松，呼吸缓慢而均匀。

2. 非正式睡眠

四肢有轻微移动，偶尔有面部扭曲，眼睛闭着但眼球的快动时有发生，呼吸不均匀。

3. 瞌睡

既没睡觉，也不清醒，身体动作少于非正式睡眠，但多于正式睡眠。眼半睁半合，睁眼时目光发呆。呼吸均匀但比正式睡眠时略快。

4. 安静的清醒状态

身体无活动，眼睛睁着而且有神，呼吸均匀。

5. 清醒的活动状态

身体表现出频繁的动作，呼吸非常不均匀。面部表情时而放松时而紧张而有褶皱。

6. 啼哭

常在清醒的活动状态中发生，伴随着活跃的身体动作。

从出生到满月，这 6 种状态在新生儿身上频繁转换。安静的清醒状态持续时间最短，这种状态经常转为哭闹。持续时间最长的状态是睡觉，新生儿的睡眠不分昼夜，平均长达 16 ~ 18 小时。

（二）新生儿的睡眠特点

新生儿和儿童、成人一样，其快速眼动睡眠和非眼动睡眠是交替发生的。新生儿的快速眼动睡眠比其他任何年龄段都多，大约占他们全部睡眠时间的一半。到 3 ~ 5 岁时，快速眼动睡眠减少到 20%，这个比例已和成人很接近。

新生儿睡眠和成人、儿童睡眠的另一个区别是，他们每次刚一入睡，就进入快速眼动睡眠，而年长儿童和成人一般在睡着 70 ~ 100 分钟以后才出现快速眼动睡眠。大约从 6 个月起，婴儿的睡眠才从非眼动睡眠开始，表明他们的睡眠已从最初的不成熟形式向比较成熟的睡眠过渡。

（三）新生儿睡觉护理

1. 摇篮曲

未满月的宝宝应该睡在婴儿床或摇篮里。婴儿床和摇篮是宝宝最理想的睡具，它安全、舒适，设计轻便、合理。

护理人员可观察新生儿情绪，轻轻地摇动摇篮并伴唱一些温馨的曲调。

提示：因为这时的宝宝还太小，不可以把他放在另外的房间里，无人看管。世界卫生组织和美国儿科协会强烈建议，千万不要将未满月的宝宝放在身边，与大人同睡一张床。过去，曾经不时发生过婴儿被熟睡中的父母压死的不幸事件。

2. 日、夜的信息

可试着让宝宝白天和夜间睡在不同的位置。例如在白天，你可以把宝宝放在摇篮里，在夜间让他睡在婴儿床上。通过场景的转换，也许会给宝宝传达这样一条信息：白天与黑夜是不同的。这有利于宝宝形成新的作息规律。

3. 安全第一

即使是在宝宝睡眠时，确保安全仍然是第一要务。宝宝的睡具里不要放任何可能妨碍其呼吸的东西，例如奶瓶、玩具等。另外，带棱角、尖头的、易缠绕、打结的东西均必须清理出去。而且，宝宝的睡具、衣服和小被褥要清洁卫生，防止病菌感染。

提示：美国儿科协会建议，新生宝宝应该仰面睡眠，而不是趴着或侧卧而眠。睡眠姿势与宝宝的生命安全与健康有着直接的关系。据统计，自美国儿科协会颁布上述建议并得到广泛实行以来，美国新生儿的突然死亡率降低了50%。美国儿科协会最近又发布倡议，早产儿也要仰卧睡眠。因为趴着和侧卧最容易导致宝宝呼吸受阻，尤其是容易吸入自己呼出的二氧化碳。由于宝宝在睡眠中无力哭喊，也没有力气摆头和翻身，这样很可能会造成昏迷和窒息。

宝宝不适合仰卧的情况只有一种：婴儿患有仰卧呼吸不畅的疾病。在这种情况下，医生会采取适应的医疗辅助措施，并给出正确的睡眠姿势建议。

4. 哄睡的方法

（1）轻拍宝宝：宝宝睡下后，如果他的情绪还是不太安定，妈妈可以边哼儿歌，边轻拍宝宝，给他一个惬意的心情和绝对的安全感。

（2）轻柔的音乐：可以选择一些轻柔的音乐帮助宝宝睡眠。要知道，宝宝对音乐具有天生的鉴赏力哦！

（3）朝着背光的方向睡：宝宝待在妈妈肚子里的时候，适应了黑黑的睡觉环境。所以可以让宝宝朝着背光的方向睡，让他慢慢适应。

5. 不正确的哄睡方法

当新生儿哭闹不睡时，看护人员会想出各种方法来哄睡宝宝，但有些不正确的方法却会给宝宝的健康带来不利，应予注意。

不正确的方式有：

（1）摇睡：因为摇晃使婴儿的大脑在颅骨腔内震荡，造成脑组织表面小血管破裂，轻者发生癫痫、智力低下、肢体瘫痪，严重者可能会出现脑水肿，脑疝危及生命。

（2）陪睡：妈妈熟睡后不注意就可能压住宝宝，造成孩子窒息。

三、衣着

（一）衣服的选择

现在的父母，很可能孩子还在妈妈肚里的时候，就已经为即将出生的小宝宝准备好了第一批衣着，父母在选择衣物时也要符合一定的要求。

如果在儿童用品商店购买新生儿衣着的话，要选择白色、无装饰的，袖口宽松的棉制品。因为这种衣着柔软，易穿易脱且没有化学刺激作用。

如果自己缝制，原料以浅色的用过的旧棉布为好，因为这种原料柔软，吸水性能好。做时尽量大一些，尤其是袖口。上衣不必做领子，俗称“和尚服”。各缝接处采取镶接法，不要缝得太厚实，四边不必缝光，毛边即可，以免损伤皮肤。前边双襟一大一小或等大均可，各襟边沿钉一系带，以代纽扣用。

外衣选料式样和内衣一样，也要做成“和尚服”。做得大一些便于穿脱。若是寒冷季节，内衬一层薄的丝绵（或新棉花）比较合适。

新生儿一般不穿裤子，尿布和包被可起到裤子的作用。

（二）衣服的洗涤

（1）宝宝的衣服最好是手洗、用透明皂，搓洗比较干净，而且容易清洗干净，不会有残留。一般不建议使用洗衣粉，天然性质的肥皂或中性的婴儿用洗衣液都可以。需注意的是，婴儿衣物不要用化学洗剂，那样会对宝宝皮肤产生强烈刺激。

（2）如果实在要使用洗衣粉的话，千万要用水多冲几遍，因为洗衣粉是碱性而人体为弱酸性。此外洗衣粉主要是靠磷来清洁污渍，而磷对身体有害，会使人皮肤干燥蜕皮。建议使用中性的洗涤剂。

（3）最好不要用洗衣机洗，洗衣机里一般会残留大人衣物上的细菌，对宝宝不好，洗衣机的大力搅拌也容易将小小的宝宝衣服拉变形，使宝宝穿着起来不舒服。

（4）如尿布上仅有尿液，可在热水浸泡后用清水漂洗干净；若有大便，可将尿布上的粪便清除后放入清水中，用碱性小的肥皂或洗衣粉揉搓，洗净后一定要用清水多冲洗几遍。所有尿布洗净后，最后均要用开水烫一烫，拧干后晾在阳光下晒一晒，以达到杀菌消毒的目的。

这里要强调的是，清洗尿布一定要用清水多洗几遍，最好是用温热水来清洗尿布；尿布上不管尿多尿少，都不能不洗就放在煤炉、暖气上烤烤或在太阳下晒晒再用。因为沾有尿便的尿布对新生儿臀部皮肤有一定的刺激作用。

（三）穿衣服的方法

给婴儿穿衣服可不是件容易的事情，特别是新生儿。新生儿身体那么柔嫩，小脖子也是软软的，四肢又呈强硬的屈曲状，更不会配合父母穿衣。给婴儿穿衣的大致方法如下：

（1）将胸前开口的衣服打开，平放在床上。

（2）让婴儿平躺在衣服上，成人的一只手将婴儿的手送入衣袖，另一只手从袖口伸进衣袖，慢慢将婴儿的手拉出衣袖。同时，成人的另一只手将衣袖向上拉。之后，用同样的方法穿对侧衣袖。

（3）把穿上的衣服拉平，系上系带或扣上纽扣。用同样方法穿外衣。

（4）穿裤子比较容易，成人的手从裤管中伸入，拉住婴儿的小脚，将裤子向上提，即可将裤子穿上。气温不是很低时，可不穿裤子，直接穿上尿裤。

穿连身衣时，先将连身衣纽扣解开，平放在床上，让婴儿躺在上面。先穿裤腿，再用穿上衣的方法将手穿入袖子中，然后扣上所有的纽扣即可。连身衣穿脱方便，穿着也舒服，保暖性能也很好。

（四）更换衣服注意事项

俗语说：若要小儿安，常带三分饥和寒。

当小儿出汗后，不可马上为其更换衣服，要取1～2条干净的干毛巾塞入其前胸后背，将其汗擦干后用手反复抚摸以促进毛孔愈合，5～6分钟后再换上干净衣服。

四、新生儿洗浴

1. 洗澡前的准备

（1）准备洗澡用的物品，如小浴盆、洗澡和洗头的小毛巾、无泪洗发精、沐浴液或婴儿皂、润肤露或爽身粉等，洗澡后的用品也要事先准备好，如大浴巾、干净尿布、衣裤、包被等。

（2）温度调到25～30摄氏度，准备洗澡水，温度在38～40摄氏度，摸上去不烫手，或滴在大人的手背上感觉稍热而不烫手，也可以用成人的肘部放入水中，以不烫而是温热感觉就可以。准备工作做好之后，可以开始洗澡了。

2. 洗澡的注意事项

（1）打预防针后暂时不要洗澡。宝宝打过预防针后，皮肤上会暂时留有肉眼难见的针孔，这时洗澡容易使针孔受到污染。

（2）遇有频繁呕吐、腹泻时暂时不要洗澡。洗澡时难免搬动宝宝，这样会使呕吐加剧，不注意时还会造成呕吐物误吸。

（3）发热或热退48小时以内不建议洗澡。给发热的宝宝洗澡，很容易使宝宝出现寒战，甚至有的还会发生惊厥；不恰当地洗澡有时会使皮肤毛孔关闭导致体温更高，有时又会使全身皮肤毛细血管扩张充血，致使宝宝身体的主要脏器供血不足。另外，发热后宝宝的抵抗力极差，马上洗澡很容易遭受风寒引起再次发热，故主张热退48小时后才给宝宝洗澡。

（4）当宝宝发生皮肤损害时不宜洗澡。宝宝有皮肤损害，诸如脓疱疮、疖肿、烫伤、外伤等，这时不宜洗澡。因为皮肤损害的局部会有创面，洗澡会使创面扩散或受污染。

（5）喂奶后不应马上洗澡。喂奶后马上洗澡，会使较多的血液流向被热水刺激后扩张的表皮血管，而腹腔血液供应相对减少，这样会影响宝宝的消化功能。其次由于喂奶后宝宝的胃呈扩张状态，马上洗澡也容易引起呕吐。所以洗澡通常应在喂奶后1～2小时进行为宜。

（6）低体重儿要慎重洗澡。低体重儿通常指出生体重小于2500克的宝宝。这类宝宝大多为早产儿，由于发育不成熟，生活能力低下，皮下脂肪薄，体温调节功能差，很容易受环境温度的变化出现体温波动。所以对这类特殊的宝宝要慎重决定是否给以洗澡。

决定是否给宝宝洗澡除了宝宝本身的因素外，还受到周围环境的限制。给宝宝洗澡时的环境温度以26～28摄氏度为宜，水温在40～42摄氏度。

3. 洗澡的方法

（1）成人坐在小椅子上，给新生儿脱去衣服，用大毛巾将新生儿的身体包裹好，让新生儿仰卧在成人的左侧大腿上，先给新生儿洗头。给新生儿洗澡的成人用左手托住新生儿的头部和颈部，左手的拇指和中指从新生儿头的后面把耳郭像盖子似的按在外耳道口上，以防止洗澡水流入耳道内，再用右手为新生儿洗头。洗头用的洗发精最好是对眼睛无刺激性的，以免流入眼睛中引起疼痛，影响小儿以后惧怕洗头或洗澡。洗完后一定要用清水冲洗干净，并用毛巾轻轻擦干头发。

（2）洗颈部和上半身，先用大毛巾将下半身包裹好，用浴盆中的水依次清洗颈部、腋下、前胸、后背、双臂和双手，洗净后擦干，注意洗上半身时，不要使洗澡水流入脐部。第三步是用干净的大毛巾将新生儿的上半身包裹好，开始洗下半身，这时应当使新生儿卧在成人的左手臂上，头靠近成人的左胸前，用左手托住新生儿的大腿和腹部，从前面向后清洗会阴部，然后再清洗腹股沟处、臀部、双腿和双脚。注意清洗会阴部时应从前向后肛门方向清洗，但不可用力擦洗。

（3）洗完后用毛巾擦干。如在夏天，在洗完澡后可用棉花蘸上少许爽身粉或成人用手涂上薄薄一层爽身粉，轻轻地涂在新生儿的皮肤上，决不可直接将爽身粉撒在新生儿的身上，以免新生儿吸入鼻孔中或散落在眼睛中。在皮肤的皱折处最好不用爽身粉，可涂上少许经过消毒的婴儿润肤油，以防皮肤糜烂。新生儿的会阴部不可撒爽身粉。冬季可使用婴儿润肤露滋润宝宝肌肤，减低表面摩擦。最后给新生儿垫尿布、穿衣、用包被包裹起来，可喂一点奶，起到保暖的作用，再放入小床中，不久新生儿就会安静入睡。

五、新生儿体温监测

新生儿出生后，往往会处于温度比子宫较低的环境中，使其体温明显下降，新生儿体温调节中枢功能尚未完善，体温调节功能差，体温不易稳定，而且他们的体表面积较大、皮下脂肪层薄，容易散热过多，如果温度较低，小儿体内的生理状态就会发生紊乱，因此要特别注意新生儿的保暖，防止低体温，以免引起新生儿硬肿症或肺炎。同时，也要做好散热工作，外界温度过高可致脱水热。

（一）新生儿体温检测

为新生儿量体温并不像有些人认为的那么简单。给婴儿量体温有以下几个要求，母婴护理人员一定要认真学习和掌握：

1. 量体温的部位

量体温可在三个部位，即腋下、口腔、肛门。其中以腋下最方便，最常用，当婴儿腋下有汗时，应用干毛巾将汗擦干后再进行测量，以防不准。口腔量体温因小儿容易咬温度计一般不用，在腋下因各种原因无法测量时，可用肛门内测。

2. 量体温的方法

量体温之前，将温度计甩到 35 摄氏度以下，将水银头一方置于腋下，要用胳膊夹紧；测量时间 5～10 分钟为宜，时间不必过长；测量前最好对温度计进行酒精消毒，以防传染疾病；婴儿玩热水或活动后不宜测试，应休息片刻，再量体温；测量时，要注意看管，使其做到既不损害温度计，又能准确地测量。

（二）新生儿基础体温及发热

正常小儿的基础体温为 36.9～37.5 摄氏度。春秋冬平均值每天上午 36.6 摄氏度，下午 36.7 摄氏度。夏季上午 36.9～36.95 摄氏度，下午为 37 摄氏度。上述基础体温是指的直肠温度，即从肛门所测得，一般口腔温度较其低 0.3～0.5 摄氏度，腋下及颈部温度又较口腔温度低 0.3～0.5 摄氏度。一般当体温超过基础体温 1 摄氏度以上时，可认为发热。其中，低热是指体温波动于 38 摄氏度左右，高热时体温在 39 摄氏度以上。连续发热两个星期以上称为长期发热。

若宝宝发低烧，要给宝宝多喝水，并且要注意环境温度是否过高。新生儿受外界环境影响较大。在炎热的夏季，气温很高，婴儿自身调节体温的能力又差，妈妈抱着婴儿时热气不易散发，使体温升高。但是这种发热一般时间不会太久，把孩子放在凉爽的地方，稍微扇一扇，给孩子饮一些清凉的水果汁，或给孩子洗个温水澡，几小时后体温就会降到正常；在冬季，如果室内温度过高，婴儿又包裹得过多，也会使婴儿体温升高。

若宝宝发高烧，应立即请医生确诊是病毒感染的，还是细菌感染的，要把病因找出来。

新生儿发烧只是一个指标，有的宝宝病得很严重但未必会发烧。判断小宝宝有没有生病，可以从活动力、黄疸、溢奶、生长情形等方面观察。但是若小宝宝发烧要特别注意，有可能是中耳炎、泌尿道感染等征兆，须要就医。

六、新生儿半夜哭闹

1. 习惯性

宝宝睡得多，造成晚上不肯睡。这种情况最好调整生理时钟，尽量让宝宝白天少睡，晚上等到困的时候再睡。但这种情况对于新生儿并不常见，因为新生儿的大部分时间都在睡眠。

2. 生理性

如尿不湿、肚子饿、肚子胀气、肠绞痛、肠套叠等。宝宝哭闹的时候，先检查宝宝是否肚子饿、尿不湿或是撒娇；若非以上原因，若宝宝一阵一阵地出现哭闹而且次数不断地增加，甚至出现解血便的情形，有可能是罹患肠套叠，必须尽快送医进行超声波或拍 X 线片检查，否则有肠子破裂的危险。

3. 肚子腹胀

若宝宝的肚子鼓鼓的，拍的时候有“砰砰”的声音，可能是胀气，这时，护理人员可以抱着孩子走一走；或将宝宝放在婴儿椅上，开车兜儿圈风；或在宝宝的肚子上涂抹万金油按摩肚子。

第四节　新生儿常见疾病护理

一、黄疸

（一）病因及症状

大部分新生儿在出生后的一周内可能出现皮肤黄染。医学上把未满月（出生 28 天内）宝宝的黄疸，称之为新生儿黄疸。新生儿黄疸是由于体内胆红素沉积在皮肤表面所致。正常人体血液里含有一定量的色素物质，叫做胆红素。新生儿由于血液中的红细胞过多，且这类红细胞寿命短，易被破坏，造成胆红素生成过多；另外，新生儿肝脏功能不成熟，使胆红素代谢受限制等造成新生儿在一段时间出现黄疸现象。

最新研究显示，新生儿黄疸对机体有保护作用，可使其免受自由基的损害。其原因是婴儿体内的胆红素是一种抗氧化剂，使新生儿表现为轻度黄疸，但过多的胆红素对婴儿是有害的。

新生儿发生黄疸可能是生理性的，也可能是病理性的。一般来说，生理性黄疸比较轻，血中胆红素浓度较低，不会影响小儿智力。另外，黄疸时孩子的一般情况良好，孩子没有什么不舒适的感觉，体温正常；食欲正常；大小便的颜色正常，即大便不发白，小便亦不太黄；生长发育正常。不需要特殊处理，一般在一周左右消退，父母和护理人员不必担心。

病理性黄疸是由于疾病所引起的，使胆红素的代谢出现异常。它发生在新生儿的特定时期，使生理性黄疸明显加重，并容易与生理性黄疸相混淆，给黄疸的诊断造成困难。仔细观察新生儿的黄疸变化，区别孩子是生理性黄疸还是病理性黄疸，对于治疗十分重要。父母和护理人员可以根据以下的特点来识别。

	生理性黄疸	病理性黄疸
出现时间	在出生后2～3天出现	过早，一般于生后24小时内出现；或生后一周至数周内才开始出现黄疸
持续时间	4～6天达到高峰，以后逐渐减轻	持久不退，2～3周仍不退，甚至继续加深加重
消退时间	7～10天消退，早产儿可持续到第3周	消退时间过晚，或消退后重复出现，或黄疸进行性加重
皮肤黄染的部位	只限于面部和上半身	遍及全身，手心、足底亦有较明显的黄染
黄疸颜色	一般不重，淡黄色	过重，呈金黄色，皮肤黏膜都明显发黄
血清胆红素指标	超过正常2mg/dl，但小于12mg/dl	超过12mg/dl，或上升过快，每日上升超过5mg/dl
有无其他异常	除有轻微食欲不振外，无其他异常	伴有其他异常情况，如：贫血、大便颜色变淡、体温不正常、食欲不佳、呕吐等表现

当发现新生儿出现黄疸时，父母和护理人员要给新生儿充足的水分，小便过少不利于胆红素的排泄；另外，尽早使胎便排出。因为胎便里含有很多胆红素，如果胎便不排干净，胆红素就会经过新生儿特殊的肝肠循环重新吸收到血液里，使黄疸增高。

当孩子出现以上所列病理性黄疸7个特点中的任何一项，都应该引起父母和护理人员的高度重视。病理性黄疸严重时可引起“核黄疸”。核黄疸也叫“胆红素脑病”，其发病原因是血液中的胆红素浓度过高。当达到一定程度时，会通过血脑屏障损害脑细胞而引起脑损害，除可造成神经系统损害外，严重的可引起死亡。核黄疸发生时，小儿黄疸明显加重，开始表现为嗜睡，吸奶无力或呛奶，肌张力减退。如治疗不及时随后可出现呻吟、尖叫、抽搐、呼吸衰竭等严重症状。部分患儿死于呼吸衰竭，存活的患儿常有智力障碍、脑性瘫痪等后遗症。所以一旦怀疑小儿有病理性黄疸，应立即就诊。

除生理性和病理性黄疸外，还有一种新生儿黄疸称为母乳性黄疸。其特点为：黄疸程度较生理性高，黄疸持续时间长，有的可持续三个月之久，但停喂母乳后 3 天，黄疸下降明显。母乳性黄疸与肠道重吸收胆红素有关。值得注意的是：要诊断母乳性黄疸必须首先排除病理性黄疸。

（二）护理

1. 仔细观察黄疸变化

黄疸是从头开始黄，从脚开始退，而眼睛是最早黄，最晚退的，所以可以先从眼睛观察起。如果不知如何看，专家建议可以按压身体任何部位，只要按压的皮肤处呈现白色就没有关系，是黄色就要注意了。只要觉得宝宝看起来愈来愈黄，精神及胃口都不好，或者体温不稳、嗜睡，容易尖声哭闹等状况，都要去医院检查。

2. 注意宝宝大便的颜色

要注意宝宝大便的颜色，如果是肝脏胆道发生问题，大便会变白，但不是突然变白，而是愈来愈淡，如果这时身体突然又黄起来，就必须带给医生看。这是因为在正常的情况下，肝脏处理好的胆红素会由胆管到肠道后排泄，粪便因此带有颜色，但当胆道闭锁，胆红素堆积在肝脏无法排出，则会造成肝脏受损，这时必须在宝宝两个月内时进行手术，使胆道畅通或另外造新的胆道来改善。

3. 照自然光

新生儿在医院时，如果黄疸指数超过 15 毫克/分升，医院会照光，让胆红素由于光化的反应而代谢。宝宝出院回家之后，尽量不要让家里太暗，窗帘不要拉得太严实，白天宝宝接近窗户旁边的自然光，自然光里任何波长都有，照光或多或少会有些帮助。而且家中太暗对宝宝吸收维生素 D 有影响，但不要让宝宝直接晒到太阳，怕晒伤，而且也怕紫外线带来伤害。

二、新生儿排便异常

新生儿的排便是否正常，要以排便的次数及形状来判断：通常喝母乳的宝宝，一喝就解便，排便次数较多，粪便呈稀水状，但也有可能因为消化完全，肠胃道没有残渣，所以多天不排便，医学上统计有 20 天不排便的记录。至于喝牛奶的宝宝，一天排便1～2次，粪便较硬。宝宝的排便情形因人而异，只要宝宝的体重正常增加，即是正常状况。

刚出生1～2个月的新生儿，会出现“新生儿肠胃反应”。喝奶后就放屁排便，所以排便的次数较多。喝牛奶的新生儿一天排便超过6次就要注意，若是喝母乳的宝宝，此为正常现象。新生儿排便异常有便秘和腹泻两种情况。

（一）便秘

便秘是指没有大便或大便次数忽然减少很多，同时大便变得很硬，排便困难，以致婴儿哭啼。

母乳喂养的婴儿发生便秘的可能性较少。新生儿便秘的原因，常见于吃配方奶或是巨结肠症所引起的。巨结肠症是指大肠神经受损或发育异常导致排便不易。若是吃配方奶所引起的，可以把奶调得稀些、改喝母乳、换其他厂牌的婴儿奶粉，或添加葡萄糖水，促进肠胃蠕动使排便顺畅。若是巨肠结症所引起的便秘，应及时送医院诊治。若是由肺火大造成的便秘，可取蜂蜜与马齿苋煮水喝。

此外护理人员还可通过以下按摩的方式解决：

（1）适当地按摩腹部：按摩左下腹，如果触及条索状物，轻轻地由上而下地按摩，促使大便下行排出。

（2）适当地按摩小儿肛门口：这能引起生理反射，促进排便。

护理人员要注意观察宝宝大便的形状。如果发现宝宝便秘，采取了以上护理措施，便秘状况仍然得不到改善，应该带宝宝去看医生。护理人员切不可自己在家给宝宝灌肠，这是危险的，会让宝宝养成依赖性，非要灌肠才排便。

（二）腹泻

新生儿排便含水量过高，称为新生儿腹泻。新生儿腹泻很容易辨认，表现为大便次数忽然增多，而且稀，发出臭味。腹泻是新生儿常见疾病之一，尤其在天气炎热或受其他疾病影响时都会腹泻。经常服用蛋黄油，小儿就不会得腹泻，且可增强小儿的消化功能。

新生儿腹泻原因可能是轻微肠炎、牛奶过敏，或是病毒感染，若是奶粉喂养的话，奶瓶、奶嘴消毒不干净也会引起新生儿腹泻。这时，就要注意卫生，奶瓶、奶嘴消毒干净。

新生儿腹泻时，若哺喂母乳可继续哺喂，有利于宝宝恢复。若是喝配方奶可以换不含乳糖的配方奶，或是奶粉少加一点（不超过3～4天）。

如果发现新生儿腹泻及发热，应立即去看医生，不可拖延。护理人员在带宝宝看医生之前，应让宝宝多喝温开水，这非常重要，因为宝宝已失去大量水分，此时非常危险。同时，还要注意保持宝宝的清洁卫生，替宝宝处理完粪便后，自己也要洗净双手，以防病菌传染。

三、呕吐

（一）原因

1. 喂养不当

这种原因约占新生儿呕吐的1/4。喂奶次数过频、喂奶量过多；乳头孔过大或过小、乳头下陷，致使吸入大量空气；奶头放入口腔过多，刺激了咽部；牛奶太热或太凉，奶方变更和浓度不合适；喂奶后剧烈哭闹，奶后过多过早地翻动小儿等，都容易引起新生儿呕吐。呕吐时轻时重，并非每次奶后都吐。呕吐物为奶水或奶块，不含胆汁。以上情况多发生在第一胎，系其母亲缺乏喂养经验所致，改进喂养方法则可防止呕吐。

2. 咽下综合征

这种原因约占新生儿呕吐的1/6。正常情况下，胎龄4个月时消化道已经完全形成，胎儿吞咽羊水到胃肠道，对胎儿胃黏膜没有明显的刺激。在分娩过程中，如有过期产、难产、宫内窘迫或窒息，胎儿吞入过多的羊水、污染的羊水、产道中的分泌物或血液，可以刺激胃黏膜引起呕吐。

呕吐表现为生后即吐，喂奶后呕吐加重，为非喷射性呕吐。呕吐物为泡沫黏液样，含血液者则为咖啡色液体。多于生后1～2天内，将吞入的羊水及产道内容物吐尽后，呕吐即消失。如无其他并发症，小儿一般情况正常，不伴有发绀和呛咳，轻者不需特殊处理，重者应及时送医院诊治。

3. 药物作用

新生儿一般不应使用药物，药物可以刺激胃黏膜引起新生儿呕吐。产妇吃药，药物过乳也会引起新生儿呕吐，哺乳期产妇吃药要慎重。

4. 感染

感染引起的呕吐是新生儿内科最常遇到的情况，感染可以来自胃肠道内或胃肠道外，以胃肠道内感染多见。胃肠道内的几乎所有感染都可以引起新生儿肠炎，呕吐为新生儿肠炎的早期症状，呕吐物为胃内容物，少数含有胆汁。随后出现腹泻，容易合并水、电解质紊乱。经治疗后呕吐多先消失。

引起新生儿胃肠道感染的病原菌包括细菌、病毒、真菌等。常见细菌为大肠埃希菌、沙门菌属、变形杆菌、金黄色葡萄球等。病毒感染以轮状病毒最多见，冠状病毒、星状病毒、腺病毒、柯萨奇病毒、埃可病毒等也都可以引起。真菌中最常见的是白色念新形势下菌，常引起新生儿鹅口疮和真菌性食管炎，直接引起新生儿呕吐。真菌性肠炎也可引起新生儿腹泻和呕吐。

胃肠道外感染引起的呕吐也很常见，凡上呼吸道感染，支气管炎，肺炎，脐炎，皮肤、黏膜、软组织感染，心肌炎，脑膜炎，泌尿系统感染和败血症等都可以引起呕吐。呕吐轻重不等，呕吐物为胃内容物，一般无胆汁，感染被控制后呕吐即消失。

5. 新生儿肝炎

我国新生儿肝炎发生率较高，尤以病毒感染引起居多，主要是巨细胞病毒和乙型肝炎病毒。EB 病毒、菌、李司忒菌、金黄色葡萄球菌、大肠杆菌等可以引起肝脏病变。弓形虫、梅毒螺旋体和钩端螺旋体等也可以引起新生儿肝炎。

新生儿肝炎多数感染可能发生在胎内分娩时，母婴传播是新生儿感染的主要途径。新生儿肝炎起病常缓慢而隐匿，部分患儿在新生儿期表现为黄疸、发热、肝大、呕吐、食欲低下、体重不增等，有的患儿仅表现为呕吐，但其中少数患儿可以发展为严重的慢性肝脏疾病。个别患儿症状严重，重症黄疸、大便呈陶土色、肝脾肿大、腹水、甚至发生大出血、肝昏迷等。

6. 小肠结肠炎

多见于早产儿和低出生体重儿，以腹胀、腹泻、呕吐和便血为主要表现。感染中毒症状严重，重者常并发败血症、休克、腹膜炎、肠穿孔等，因此，要及早送医院诊治。

7. 胃食管反流

很多新生儿都出现过反流现象，但有明显征象的占 1/300 ~ 1/1000，其原因可能与食管神经肌肉发育不全有关，有时和食管裂孔疝并存。90% 以上的患儿生后第一周内即可出现呕吐，常在平卧时发生，呕吐物为乳汁，不含胆汁，呕吐物内可混有血液。长期胃食管反流，可以引起反流性食管炎和食管溃疡，所以，一经发现反流现象即应送医院诊治。

8. 幽门痉挛

为幽门的暂时性功能失调所致。多在生后一周内发病，呈间歇性喷射性呕吐，并非每次奶后都吐。呕吐物为奶水，可有奶块，不含胆汁。对全身营养影响较小。查体较少见到胃型和蠕动液，触诊摸不到增大的幽门括约肌。

9. 颅内压升高

新生儿较多见，新生儿颅内出血、颅内血肿、缺氧缺血性脑病、各种感染引起的脑膜炎、脑炎等，均可以引起颅内压增高。颅内压增高时的呕吐呈喷射状，呕吐物为乳汁或乳块，一般不含胆汁，有时带咖啡色血样物。患儿往往伴有烦躁不安或嗜睡、昏迷、尖叫、前囟饱满、颅缝开裂等神经系统症状和体征。一经发现反流现象即应送医院诊治。

（二）护理

1. 抱起喂奶

提倡抱起喂奶，必须卧位哺乳时，采用头高脚低位。母乳喂养者，每次哺乳前温开水擦洗乳头，并以四指托起乳房，拇指置于乳头上乳晕处，减慢乳汁的流出；人工喂养者每次哺乳前开水泡洗奶具，奶液充满奶头后在给予哺乳，乳头孔不易过大。哺乳后直立抱起并拍背，使新生儿将吞咽的空气排出。

2. 保持环境清洁

患儿呕吐物及时处理，污染的衣服、床单、被子及时更换，用棉棒或软布沾些降至合适温度的开水涂拭掉口边污物，以免异味刺激患儿。

3. 喂奶不宜太饱

喂奶要定时定量，对于容易呕吐的新生儿不要喂太饱。

四、脐炎

（一）原因

脐炎是新生儿常遇到的问题。宝宝出生之后，脐带也就完成了它的历史使命。医生将脐带结扎后 5 ~ 7 天内脐带残端干枯脱落，脱落后的部位即为肚脐。问题就发生在脐带还没脱落的这段时间内。如果在这段时间内护理不当，感染细菌而发炎，这就是脐炎。

（二）护理

预防脐炎发生的方法很简单，主要做好以下三点：

（1）生产出院时，一般产科医院会给用于涂抹脐带结扎处的消炎液，如医院忘记发放可主动索取。每天遵医嘱涂 1 ~ 2 次。还可涂抹蛋黄油，因为它同样具有消炎杀菌的作用。

（2）保持宝宝脐部清洁、干燥。

（3）脐带未脱落时，给宝宝洗澡要分上、下两部分洗，不要让脐带及包扎脐带的纱布沾上水。如果脐带上的纱布湿了，要及时更换。一旦发现宝宝的脐部有渗出液，一定要带宝宝看医生。

五、湿疹

（一）表现

开始是红色的小丘疹，有渗液，最后可结痂、脱屑，反反复复，长期不愈，宝宝会感到瘙痒难忍。主要分布在面部、额部眉毛、耳郭周围，面颊部也有，严重的可蔓延到全身，尤以皮肤皱褶处多，如肘窝、腋下等处。常见的湿疹是以2～3个月大的宝宝最严重。

（二）原因

婴儿湿疹即我们俗称的“奶癣”，这是一种常见的婴儿过敏性疾病，有遗传倾向，多见于对牛奶过敏的婴儿。人工喂养的宝宝患湿疹的比例比母乳喂养的宝宝多。“奶癣”好发于面颊、额、颈、胸等部位，急性期患处奇痒，呈红血疹，很快变成小水疱，破后流水结痂，渗出后红肿逐渐减轻，进入非急性期时则以丘疹为主。

由于患奶癣后又痒又痛，宝宝常会哭闹不安，甚至影响喂养和睡眠，尤其是喂牛奶的宝宝多见此病。并且这种疾病还跟宝宝本身皮肤特点和过敏体质有关，与某些食物及外界因素（如日光、紫外线、湿热等）有关。随着辅食的添加和宝宝的长大，湿疹会逐渐减轻，1岁时大部分消失。

（三）护理

1. 注意清洁卫生

一般不严重的湿疹，可不做特别的治疗，只要注意保持宝宝皮肤清洁，不要用香皂、浴液等给宝宝洗脸、洗澡，只用清水清洗就行了。

2. 喂奶恰当

平常在宝宝的饮食上避免喂奶过量，以保持消化正常。如果怀疑是牛奶过敏，可将奶煮得时间长一些，使蛋白变性，减少致敏物。

3. 产妇要忌口

在此时，产妇一定要注意小心食用鱼虾、蛋清等食物，最好不要吃。

4. 急性期水疱破后不要洗澡

此时速去医院诊治或咨询医生，在医生指导下处置。

六、肺炎

（一）表现

从症状上看，肺炎很难与普通感冒或支气管炎等区别。但一般来说，肺炎症状较重，宝宝常有精神委靡，食欲不振，烦躁不安，呼吸增快或表浅表现。重症的肺炎患儿还可能出呼吸困难、鼻翼扇动、三凹征（指胸骨上窝、肋间以及肋骨弓下部随吸气向下凹陷）、口唇及指甲发绀等症状。如发现宝宝出现上述症状，要及时带宝宝去医院就诊。

（二）护理

1. 注意居室环境

宝宝患了肺炎，需要安静的环境以保证休息，避免在宝宝的居室内高声说话，要定期开窗通风，以保证空气新鲜，不能在宝宝的居室抽烟，要让宝宝侧卧，有利于气体交换。

2. 要让宝宝多喝水

因宝宝常伴有发热、呼吸增快，丢失水分比正常时要多。

3. 早护理早医治

小儿发烧初时肺炎可得到控制，不会得肺炎；若患有肺炎可采用耳针效果最好。

七、新生儿喂药注意事项

由于新生儿味觉尚未成熟，对味道不太敏感，利用这种因素，可把药研成细粉溶于温水中，如病情较重可用滴管或塑料软管吸满药液后，将管口放在患儿口腔颊黏膜和牙床间慢慢滴入，并要按吞咽的速度进行。第一管药服后再滴第二管。如果发生呛咳应立即停止挤滴，并抱起患儿轻轻拍后背，严防药液呛入气管。

新生儿病情较轻者，可使用乳胶奶头，让患儿自己吮吸也可服下。但要把沾在奶瓶上的药加少许开水涮净服用，否则无法保证足够的药量。也可将溶好的药液用小勺直接喂进嘴里。喂药时最好将孩子的头偏向一侧，把小勺紧贴孩子嘴角慢慢灌入。等孩子把药全部咽下去，再喝少量糖水。

喂汤剂中药时煎得的药量要少些，以半茶盅为宜。一日分 3 ~6 次喂完，加糖调匀温后倒入奶瓶喂用。

新生儿服药时应注意，不可将药和乳汁混在一起喂，因为两者混合后可能出现凝结现象或者降低药物的治疗作用，甚至影响新生儿的食欲。

思考与练习

1. 新生儿有哪些无条件反射？
2. 人工喂养时应该怎样消毒？
3. 如何给新生儿洗澡？脐带没有脱落前应怎样给婴儿洗澡？

第六章

婴儿护理

度过新生儿期后小儿初步适应外界环境，由于生机蓬勃，这一时期的生长发育特别迅速。

这一时期机体发育快，营养需求高，但是，婴儿脾胃运化力弱，造成其对食物需要和脾常不足之间的矛盾，喂养稍不注意，就容易引起呕吐、泄泻、疳证、积滞等脾系病证；肺卫娇嫩未固，受之于母体的免疫能力逐渐减退，自身免疫力虽有一定程度增长，但是仍然比较低下，因此容易发生肺系病证及各种传染病；神经髓鞘尚未完全形成，机体不能耐受高热和毒素的刺激，容易发生惊厥。

本章以月为序，逐月介绍婴儿保健要点。

第一节　第二个月

一、生理特点

进入第 2 个月，父母养育婴儿已经比较熟练了。如果母乳充足，婴儿吃饱了就睡，他就会日长夜大。

男婴体重平均 5.2 公斤，女婴 4.8 公斤；身高男婴为 58.1 厘米，女婴为 56.8 厘米。出生时头围大于胸围，不过此时的胸围逐渐赶上头围。

（注：婴幼儿生理发展体重身长的平均数据有不同提法，本教材采自内蒙古人民出版社《0 ~ 1 岁育儿工程》数据，下同。）

二、心理特点

（一）视觉

婴儿眼睛开始可以慢慢追寻动态的东西，双眼能协调注视一样东西了。如果母亲能注意亲和力接触，婴儿双眼与母亲眼睛接触时会有凝视表现。

（二）听觉

听觉发展快的婴儿在两个月左右，对讲话的声音会有反应。而有的则需等到4~5个月后才会有这种反应，这是个人发展的差异性问题，属正常现象，不需担心。

三、保健护理要点

（一）穿衣

第2个月的婴儿手脚需加强活动，若穿得太多、太厚，就无法自由活动，宝宝情绪就会变坏，吵闹不止，因此，尽量给孩子穿些便于活动的衣服。

（二）理发

第2个月的婴儿头发一般不会长得很长，因为宝宝还小，皮肤很嫩，还不能用剃刀，弄不好刮伤皮肤，会造成细菌感染，所以只用剪刀剪剪就行了，不必在意是否整齐好看。

（三）修剪指甲

婴儿指甲长得特别快。婴儿喜欢用指甲搔脸部及身上其他部位，往往会抓破皮，因此要经常给宝宝剪剪指甲。由于婴儿指甲很小，很难剪，所以每次剪的不要太多，以免剪伤。最好在宝宝洗完澡睡觉的时候用小指甲刀剪。

（四）眼屎

2个月的婴儿分泌物还很多，很容易长眼屎、鼻涕等，而且由于生理上的原因，许多孩子会倒长睫毛。如果倒长睫毛，因受刺激眼屎会更多。洗完澡后或眼屎多时，可用脱脂棉花蘸一点水，由内眼角往眼梢方向轻轻擦。如果眼屎太多，怎么擦也擦不干净，或眼白充血等异常情况时，应请眼科医生诊治。

（五）鼻塞

两个月的婴儿鼻涕分泌得较多，由于鼻孔很小，往往容易造成鼻塞，鼻子不通气，呼吸就会困难，宝宝就会不好好吃奶，同时情绪变坏。如果鼻子堵得厉害，可用棉签轻轻弄掉。用棉签只能去掉较外面的鼻屎，稍里面一点，棉签就无能为力了。倘若鼻子堵塞得实在厉害，妨碍呼吸，用棉签又弄不出来的话，应上医院处理。

（六）耳屎

婴儿的耳屎一般会自行移到外耳道，因此没有必要特地用挖耳勺来掏。洗完澡后用棉签在耳道口抹抹即可，切不可太进里边。

（七）日常照护注意事项

（1）研究表明，婴儿所有的条件反射都在出生后30~40天间出现，因此，父母可利用一些声音和体位的条件刺激，使婴儿建立起定时大小便的条件反射。当然，这种条件反射是要经过较长时间训练才能建立起来的。

（2）尽管宝宝一个多月，但突如其来的反射行为，如惊跳反射，爬行反射等，往往能使宝宝从床沿或椅子上掉下来。护理人员要养成一种习惯，如果宝宝在床上或桌上，当你转身去做其他事情时要把一只手放在宝宝身上。宝宝的小床一定要有围栏。假如宝宝一个人在大床上睡，一定要用靠背椅或其他家具将床沿围住或栏栅，以防止宝宝掉下床造成意外事故发生。

第二节　第三个月

一、生理特点

体重：3 个月的男孩体重可达 6.03 千克，女孩可达 5.48 千克，每天增长 25 ~ 30克。

身长：男孩此时约 60.30 厘米，女孩约 58.99 厘米。

头围：男孩头围平均 39.84 厘米，女孩头围平均 38.67 厘米。

胸围：男孩胸围平均 40.10 厘米，女孩胸围平均 38.76 厘米。

坐高：男孩坐高平均 40.00 厘米，女孩坐高平均 39.05 厘米。

二、心理特点

3 个月的宝宝明确表现出对妈妈的偏爱；当吃饱喝足的时候，会独自在一旁哼哼作响，显得非常满足；喜欢摇晃、注视自己的手，喜欢用手触摸玩具，更喜欢用口“探索”物体。

（一）视觉

3 个月的宝宝视觉更加灵敏，注视范围可以达到 180 度。他可以转头去看周围活动着的物体，目光能追逐光亮鲜艳的东西，视线也能从一个物体转移到另外一个物体。

（二）听觉

3 个月的宝宝在听到声响时，能迅速将头转向声源。他已经可以辨别出几种不同的声音了。这时候的宝宝比较喜欢听轻快柔和的乐曲，不喜欢听强烈的打击声。宝宝还有一件比较喜欢做的事情，那就是听自己的声音。3 个月时就能转头寻找声源。

（三）情绪

3个月宝宝的情绪处于良好的状态，他明显地比以前爱笑了。当他看见母亲时，脸上会露出微笑，并且还会高兴得手舞足蹈。当他吃饱喝足的时候，会独自在一旁哼哼作响，显得非常满足。

注意：3个月的宝宝对颜色鲜艳或是活动着的物体，能够集中注意几秒钟。3个月的宝宝对于经常接触的人有了初步的记忆，他对母亲和照顾他比较多的人给予更多的微笑。

（四）语言

3个月的婴儿在有人逗他时，非常高兴，会发笑，并能发出“啊”“呀”的语音。如发起脾气来，哭声也会比平常大得多。这些特殊的语言是孩子与大人的情感交流，也是孩子意志的一种表达方式，家长对这种表示应及时做出相应的反应。

（五）记忆

3个月婴儿有表现为操作条件反射的长时记忆，能保持4个星期。

（六）肢体运动

孩子从3~4个月时起，如果有人把东西放到他手掌上，他会去抓握。他有时甚至会把手里的玩具摇得发出响声，但是实际上，这并不是有意把玩具弄响，而是他的手无意的挥动，使手里的玩具随着手的动作发出声音。孩子有时也会抓住系在小床上的绳子，那也只是偶然的、无意的动作。这时的抓握和新生儿本能的抓握反射已经不同，不像以前那样紧紧抓握。

三、保健护理要点

（一）穿衣

满3个月后，四肢的活动就更加频繁了，因此要给宝宝穿上、下身分开的衣服。这个时期的婴儿最容易出汗，因此盖被子不应过厚，防止宝宝睡觉时出汗。

（二）户外散步

可以带着婴儿到户外散步，进行日光浴和空气浴。在户外的时间可以适当延长，每天在户外的时间至少在1小时左右。如果宝宝体重较大，可以用婴儿车推着在户外活动。

（三）日常照护注意事项

（1）3~4个月的宝宝很喜欢用手拿或用嘴咬玩具，因此在选购玩具时要小心。

(2) 培养宝宝良好的排便习惯。另外，此时婴儿眼睛的分泌物可能较多，需要小心清洁护理。

(3) 在宝宝的小床边轻易够取的位置，挂上几件漂亮而坚固的小玩具，鼓励宝宝去够取和击打。放些美丽、轻柔、明快的乐曲给宝宝听，还可以模拟他的发音并示以欢笑和赞许，都会让宝宝心情愉快，促进宝宝情感和智力的发育。试着让宝宝练习侧卧，侧身躺一会儿，再推动他俯卧，时间不要太长。

第三节　第四个月

一、生理特点

体重：这一阶段婴儿长得最快，到这个月底，婴儿的体重可增加1倍，男婴平均为6.93千克，女婴平均为6.24千克。

身长：身高比体重的增长速度要慢一些，过时男婴平均身高63.35厘米，女婴平均身高61.53厘米，看上去比较胖。

头围：这时头围与胸围大致相等。男婴平均头围约41.25厘米，女婴头围平均约39.90厘米。头围的增长是有规律的，头围过小或过大，都要请医生检查，小头畸形、大脑发育不全、脑萎缩等头围可过小；脑积水、脑瘤、巨脑症等头围可过大。

胸围：男婴平均胸围约41.75厘米，女婴胸围约40.05厘米。

坐高：男婴坐高平均约41.69厘米。女婴坐高平均约40.44厘米。

心脏：心脏的发育已近完全，胎儿期的心脏开孔已封闭，肺动脉和大动脉的接孔亦已堵塞。

肾脏：功能还不完善。

排泄功能：大小便的次数减少，大便从每天6次开始逐渐减少。可利用适当的条件刺激，使宝宝建立定时大小便的条件反射。

手部动作：运动逐渐灵活，多喜欢吸吮手指；眼睛、手、口已逐渐协调；喝牛奶时，可逐渐从奶瓶过渡到杯子。

二、心理特点

这时候婴儿听到妈妈或熟悉的人说话的声音就兴奋，不仅仅是微笑，有时还会大声笑。能够辨认出妈妈了，用手舞足蹈和其他的动作表示愉快的心情，开始出现恐惧或不愉快的情绪。

（一）视觉

4个月婴儿对光谱波长的分类与成人相似，他们对同类的色调产生习惯化后，对不同范畴的色调出现去习惯化。例如，婴儿对从蓝色到绿色的变化，注视较多，而对从蓝色波长的一端到另一端的变化，则注视较少。

（二）听觉

在听觉上，发展也较快，已经具有一定的辨别方向的能力，听到声音后，头能顺着响声转动180度。

（三）味觉

能逐渐分辨母乳的味道。

（四）感知觉的发展

婴儿对物体形状有了视觉偏好。婴儿在辨别形状的基础上，较多喜欢某些形状：婴儿爱看轮廓清楚的图形；爱看带有环形和有条纹的图形；爱看同心圆的图形多于非同心圆的图形；爱看较复杂的图形多于较简单的图形；爱看人脸多于其他图形；爱看正常人的脸，而不爱看眼、鼻、嘴位置歪曲了的人脸。

注意：客体移动时婴儿能够跟踪，甚至客体到了屏幕后面时，他也能够看着。他把视线移向屏幕边缘，预期在那里可以看到客体出现。但是，如果一个完全不同的客体从屏幕后面出现，他也毫不在乎。他只是根据客体的运动来辨认一个活动的客体。如果客体不再出现，他表示惊讶。由于他根据客体的运动来辨认客体，因此，他把一个先前在移动，后来又停止的客体，看成是两个不同的客体。如果客体恢复原状，他会认为是另外两个客体。

三、保健护理要点

（一）睡眠

4个月的婴儿每天睡15～16个小时，当然也会有个体差异。

（二）活动

婴儿4个月了，可以看四周的事物，应增加户外活动时间，扩大活动范围。所以房间的布置应该换一下。墙壁上布置一些颜色鲜艳的图片，在床周围挂些一触碰就能发声的小玩具及有柄玩具，进一步刺激婴儿的视觉、听觉、触觉，促进大脑的发育。

（三）翻身

4个月的婴儿有的已会翻身，有的只能侧卧，要适当帮助进行这一动作。翻身动作的出现说明婴儿身体各肌肉协调、平衡。

（四）游戏

此阶段，父母可以有意识地在婴儿的侧身放一件颜色鲜艳、最好能发声的玩具以吸引他的注意力，并且逗引他去取。父母可以协助一下，轻轻拉住婴儿玩具对侧的手臂，协助其身体倒向玩具侧。有的婴儿自己已能侧身，但还不能完全转过来，此时父母可将其臀部向对侧推一下，帮助婴儿转为俯卧位。经常这样训练，要不了多长时间，婴儿就会掌握翻身动作的要点，自如地翻身。

（五）注意事项

婴儿4个月时已能很稳地抬头了，但如果父母平时不进行抬头训练，让婴儿整天躺在床上，很少竖抱婴儿，则婴儿可能还不会稳稳地抬头。如果婴儿4个月时还不会抬头，很大可能是存在着发育上的落后，应该进行检查。

第四节　第五个月

一、生理特点

出牙：一般从出生后的第4、5个月时开始出牙。需要练习咀嚼才能使牙龈坚固，有利于牙齿萌出。一般到8个月时，可长出上下4颗牙。

咀嚼能力：宝宝到了第5个月，就开始有咀嚼能力。口中的三个唾液腺（耳下腺、颚下腺、舌下腺）已基本发育完全，经常会流口水。

自理能力：宝宝有了初步的自理能力，会抱起奶瓶自己吃奶，会拿饼干放入口中咀嚼；懂得饥饿，饿了会用手指食物或者自己够取。

体重：第5个月男婴约7.25千克，女婴约6.87千克，每天增长25~30克。

身长：男婴约65.46厘米，女婴约63.88厘米。

头围：男婴约42.30厘米，女婴约41.20厘米。

胸围：男婴约42.68厘米，女婴约41.60厘米。

坐高：男婴约42.72厘米，女婴约41.56厘米。

二、心理特点

第5个月的宝宝喜欢父母逗他玩，高兴了会开怀大笑，会自言自语，似在背书，咿呀不停。会听儿歌且知道自己叫什么名字。能够主动用小手拍打眼前的玩具，见到妈妈和喜欢的人，知道主动伸手找抱。对周围的玩具、物品都会表示出浓厚的兴趣。宝宝已经能够随自己的需要是否得到满足，而产生和表现出喜、怒、哀、乐等各种情绪。

（一）触觉

大约在出生后5个月，手的真正探索活动开始。5个月时，婴儿才能按物体的距离调整手的动作。5个月婴儿已有伸手向声源的倾向。

（二）记忆

21~25周的婴儿在14天的潜伏之后对大多数刺激物能够再认。这时的孩子有24小时的记忆。

（三）语言发展

当孩子视觉发展后，彩色图片对他有足够的吸引力，妈妈可以通过图片教他认识事物。开始时可将孩子抱在怀里给他看一些简单的画。这些画色彩简单明快，画中的物要大而清楚，比如画上只是一只猫、一条鱼、一个杯子。在看图片时，妈妈要告诉孩子图片上的名称，告诉他图片上主要的颜色，并可就图片的内容编个儿歌、小故事说给孩子听。如果是小动物，就学着动物的声音叫几声："小猫咪咪咪""小狗汪汪汪""小鸭嘎嘎嘎"，增加游戏的乐趣。也可讲解图片，不要担心孩子听不懂，慢慢他会明白的。

（四）手眼协调

4~5个月以后，手眼协调动作发生了。这时的动作特点是：能够按照视线去抓住所看见的东西。动作有了简单的目的方向，并且能够做出一些虽然简单，但是有效果的动作，例如把东西拉过来，推开它，把奶瓶的奶嘴送到自己的嘴里等等。动作虽然有目标，但还伴随着许多不相干的动作。例如：去拿皮球的时候，不仅动手，还动起脚来。

（五）视觉和听觉

第5个月婴儿视觉与听觉已建立联系，听到声音会用眼睛去寻找声源。视觉与手的动作也协调起来了，能按视线方向有目的地抓物。

三、保健护理要点

（一）户外活动

5个月的婴儿在外出时间要保持一天两次以上，最好选择在阳光温暖温度适宜的上午10点到下午3点之间进行，刚开始只要一天一次，每次10分钟即可。

（二）注意温度调节

如夏季气温上升，婴儿喝奶的胃口减低，就不要强迫他喝，如果室内的通风不良，就应带婴儿到户外接触空气，外出时最好坐婴儿车。室温太高时，应改用水枕，枕头套和床单要每天换洗，否则容易长痱子。

秋季婴儿睡觉时，若室温低于5摄氏度，最好用毛巾包裹婴儿的手部，或是等他睡着之后，再为他套上宽松的手套。

冬季白天尽量接触空气做运动，洗澡后躺在加温的棉被内睡觉，室温不宜低于10摄氏度。

（三）防止发生事故

（1）防中毒：不要把药品、洗涤用品等有毒有害物品放在宝宝能抓住、摸到的地方，以防误食中毒。可备一瓶土根制剂，使宝宝吐出咽下的有毒物品，用量为一汤勺，每隔15分钟喂一次，连喂3次，中间为盐水，直到宝宝呕吐为止。

（2）防烫伤：喂各种食物时均需调试温度；刚盛好的热粥、米糊、菜汤等食物不要放在宝宝能摸到的地方，以免烫伤宝宝。万一烫伤，最简单有效的办法是将自来水打开，冲洗被烫伤的部位，严重者立即送医院治疗。

（3）5个月的婴儿手脚活动很频繁，此时最常见的事故是从床上掉到地上，最好让婴儿在婴儿车或有栏杆的小床睡觉、玩耍。

（4）父母带宝宝外出，乘车时应特别注意保护婴儿头部，座位一定要选择安全的地方。

（5）这期间，婴儿面部长湿疹而发痒时，会用自己的手去抓。为防止指甲抓伤脸，最好是经常给婴儿剪指甲，并把指尖修圆。

（6）塑料布、塑料袋等掉在婴儿脸上也能引起窒息，故婴儿睡觉的枕头周围，应该清扫得干干净净才安全。

（7）婴儿长到5月后，拿东西时会抓住不放且胡乱挥舞，容易弄伤自己的脸，所以这期间的玩具应以柔软为宜。

第五节　第六个月

一、生理特点

体重：这时的孩子体重增长速度减慢，每天增长20~26克，6个月的男婴的体重平均为7.97千克，女婴平均体重为7.35千克，由于个体因素不同，有的孩子胖些，有的瘦些。不要因为自己的孩子比别人瘦就拼命喂，只要孩子健康，瘦些也是正常的。

身长：6个月左右的孩子身高发育较快，男婴的平均身高为66.76厘米，女婴的平均身高为65.90厘米。

头围：男婴头围平均约为43.10厘米，女婴头围平均约为41.90厘米。

胸围：男婴胸围平均约为43.40厘米，女婴胸围平均约为42.05厘米。

坐高：男婴坐高平均约为43.57厘米，女婴坐高平均约为42.30厘米。

二、心理特点

宝宝已经开始呈现活跃的心理特征。他喜欢父母逗他玩耍，喜欢摸眼前看到的东西，喜欢趴着，并抬头挺胸环顾四周，这表明他对周围的一切事物很好奇。

（一）视觉

目光能跟随在水平及垂直方向移动的物体转90度。

（二）听觉

到六个月时对母亲的语音有特殊反应。

（三）触觉

6个月后的婴儿，往往先把手伸到视觉范围，用视觉检查手的位置，然后用视觉把手送到物体所在处，例如：看见了东西，往往抓住，放进嘴里。较小的婴儿根据本体感受信息去指导手抓东西的动作，而6个月以后则依靠视觉指导。

（四）感知觉

认识日常物品、玩具，发展认识能力。如果让孩子认识“灯”，大人可以指着灯让宝宝看，并且告诉他这是灯，每天练习5~6次，直到你说一声“开灯”，并且按开关，灯就亮了，你说：“关灯”，灯就灭了，这时孩子就会用眼睛盯住灯，慢慢孩子就会认识灯了。

（五）肢体运动

一般孩子在6个多月时便能俯卧抬胸。此时需要注意的是：婴儿能拾起一个物体，除非这个物体被一块布盖着。但是他还是不能理解，一个被盖着的物体仍然存在。他能够把位置和运动协调起来。如果移动着的客体停止了，他会停止跟踪并处于停止状态。同样，他能跟随着一个固体的客体，不论它向哪个方向移动。

三、保健护理要点

（一）流涎

这个月宝宝将开始他的口水历程，滴答不断的口水将持续至一两岁。这时期流口水是一种正常的生理现象，一般不需要治疗。随着宝宝的长大，牙齿萌出后，牙槽突逐渐形成腭部慢慢增高，口底渐渐加深，同时由于吞咽能力的加强，流口水现象会好转。

但并非所有的流口水都属于正常情况，某些时候宝宝流口水是病理性的。例如流口水的同时还伴有口角破溃发炎的，或者是口腔黏膜充血或溃烂，拒食烦躁等，这是口腔炎导致的流涎症；如果伴有一侧或双侧面部肌肉萎缩、咀嚼无力，这是由于消化不良、肠道蛔虫症所致的流涎症。

许多原因都可能导致宝宝的“长流水”，不过其中最为常见的是口腔炎，护理人员需要特别关注孩子流涎的症状，从而做好护理。

1. 症状

除了流口水之外，还会出现38~40摄氏度的高烧，1~2天后口腔黏膜上出现小水疱，可为单个，也可成簇。小水疱破溃后形成很浅的溃疡，上面有黄白色膜样渗出物，周围有红晕。宝宝因为局部疼痛，会变得烦躁不安，经常哭闹，因为口腔的不舒服，他们会拒食，即使吃过之后也比较容易吐奶。

本病终年可以发生，冬春季为流行的高峰期，宝宝常常因为传染而得病。一般情况下，过1~2周会自愈，但容易复发，反复发作者通常与微量元素锌的缺乏有关。

2. 护理

（1）随时为他擦去口水。给宝宝擦口水的手帕，要求质地柔软，以棉布质地为宜，要经常洗烫。擦时不可用力，轻轻将口水拭干即可，以免损伤局部皮肤。

（2）温水清洗。用温水洗净口水流到的地方，然后涂上油脂，以保护下巴和颈部的皮肤。

（3）准备一个围嘴，防止口水弄脏衣服。

（4）去医院检查。如果宝宝口水流得特别严重，就要去医院检查，看看宝宝口腔内有无异常病症、吞咽功能是否正常等等。

（5）如果诊断为口炎，在医生的帮助下，可以使用一些退热、镇静的药物，局部可用药物涂抹。

（6）保持口腔清洁。可以经常给宝宝喂点水。

（7）在专业人士的指导下给宝宝补充微量元素——锌。

（二）保护乳牙

婴儿从6个月左右开始出牙，2岁左右乳牙全部萌出，共有20颗。乳牙的使用时间为6~10年，而这段时间正是小儿生长发育比较迅速的时期，如果牙齿不好，会影响小儿对营养物质的消化吸收，有碍健康，同时还会影响小儿的容貌和发音。因此保护好乳牙十分重要。

乳牙的发育是在胎儿期进行的。乳牙的好坏很重要的一方面取决于母亲妊娠期的营养。乳牙萌出后，应注意以下几点：

1. 经常保持口腔清洁

婴儿期不必刷牙，每次进食后及临睡前，都应喝些白开水以起到清洁口腔，保护乳牙的作用。

2. 及时添加辅食

及时添加辅食，摄取足够营养，以保证牙齿的正常结构、形态以及提高牙齿对龋病的抵抗力。

3. 多晒太阳

多晒太阳，及时补充维生素 D 可以帮助钙质在体内的吸收。肉、蛋、奶、鱼中含钙、磷丰富，可以促使牙齿的发育和钙化，减少牙病发生的机会。缺乏维生素 C 会影响牙，要经常吃些蔬菜和水果，其中纤维素还有清洁牙齿的作用。饮水中的微量元素氟的含量过高或过低时，对牙齿的发育都是不利的。

4. 慎服药物

四环素能使小儿牙齿变黄及牙釉质发育不良，因此要慎重服用四环素。

5. 注意事项

（1）喝牛奶的婴儿，可因吃奶姿势不正确或奶瓶位置不当形成下腭前突或后缩。婴儿经常吸吮空奶嘴会使口腔上腭变得拱起，使以后萌出的牙齿向前突出。这些牙齿和颌骨的畸形不但会影响孩子的容貌，还会影响其咀嚼功能。因此，婴儿吃奶时要取半卧位，奶瓶与婴儿的臼唇呈 90 度，不要使奶嘴压迫上、下唇。不要让婴儿养成吸空奶嘴的习惯。

（2）出牙后要常给婴儿吃些较硬的食物，如饼干、烤面包片、苹果片、水萝卜片等等，以锻炼咀嚼肌，促进牙齿与颌骨的发育。

（3）发现乳牙有病要及时治疗。

（三）营养性缺铁性贫血

出生不久的小婴儿，在这个阶段的贫血更多的是营养性贫血。在出生前妈妈已给宝宝储备了 3 ~4 个月生长所需的铁，而 4 ~6 个月后要从食物摄入铁，如果食物中含铁量不足就会发生贫血，这是造成这一阶段婴儿贫血的主要原因；早产儿、低出生体重儿出生时体内储铁量少，牛奶过敏引起的肠道少量长期出血、营养不良、腹泻、反复感染等也可能引起贫血。营养性贫血在任何年龄均可发病，但以 6 个月到 2 岁最多见。发病缓慢，多不能确定发病日期，不少患儿因其他疾病就诊时才被发现患有本病。

1. 症状

皮肤苍白，就是人们通常说的没有血色，一般以嘴唇、口腔黏膜及手指甲表现最为突出。疲乏无力，有贫血症的孩子常常更容易感觉累，精神也不如正常孩子好，他们往往不喜欢动。情绪烦躁，喜欢哭闹，每次进食吃几口就会拒绝，胃口通常不好。

2. 护理

（1）坚持母乳喂养。母乳含铁量与牛乳相同，但其吸收率高，可达 50%，而牛乳只达到 10%，母乳喂养的婴儿缺铁性贫血者较人工喂养得少。

（2）选择配方奶粉。人工喂养的宝宝可以选择配方奶粉，这些奶粉均强化了铁和维生素 C，可预防贫血，但配方奶粉一般价格比较昂贵；另外一个方法是在医生指导下，适当补充铁剂，或食用铁强化食品。

（3）及时添加辅食。从 4 ~6 个月起开始为宝宝添加辅食，及时添加含铁丰富的辅食，如蛋黄、鱼泥、肝泥、肉末、动物血等，同时还要注意添加一些绿色蔬菜、水果等富含维生素 C 的食物，以促进铁的吸收。

（4）定期检查血色素。出生 6 个月或 9 个月需各检查一次，以后每半年检查一次，以便及时发现贫血。

第六节　第七至九个月

一、生理特点

体重：第七到九个月的男婴 8. 46 ~9. 12 千克，女婴 7. 82 ~8. 49 千克。

身长：此时的男婴 68. 88 ~7. 51 厘米，女婴 67. 18 ~69. 99 厘米。

头围：男婴 44. 32 ~45. 13 厘米，女婴约 43. 80 厘米。

胸围：男婴约 44. 06 厘米，女婴约 43. 17 厘米。

牙齿：婴儿开始萌出下前牙。第九个月的孩子大部分已经出牙，有些孩子已经出了 2 ~4 颗牙齿，即前牙和上前牙。

二、心理特点

宝宝开始出牙了，虽不会因为出牙而发热，但也许是多少有些痛的缘故，常会有一些情绪上的改变，夜里不易入睡。8 个月的宝宝玩玩具已经能玩出一些花样来了，他会用两手传递玩具，用两个玩具相互敲击发出声音。宝宝还喜欢用玩具敲打桌面，用拇指和食指捏东西玩。照镜子时，他会去亲吻镜中自己的笑脸。

（一）触觉

7 个月的婴儿看见新异物体时，常常用手去抓住，半转动手腕，使物体转动。8 个月以后，触觉在探索中已起明显的作用。

（二）记忆

8 个月的宝宝记忆力有明显的进步，他能记住父母经常反复说的话或做的动作。8 个月的宝宝注意力比前几个月能够持续的时间更长了，尤其是对于自己感兴趣的东西，他的注意力会更集中。如果给他一个新鲜的玩具，宝宝会自己拿着这个玩具很专注地玩上一小会儿。

（三）观察

8 个月的宝宝有了初步的观察力，有时，他会观察大人都在干什么；有时，他也会对一些细小的东西发生兴趣，如掉在桌上的面包渣，大人掉在床上的头发丝等，他都会去观察。

（四）思维

8 个月宝宝思维能力也有了进一步的提高，他会通过一些小的探索和尝试来发现一些问题。例如，给他一个带盖子的小瓶子，大人把盖子给他取下来，让他尝试着再盖上。一开始，他会把盖子拿反，或是把盖子放到瓶身或瓶底的位置。但是，经过一段时间的尝试，慢慢地，他发现了盖子与瓶子的关系，也就知道该把盖子放在什么位置上了。

（五）视觉

约八个月的时候就能分辨语音的意思。能看 3 ~ 3.5 米内人和物的活动。

（六）语言发育

生长到 7 ~ 8 个月时，就会发出“爸爸”、“妈妈”、“爷爷”的语音。这个时期的宝宝，会频繁地发出“啊——”“爸——”“妈——”等声音。9 个多月的孩子已经能够喃喃发音，这时，要多和孩子说话、交谈。让孩子观察说话时的不同口形，为以后说话打下基础。这个时候的孩子能够知道自己的名字。

三、保健护理要点

（一）排便护理

7 个月后的宝贝基本上已经能够坐得挺稳当了，到了 9 ~ 10 个月应进行排便训练。从这个时候开始，护理人员应注意培养宝贝坐便盆排尿、排便的习惯。但有的宝贝可能会一坐上便盆就身子打挺，哭闹着不干。遇到这种情况，护理人员不要强迫或勉强宝贝去坐便盆，不过要坚持每天训练。可以选择在宝贝高兴或情绪好的时候训练，时间一长宝贝就会从心理上逐渐适应，形成习惯，只要一坐上便盆就可以排出大小便。

进行排便训练时应注意以下几点：

（1）每次让宝贝坐便盆的时间不要太久，以防久坐造成宝贝脱肛。

（2）一开始练习时，妈咪一定要扶着或托着宝贝，避免宝贝在便盆上坐不稳当而摔倒。

（3）可以在宝贝睡前或睡醒后及时把尿，方法为先把双脚分开，而后妈咪嘴里发出“嘘嘘”声，促使宝贝形成排尿的条件反射。

（4）宝贝坐在便盆上排便时，不可养成喂饭、吃零食或玩玩具的不卫生习惯。

（二）睡眠

这一时期的婴儿白天大约睡 3 次，每次睡 1 ~ 2 小时，每天睡 13 ~ 16 个小时。一般早上醒来后，宝贝玩上 2 个小时左右就会感到疲倦，闹着要睡。吃过中午饭后，通常玩上一小会儿又要睡觉，醒来后再玩上 2 个小时左右，可能在傍晚前还要睡上一觉。夜里宝贝可能会睡上 8 ~ 9 个小时，在第二天早上 6 ~ 7 点时醒来。良好的睡眠不仅只是让宝贝保证足够的时间，睡得踏实，还要注意让宝贝形成按时睡觉、按时醒来并自动入睡的良好习惯，这样宝贝会睡得很沉稳、很香甜。同时，避免宝贝养成睡前要大人哄抱或含奶头睡觉的习惯，不然夜里醒来后他们也会要求妈咪这样做，达不到目的则会哭闹不已。

宝贝睡眠应注意以下几点：

（1）宝贝入睡时，不要让他们养成连拍带摇或又走又唱的不良习惯，这种做法使宝贝夜里易醒，睡不踏实，也容易使宝贝养成总离不开大人、缺乏自立的不良习惯。

（2）如果宝贝暂时没有睡觉感，护理人员不要强求。可让宝贝自己躺在床上保持安静，不要逗也不要抱起来，过一会儿宝贝就会自己入睡。

（3）宝贝临睡前不要让他们玩得太兴奋，以免难以入睡。

（三）防止意外

这一时期婴儿不但已经能够坐起来了，还学会了翻身和爬，甚至扶着栏杆能站起来，活动范围越来越大。这时，最好为宝贝准备一辆带围栏的婴儿推车，使宝贝在房间里就可站或坐在里面玩耍，也可以推到外面晒太阳，同时让宝贝开阔视野。但一定要注意宝贝的安全，以免发生意外伤害。应注意以下几点：

（1）小床的周围要有床栏，并且要牢固，以免宝贝从床里摔下来。

（2）一定要把房间里各个角落的豆类物品收藏好，如纽扣、硬币、别针、耳钉、小豆豆等，大人们吃的药物以及化妆品也要妥善安置。

（3）宝贝可能会好奇地把小手指伸到电源插孔里，要用胶布把电源插孔包住。

（4）宝贝行动时妈咪一定要守候在旁边，避免他们抓住桌布把桌上摆放的热菜、热汤、热水瓶或其他物品拽下来，烫伤或砸伤皮肤。

第七节　第十至十二个月

一、生理特点

体重：第十一个月的男婴约重 9.66 千克，女婴约重 9.08 千克。

身长：男婴身高约 74.27 厘米，女婴身高约 72.67 厘米。

头围：男婴头围约 46.09 厘米，女婴头围约 44.89 厘米。

胸围：男婴胸围约 49.09 厘米，女婴胸围约 44.89 厘米。

牙齿：到十二个月的孩子一般出 4～6 颗牙齿，多为上边 4 颗前牙和下边 2 颗前牙。有的孩子才刚开始出牙，也是正常的。小儿正常出牙顺序为，先出下面的一对正中切牙，再出上面的正中切牙，然后是上面的紧贴中切齿的侧切牙，而后是下面的侧切牙。小儿到 1 岁时一般能出这 8 颗乳牙。1 岁之后，再出下面的一对第一乳磨牙，紧接着是上面的一对第一乳磨牙，而后出下面的侧切牙与第一乳磨牙之间的尖牙，再出上面的尖牙，最后是下面的一对第二乳磨牙和上面的一对第二乳磨牙，共 20 颗乳牙，全部出齐在 2～2.5 岁。如果小儿出牙过晚或出牙顺序颠倒，可能会是佝偻病的一种表现。严重感染或甲状腺功能低下时会出牙迟缓。

二、心理特点

这段时间的宝宝开始对父母表现出依恋之情，他喜欢和父母一起看画书，根据父母说出的名称找相应的图片。宝宝还喜欢玩藏东西的游戏。当他听见音乐时会随着音乐做动作，摇摆或上下抖动，好像是在随节奏跳舞。

（一）记忆

宝宝记忆力进一步发展，他能记住和分辨大部分亲人，并且知道他们的称呼。能记住一些事情，能记住常玩的玩具的玩法，能记住吃饭和睡觉的地方。

（二）听力

这时候的宝宝还能模仿看到的简单动作，模仿听到的简单声音。

（三）思维

宝宝的思维也有了一定的发展，认识能力有所提高。他能用手指出自己的身体部位，对于常见的图片，能按名称找出相应的图片来。这个月龄的宝宝自我意识更强了，很多事情喜欢“自己动手做”，例如要自己拿汤匙吃东西、自己拿杯子等，不要大人喂他或代劳。

（四）认知

宝宝的认知能力越来越好，模仿能力也很强，身边亲人的一言一行都是他模仿的对象，所以大人尤其要注意自己的言行，让孩子在温馨、祥和、健康的环境中成长，就是给他最好、最永恒的宝藏。

（五）注意

宝宝的注意力有所发展，能集中注意 2 ~ 3 分钟，对于感兴趣的物体能进行积极的观察。

（六）听觉

有些宝宝已经能听懂自己的名字。

（七）语言发育

1 岁以前是语言发生的准备阶段。1 ~ 1.5 岁的孩子处于语言理解阶段。他能听懂许多话，但是说出的不多，有的孩子完全不说话。一岁半以后，孩子似乎是突然开口的阶段，一下说得很好。

（八）感知觉

出生后第一年，对时间和空间的知觉，对整个事件、物体和场所的知觉迅速发展起来。

（九）注意

婴儿能够寻找在一块布下面的客体，但是如果布下面的客体被移到对面，他仍然看着那块被放回原处的平平的布的下方，然而，他能知道物体可以从一处移动到另一处，也知道放在一起的两个相同的客体不是同一个客体。

三、保健护理要点

（一）睡眠

这个时候应养成规律睡眠，如晚上 8 点左右入睡，早上 6 点起床，保证 10 小时睡眠。白天应睡 2 次，上下午各约 1 小时，应避免午睡到傍晚。不应打扰小孩的规律生活，上班族的父母应尽量配合小孩的生活习惯。白天如条件允许应充分让孩子游玩与运动，这有助于晚上的入睡和清晨的晨起。

（二）保护婴儿眼睛

眼睛是心灵的窗户。眼睛又是十分娇嫩、敏感的器官，极易受到各种物质的侵袭，因此需多加保护。

1. 讲究眼部卫生，防止感染疾患

婴儿应有自己专用的毛巾和脸盆，并且经常保持清洁。每次洗脸时，可先擦洗眼睛，如果眼屎过多，应用棉签或毛巾沾温开水轻轻擦掉。婴儿毛巾洗后要放在太阳下晒干，不要随意用他人的毛巾或手帕擦拭婴儿的眼睛。婴儿的手要经常保持清洁，不要让孩子用手去揉眼睛，发现婴儿患眼病后，要及时治疗，按时点眼药水。

2. 防止强烈的阳光或灯光直射婴儿眼睛

婴儿室内的灯光不宜过亮，到室外晒太阳时，要戴遮阳帽以免阳光直射眼睛。平时还要注意不带婴儿到有电焊或气焊的地方。

3. 防止锐利物品刺伤眼睛及异物入眼

给婴儿的玩具要无尖锐棱角，不能给婴儿小棍类或带长把的玩具玩。要注意防止尘沙、小虫等进入眼睛。一旦发生异物入眼，千万不要用手揉，可滴儿滴眼药水刺激眼睛流泪，将异物冲出来。

思考与练习

1. 怎样给婴儿理发？修剪指甲？擦眼屎？掏耳屎？
2. 春夏秋冬四季应怎样分季节照顾好婴儿？
3. 怎样护理婴儿流涎？
4. 怎样检查婴儿的视力是否正常？如何保护婴儿的眼睛？

第七章
婴儿早教

人体生理学证明，从胎儿始，人的器官能力一旦开始形成并发生作用，就自动有其需求来满足该器官发育发展的生理本能与功能。

而几乎所有国际著名的教育家、心理学家也都认定，人体器官生理发育发展的本能与功能，决定了人生不同发展阶段有不同的关键时期，而0～7岁则是人生中最重要的教育关键期，它几乎决定了人生的基本状态，关系人生整个过程。例：1～3岁是儿童学习语言的黄金时期；2～3岁是计数能力发展的关键期；3岁左右是培养其独立生活能力的关键期；5岁左右是口头语言发展，数概念发展的第二关键期；3～8岁是学习外国语言的关键期等等。

生理、心理、体格，情绪、智力、体魄，得到和谐协调发展，生命机能的关系即经络关系才能畅通，人体内外的能量、信息、物质交流交换才能顺利进行。“通则不痛”，这是生命得到健康的根本保证。

婴幼儿生理、心理、体格、情绪、智力、体魄的发展，是渗透在日常生活护理、起居护理以及最初的行为引导中相互促进而发展的，婴儿护理工作，实际上就是婴儿保健工作，也是婴儿早教工作，只有使“保健、护理、教育”三维一体，“情绪、智力、体魄”三维一体，以及时间、空间的统合，婴幼儿才能真正得到健康成长！才能在健康成长的基础上、在充分享受快乐的前提下、在心灵舒展的状态中，同时得到健康的体魄、良好的心态、创造性的人格！

正是出于这种理念，我们把“婴儿早教”作为母婴保健护理工作的重要方面。

本章主要介绍1个月～1周岁婴儿早教的重要内容。

第一节 婴儿认知能力培养

智力是人的认识（认知）能力的特征，智力开发主要是通过各种手段提高婴儿的认知能力。婴儿从出生开始，就敞开着心灵的“窗口”，即：眼、耳、鼻、舌和皮肤等感觉器官，具备了会看、能听、有味觉、有触觉的生理基础。新生儿的大脑有上亿个神经细胞，如果经常从“窗口”给予婴儿适宜的刺激，就可以学习、接受和处理各种信息，这就是智力发展的基础。

婴儿认知能力包括感知、注意、学习、记忆、思维和想象等多种能力。婴儿需要在丰富而适宜的探索环境中发展认知能力，在观察、动手操作和思考中认识世界。

每一个正常的婴儿都具有惊人的学习能力。成人可以跟随婴儿探索的兴趣，创设丰富的环境，启发婴儿自主学习。通过视觉、听觉、触觉和前庭平衡方面的训练，可以大大提高婴儿大脑的感觉统合功能。

一、视觉训练

（一）注视活动

（1）适合年龄：1~3个月。

（2）训练时间：每次20~30秒。

（3）每天次数：1~3次。

（4）操作方法：选择硬纸片自制成黑白两色的卡片，规格20厘米×20厘米，内容是有靶心图、棋盘图等对称性的图案，也可以是“爸爸、妈妈、宝宝”等汉字或放大的彩色照片，也可以是拆开的《婴儿画报》，放在距离婴儿30厘米左右的地方，让婴儿练习注视，每次20~30秒。图或字卡可3~5张为一组，每隔2~3天更换一次，在婴儿面前呈现出一个“艺术画廊”。展示的方式和位置要经常变换，使婴儿保持新鲜感，这是训练颜色、图形、知觉和注意力的好方法。

（二）追视活动

（1）适合年龄：3~12个月。

（2）练习用具：乒乓球、笔、小艺术品等。

（3）训练时间：10~20秒。

（4）每天次数：1~3次。

（5）操作方法：用一个直径约10厘米的红球、吹气动物或娃娃，最好用绳子吊着，放在婴儿眼前30厘米的地方，待其注视后，再从左到右、从上到下、由近到远或呈环形缓缓移动，让婴儿的视线追随着移动的物体。要经常变换方向和位置，同时还要讲出图、字、卡、玩具的名称。

二、听觉训练

（一）熟悉语言

（1）适合年龄：0~6个月。

（2）训练时间：10～20 秒。

（3）每天次数：5～10 次。

（4）操作方法：婴儿出生后，就具备了接受成人的谈话、物品敲击、汽车喇叭等外界声音的能力。可把婴儿抱起来，面对面地与之说话，或以婴儿躺着的地方为中心，从不同的角度温柔地呼唤婴儿的名字。听到后婴儿会转过头来寻找声音的来源，不久就能辨认出家人的声音，听懂自己的名字，找出声音发出的方位。无论是喂奶、洗澡，还是在换尿布的时候，都要用温柔、亲切、富于变化的语调，告诉婴儿你正在做什么。还可以每天给婴儿念节奏鲜明、句子短小、朗朗上口的“儿歌”或歌谣，临睡前念《婴儿画报》、讲故事等，声调要抑扬顿挫，面部要富有表情，有意识地培养婴儿的语言接受能力。

（二）追声寻源

（1）适合年龄：3～12 个月。

（2）练习用具：所有可以发声的东西。

（3）训练时间：10～20 秒。

（4）每天次数：5～10 次。

（5）操作方法：婴儿睡醒后，用哗铃棒、八音盒、钟表、小杯、小勺、橡皮捏响玩具等多种发声的物体训练婴儿的听觉辨别力和方位感。可先将各种发声物体在婴儿的视线内进行演示，并告诉其物品的名称，待其注意后再慢慢移开，让婴儿追声寻源。当辨出声源后，再变换不同距离或方位。还可以把动物的叫声、电话声、火车、汽车等声音的录音放给婴儿听，使他更多地熟悉生活中的事情。

（三）音乐训练

（1）适合年龄：3 个月～3 岁。

（2）练习时间：1～3 分钟。年龄小时间少些，年龄大点时间则可安排多些。

（3）练习次数：根据需要确定。

（4）操作方法：每天可以结合婴儿起床、喂奶、做操、游戏、入睡前等日常生活环节，在固定的时间播放节奏明快、旋律优美的音乐，既可增强婴儿的音乐记忆力，又能帮助建立良好的行为习惯。还可以把模仿动物叫声和大自然中某些声音的音乐，配上相应的实物或图片，让婴儿看一看、摸一摸，使听觉、视觉、触觉都得到综合的训练。

（四）亲子阅读（朗读、讲解）

（1）适合年龄：10 个月以上。

（2）练习用具：图书、图片。

（3）练习时间：2～5 分钟。年龄小时间少些，年龄大点时间则可安排多些。

（4）操作方法：成人把婴儿抱在怀里，共同翻看色彩鲜艳、图文并茂、内容健康的图书或图片，对内容进行讲解，讲一页让婴儿自己翻一页，以婴儿为主体，愿意听的地方就多讲，不愿意听的就翻过去，久而久之使婴儿对看书产生兴趣，养成阅读的好习惯。这类活动可以使婴儿有一种安全、温暖和被关爱的感觉。

讲解时应注意的问题：要随时用手势、肢体语言、面部表情把书的情节表现出来；用声调表现书中人物的喜怒哀乐；尽量使用通俗的、婴儿听得懂的语言。

三、触觉训练的方法

（一）皮肤触摸

（1）适合年龄：0～6个月。

（2）训练时间：20秒左右。

（3）触摸部位：不同部位。

（4）操作方法：让婴儿躺在床上或将其抱在怀里时，可以轻轻地揉揉他的小腿、大腿；轻轻拉拉婴儿的手和脚；用揉、抓、弹、压、拉、捏等各种方式，与婴儿的身体器官产生接触。

（二）触摸自然

（1）适合年龄：6个月～3岁。

（2）练习时间：看条件灵活掌握。

（3）操作方法：在天气好的日子里，带婴儿到有花草树木的地方，让他用手去摸树叶、树皮、花、石头等，帮助婴儿认识树的品种、树叶的形状，辨别花的颜色，充分利用自然的资源，让婴儿去摸、去看、去听、去感受，使之通过自己的眼、耳、手、鼻等感觉器官来吸收各种信息，获得各种体验。

四、前庭平衡训练

婴儿从站、坐、走、跑、跳等基本动作到会读书、写字、语言表达以及日常生活中的喜怒哀乐表达，都与前庭平衡系统有密切的关系。

（一）正竖托抱

（1）适合年龄：3～6个月。

（2）训练时间：1分钟左右。

（3）操作方法：用一只手托住婴儿的屁股，另一只手托其后颈，让婴儿面向上平卧在空中。把托住颈部的手举上去，由平卧渐渐变成站立，然后把婴儿恢复成平卧姿势，再将托屁股的手放低，使婴儿头在下脚在上，速度要快，反复几次，可以使其前庭系统得到充分刺激。

（二）浴巾游戏

（1）适合年龄：6 个月 ~2 岁。

（2）练习用具：小棉被或毛巾被一条。

（3）训练时间：30 秒 ~2 分钟。

（4）操作方法：将棉被或毛巾被摊开铺平，让婴儿俯趴在上面，头要抬起，成人站在两边，各拉起棉被的两个角，动作要协调一致，一个拉，一个送，让婴儿有向前冲和向后退的感觉。可以前后晃、左右晃，还可以原地转圈，顺时三圈后再逆时做三圈，或抱着婴儿转三圈。

五、认知综合训练的方法

可以通过看一看、听一听、摸一摸、闻一闻，进行综合性的感知觉训练。每天教一件新事物。如：时间、空间、大小、多少等。准备一个笔记本，将婴儿认识的东西按照食物、动物、植物、家具、日常用品、玩具、人体、交通工具、学习用品、建筑、天气、山水等进行分类。

1. 认识自己、家人及其相互关系

（1）适合年龄：3 ~ 12 个月。

（2）训练时间：看条件，随时进行。

（3）操作方法：3 个月左右的婴儿能够通过照镜子认识自己；5 ~ 6 个月时可以用手指认自己的五官；7 ~ 10 个月可以认识常见的亲人，2 岁半左右能够明确说出自己的性别，并了解亲人之间的关系。通过经常看相册，婴儿可以了解亲人之间的相互关系、认识每个人的不同职业；让婴儿可指着照片向客人做介绍；学会说出自己的家庭住址、父母姓名、父母单位与地址等。

让婴儿听到一个新的物品名称后主动寻找，能够把名称与实物联系起来。

训练时要注意以下问题：

（1）要一件一件地教，避免混淆；

（2）挑选婴儿最感兴趣的东西；

（3）多次重复，强化记忆（需要重复十几遍甚至几十遍才有效果）；

（4）使用简洁、正规的语言，如不要把汽车说成“嘀嘀”，把电灯说成“亮亮”等；

（5）使婴儿从具体到抽象，逐步理解“词”的概括作用，发展思维能力，如吊灯、台灯、壁灯、路灯、车灯等等。

2. 学习分类和概括

在婴儿熟悉常见物品名称并了解了各种物品的属性的基础上，为其准备一个“百宝箱”。把各种各样的小东西，如小火柴盒、小瓶盖、微型手电、乒乓球等装在一个盒子里，随时摆弄。可以让婴儿进一步了解和观察。如物品的颜色、形状、软硬、厚薄、大小、粗细、轻重、冷热、里外、上下、前后、左右；物品的性能：是否能弹跳、滚动、扔在地上有无响声，是否能分开、组合；能否放进去、取下来；物品的用途，如球是玩的，笔是画画用的，杯子可用来喝水。让婴儿逐步按物品的表面特征进行分类（颜色、形状、大小），或按用途分类（吃、穿、玩、用）。

六、注意事项

在培养婴儿认知能力时要让婴儿多说、多听、多看、多摸、多动，激发好奇心。在训练时适度帮助，尽量不给答案。不要强迫，多鼓励。

第二节　语言能力培养

0～3 岁是学习语言的最佳时期，大脑皮质的语言区特别敏感，容易对听到的语言进行记录和整理。语言是婴儿与同伴和成人之间进行沟通的工具，面部表情、肢体动作和哭声、笑声，都可以正确表达婴儿的感受和需求。学习语言是一种自发性的、自然的过程。学习语言有利于促进婴儿智力的发展。

一、引导婴儿发音

1. 语言准备期

一般来说，从出生到 1 岁是语言的准备期，包括语言产生和理解两方面的准备。新生儿会用哭声表达需要别人关爱的需求，用 e、o、a 等发音表示愉快。

2～3 个月的婴儿能主动发出笑声，并与成人进行应答；4～5 个月时能无所指地发出 ma—ba—的声音；8～9 个月时能把自己的动作与成人说的词义联系起来，可以听懂和理解别人的说话，但还不会表达。这时成人需要经常与婴儿说话，让婴儿模仿成人的口型练习发音，从发元音到发辅音进行反复训练，让婴儿在练习过程中理解发音的含义和方法。这种训练适合 3～9 个月的婴儿，可以每天随时进行。

2. 模仿婴儿声音

婴儿睡醒后或者高兴时会发出“啊、呀”的声音，这时的口型与啼哭不同，成人可用同样声调进行模仿，与婴儿进行互相交流。

3. 多与婴儿聊天

可经常呼唤婴儿的名字，帮助其作出相应的反应，与婴儿讲自己正在做的事情。让婴儿模仿成人的口形进行发音，使婴儿能够逐步控制嘴巴和舌头的肌肉，使发音的本领更加熟练。

二、帮助婴儿理解语言

尽量把与婴儿生活有关的人、动作、物品名称和使用的动词联系起来，帮助婴儿理解语言的含义，加深对词的印象。

1. 动作回应

（1）适合年龄：6 个月 ~1.5 岁。

（2）训练时间：30 ~60 秒。

（3）操作方法：帮助婴儿认识自己的器官。开始成人可以利用自己的身体教婴儿进行辨认，如说“鼻子”，就用手指一下自己的鼻子。多次训练后，可让婴儿指认自己的器官，如说“耳朵”，就拿着婴儿的手去摸他自己的耳朵。

帮助婴儿认识家人。告诉婴儿这是爸爸，那是妈妈，爸爸叫什么名字，在哪上班。反复训练后，由成人问：谁是爸爸？妈妈在哪？让婴儿自己来寻找和指认。

2. 看图说话

（1）适合年龄：6 个月 ~3 岁。

（2）练习用具：婴儿画报或图书。

（3）训练时间：看图说话 3 分钟。

（4）操作方法：把婴儿抱在怀里或让其坐在腿上，选择一些自然科学方面的图片书，一边看，一边讲，看一页翻一页。

介绍内容时要言简意赅，如这是狮子，那是老虎。等有了初步印象之后，再配合画面作些说明。如：老虎在跑；小白兔在跳……可以围绕图片内容提出相关问题。如：“哪个是大象？”“它的鼻子在哪里？”“小羊在哪吃草？”如果婴儿能够用手指出来，说明已经理解了书中的意思。把陪婴儿看书当做一种乐趣、一种游戏，帮助婴儿练习说话，提问不要操之过急。

3. 感受实物

选择婴儿生活环境中比较熟悉的东西，摆放在可明显辨认的地方。讲解时要发音清楚、准确。尽量使用儿童语言。如认识台灯，可以抱着婴儿坐在台灯前，拉着婴儿的小手去摸灯罩，把灯打开再关上，反复几次，增加婴儿的兴趣。然后抱婴儿走到另一个房间，问：“台灯在哪？”观察婴儿是否用眼睛寻找，如果找到了，就要给予赞扬。

三、用正确的方法训练语言

1. 看图讲故事

（1）适合年龄：10 个月 ~3 岁。

（2）练习时间：1 ~3 分钟。

（3）练习次数：不限，看条件而定。

（4）操作方法：照图书给婴儿讲故事。不仅可以增加婴儿对语言的感觉，还可以强化对语言的记忆，为其将来开口说话作充分的准备。

1 岁以后，可以让婴儿按照一个图片的画面进行讲解。开始先由成人讲一遍，让婴儿复述，熟练后，由婴儿讲给成人听。成人要根据画面多提问题，增加婴儿说话的机会。通过看图讲故事的训练，可以使婴儿懂得许多道理，明确事物之间的因果关系，启发其想象力和创造力。

2. 我问你答

一般来说，婴儿比较喜欢用对答的方式进行交流。因此，可以根据日常生活的各个环节，经常提一些婴儿熟悉的人和事的问题，让婴儿进行回答，如："你叫什么名字?""谁在唱歌?""电视里的小朋友在干什么?""照片里有几个人，都是谁?"等等，回答时可以适当地对其进行启发，并给一些思考的时间，有意识地对婴儿进行语言和思维方面的训练。

第三节　社会行为及人格培养

婴儿的社会行为、人格的培养是使婴儿适应社会环境和具有社会交往的能力的关键。主要包括培养婴儿生活自理能力、社会交往能力和保持良好的情绪等方面的内容。它能使婴儿个性和潜能得到充分发展。

一、培养婴儿的生活能力

科学合理地安排婴儿的生活是保证婴儿全面发展的基础。培养婴儿良好的生活习惯，有利于促进其身心的健康发展。培养婴儿的生活自理能力，有利于其个性的发展。婴儿生活自理能力的培养必须根据其年龄特点进行。

1. 培养婴儿良好的睡眠习惯

充足的睡眠是保证婴儿生长发育的重要条件。良好的睡眠习惯可以保证生长激素的分泌，促进婴儿身高、体重的增长，也是帮助婴儿调节情绪的重要方法。

（1）独立睡眠：婴儿单独睡一张小床，可以保证睡眠质量、克服依赖感。

（2）自己入睡：养成不用成人哄抱、摇晃就能入睡的好习惯。

（3）按时睡觉：每天按照规律的作息时间睡觉。

（4）按时起床：每天在一个相对固定的时间起床，不要养成睡醒后在床上玩耍的习惯。

（5）做好入睡准备每天按照固定的时间和同样的程序安排婴儿睡觉，帮助婴儿建立睡眠条件反射，尽快进入睡眠状态。

（6）纠正睡眠姿势让婴儿自己选择一个舒服的姿势，3 个月以内的婴儿不要采取仰卧睡姿，防止因溢奶而窒息。要随时纠正吃手、啃玩具、蒙头、趴着睡等不良习惯。

2. 培养婴儿良好的饮食习惯

良好的饮食习惯包括：

（1）培养婴儿对食物的兴趣和好感。

（2）养成饮食定时定量的习惯。

3. 培养婴儿良好的清洁卫生习惯

培养良好的清洁卫生习惯是提高机体防御功能、预防疾病、保证婴儿正常生长发育的有效手段。

婴儿良好的卫生习惯包括：

（1）饭前饭后洗手。

（2）便后冲洗厕所，这里不是说要婴儿自己冲洗厕所，而是让他看见、熟悉、逐步认识这道工序。

（3）每天洗脸、勤洗澡、勤剪指甲、勤换衣服等。

4. 注意事项

（1）培养生活自理能力可以采取分解难度、多示范、有简到繁的形式。

（2）根据婴儿的年龄特点明确培养目标，在技能训练方面要把握好度。不能把技能训练的好坏作为衡量的标准。

二、培养婴儿的社会交往能力

培养婴儿社会交往能力是智力开发的重要内容。社会交往能力是婴儿适应社会、全面认识社会的基础。良好的人际关系能够促进婴儿身心的健康发展。

1. 与婴儿建立亲密关系

指导家长对婴儿的视觉、听觉、触觉和模仿能力进行训练，为培养婴儿社会交往能力做准备。

（1）指导母亲在喂奶时与婴儿进行交流。在喂奶时可以一边喂，一边抚摸，也可以将婴儿的手放在母亲的乳房或脸上。同时用亲切的语言与其交流，或者哼一些好听的歌曲，让婴儿感受到关爱。

（2）用眼睛互相注视进行交流。经常和婴儿进行眼对眼的接触，最佳距离为20厘米。一边说话，一边慢慢移动面部，让婴儿的头和眼睛随着转动。经常对婴儿进行语言刺激，可以促进婴儿大脑的发育。

（3）经常给予婴儿更多的爱抚、亲吻和拥抱。经常和婴儿嬉戏玩耍，共同做拍手游戏，如唱“你拍一，我拍一”等儿歌，并做出各种动作让婴儿模仿，多给婴儿提供学习的机会。注意观察婴儿的各种表情和动作，对婴儿的要求作出积极的回应，使之得到最大的满足。

2. 鼓励婴儿与同伴交往

婴儿在与同伴交往的过程中，能学会微笑、表达、合作等社会交往能力，学会交换与等待。

（1）为婴儿提供与同伴一起玩的机会。如到邻居家串门或到公园散步，寻找年龄相同的伙伴。

（2）安排两个人合作的游戏。如让一个婴儿做一个动作或发出一种声音，让另一个进行模仿，从互相配合中体会与人合作的快乐。

（3）让婴儿学会分享食物和玩具。经常讲小动物分享物品的故事，在婴儿情绪好的时候，拿出两块糖，告诉他一块给小朋友，一块留给自己。让婴儿与同伴一起玩玩具，共同分享快乐。

（4）指导婴儿玩“角色游戏”。如当大夫给别人看病；当售货员卖东西等。

（5）帮助婴儿准备与同伴一起玩的玩具，如积木、图书、水盆等。

3. 培养婴儿的沟通能力

3岁以前是婴儿学会进行沟通的最佳时期。要为婴儿提供丰富的语言环境。可采用以下训练方法。

（1）要面对面地与婴儿说话，吐字要清晰、节奏要缓慢，最好说普通话。

（2）要与婴儿说看得见的东西和正在做的事情，这样容易使婴儿明白语言与事物之间的联系，并容易记住。

（3）要认真听婴儿说话，并试图理解婴儿的语言，这样可以激发婴儿说话的积极性。

（4）鼓励婴儿与他人进行对话。如吃饭时与家人对话，在汽车上向他人问好等。

（5）在与他人交往时，训练和鼓励婴儿作完整的自我介绍，并且能够倾听他人的介绍，这有利于增进交往能力。

（6）指导婴儿使用正确的语言向他人问好、说再见等，提示婴儿用语言准确表达自己要喝水、要玩具等个人需求。

(7) 与婴儿玩文字游戏。如找一些带图案的卡片，由婴儿来抽取，成人提问，婴儿回答，答对了要给予表扬。

(8) 带婴儿一起去购物。边买东西边讲物品的名称、用途，让婴儿动手摸或闻所买的东西，复述物品的名称和用途。

三、培养婴儿良好的情绪

情绪是情感的外在表现，情感是情绪的本质内容。0～3 岁是婴儿情绪培养与个性及人格发展的敏感期。

情绪是婴儿需求是否得到满足的一种心理和生理反应。良好的、积极的情绪，不仅能使婴儿大脑的智力活动保持在良好的状态，而且还能使婴儿保持心理健康。

(一) 培养婴儿良好情绪的方法

1. 增加爱抚和情感交流的机会

要通过多搂抱、多抚摩、多对视、多说话、多逗笑、多游戏的方式，让婴儿充分感受到一种爱意。与婴儿建立牢固的依恋关系之后，成人就需要“藏起一半的爱”。

2. 为婴儿设计一个丰富而适宜的智力游戏

通过向婴儿提供实物、色彩、图案、符号，听音乐、念儿歌、讲故事和动手操作的机会，满足婴儿日益增长的好奇心和求知欲。

3. 不要限制婴儿的环境探索活动

在婴儿学会爬行和直立行走后，最好能开辟一个安全而富有探索性的“运动场”，任他“摸、爬、滚、打”。

4. 满足婴儿的合理要求

当婴儿提出某种要求时，只要有可能，就要立刻停下手中的事，去关注婴儿的行为，为婴儿提供适当的帮助，让他感受到别人的尊重，从而学会尊重别人。

5. 对婴儿的行为进行评价

当婴儿能够听懂语言后，要及时对他的言行加以肯定和赞赏，让婴儿在爱抚和赞赏气氛中体验成功的欢乐，经受“挫折”的考验。

6. 不用恐怖的表情和语言吓唬婴儿

不要把成人的不满情绪发泄在婴儿身上，更不能冷落、甚至打骂婴儿。

7. 扩大婴儿的接触面

让婴儿在陌生的环境中经受“锻炼”和“考验”。用成人对待客人的热情态度和友好气氛去感染婴儿，帮助他克服怯生情绪，学会逐渐适应生人和熟悉环境。

（二）注意事项

婴儿良好情绪培养过程中应多为婴儿提供经常与同伴交往的机会；在婴儿与同伴发生冲突时，成人不宜过多干预；要让婴儿学会与人交换、分享和等待等习惯。

四、选择实施个别化教学的游戏

游戏是各种能力的综合性训练，为婴儿各种能力的发展提供了机会。以教育功能划分的游戏可分为主动性游戏和教学游戏两大类。

1. 主动性游戏

主动性游戏是婴儿创造性地反映生活的游戏，主要包括以下四种：

（1）操作性游戏：是婴儿需要用四肢大小肌肉的活动来完成的游戏。例如：攀、爬、抛、扔、捉等运用手脚协调进行的游戏，可选择推拉玩具、搓泥胶、拼插图形等玩具配合训练。

（2）建筑造型游戏：是婴儿利用不同的建筑材料和与建筑活动有关的动作来反映周围生活的游戏。例如：玩积木、玩积塑、玩沙、玩水等游戏。

（3）创造性游戏：是婴儿凭借自己的生活经验，用简单材料制作物品的游戏。例如：绘画、折纸、剪贴、编织、泥塑等美工活动。

（4）想象性游戏：是婴儿利用现有的物件或玩具，再加上自己的想象力进行的游戏。例如：反映婴儿生活的角色游戏、根据童话故事改编的扮演角色的表演游戏。

2. 教学游戏

教学游戏是教师为完成某一教学目标而编制的游戏，主要包括语言游戏、数学游戏等。以上两类游戏在个别化教学活动中具有不同的意义和作用。

3. 安排游戏教学的原则

（1）游戏教学的原则。在各种游戏中都贯穿着教学的内容。如给布娃娃洗脸、穿衣服等可以使婴儿获得为别人服务的感受。

（2）目标恰当的原则。选择游戏的目标要适合婴儿的年龄特点，编排游戏要考虑婴儿发展的个体差异、兴趣和能力等因素。

（3）动静结合的原则。注意均衡安排动态游戏和静态游戏，静态游戏一般包括说、写、画等活动；动态游戏包括走、跑、跳等类型的活动。

（4）安全的原则。主要包括游戏的环境、游戏的设备、游戏的材料、玩具摆放的位置等，护理员要经常对游戏设备、材料等方面进行检查。

（5）鼓励婴儿进行探究的原则。根据婴儿的发展水平，调动和保护婴儿主动探索的积极性、创造性。给婴儿提供自主发挥的空间。

五、发挥玩具在游戏中的作用

玩具与游戏有着密切的关系，玩具是游戏的物质基础。

1. 玩具的主要功能

（1）游戏可以促进婴儿动作技能的发展。如大小肌肉、手眼协调能力等。

（2）游戏可以帮助婴儿了解事物之间的联系，激发婴儿的想象力、创造力，促进婴儿社会性行为的培养。

（3）游戏能够促进婴儿的个性发展。

2. 选择玩具的要求

（1）注重玩具的多功能性。即一物多用，一种玩具可以有多种玩法，最大限度地刺激婴儿的注意力、想象力。如一条绳子、一个皮球可以有许多种玩法。

（2）注重玩具的多层次性。即一种玩具在不同的年龄可以玩出不同的水平。如球可以根据婴儿不同年龄阶段的发展水平安排接球、扔球、抛球、踢球的游戏。

（3）玩具的参与性。即玩具与婴儿之间应具有互动性，在玩的过程中能够满足婴儿发展的需求，有利于开发婴儿的潜能。如果能够利用生活中废旧物品，自制玩具，效果会更好。

3. 根据婴儿的年龄特点选择玩具

（1）1 岁内的婴儿：选择可搂抱的柔软的绒毛玩具（绒布玩物、充气形象玩具）；可悬挂的视觉玩具（如彩色气球、旋转风铃等）；可抓握的不规则物品（硬的、软的、长的、方的、圆的、可发声的、可敲打的）；娱乐观赏性的玩具（发条玩具、惯性汽车）。

（2）1～2 岁：可增加拖拉玩具；推行玩具；大充气彩球；水上漂浮玩具；盒子和瓶子。

（3）2～3 岁：可增加拼图类（套桶、套娃、插片）；木珠；手帕；笔和纸；剪和贴的工具等（需与成人一起完成）。

4. 玩具安全性的识别

（1）质地：不宜太沉。

（2）材料：注意防火，填充物不要被婴儿吸入或呛伤，大型器械上的零件要光滑，避免撕、刮、夹伤婴儿。

（3）大小：玩具不宜太小，避免婴儿误服或塞入耳、鼻、口中。

（4）形状：不要过细过长或零件太多，防止小物件脱落。

（5）污染：颜料、蜡笔、橡皮泥要无铅无毒，电动玩具不要使用小号电池。

（6）说明：购买玩具要检查是否标明生产厂家、厂址，是否有商标、执行标准号、产品合格证等。

思考与练习

1. 婴儿认知能力训练包括哪些方面？每个方面的训练方法是什么？
2. 婴儿语言能力训练的方法有哪些？
3. 如何培养婴儿生活自理能力？

第 八 章

产妇哺乳和婴儿喂养

第一节　母乳喂养的基础知识

乳汁的生成和排出受到神经内分泌的调节。乳汁的分泌需要催乳素的作用，而乳汁的排出则有赖于催产素的作用。泌乳少与催乳素有关，排乳少与催产素有关。

催乳素是由脑垂体前叶嗜酸细胞分泌的一种蛋白质激素，妊娠中期，催乳素受雌激素和孕激素制衡，分娩后，雌孕两种激素迅速下降，解除了对催乳素的抑制，催乳素开始大量分泌，促使生成大量乳汁；而催产素是脑垂体后叶神经分泌细胞产生的一种蛋白质激素，具有刺激乳腺排出和子宫收缩的双重作用。两种激素相互影响，如果泌乳正常但排乳不畅，乳液滞留腺泡，通过反馈作用又影响泌乳，使泌乳减少。

一、母乳喂养的优点

母乳之珍贵无可取代，它是母亲给予孩子最天然、最理想的食物，是全世界公认的最佳婴儿食品。民间常说：金水银水不如妈妈的奶水。它不但维护了食物与营养的均衡，增强了婴儿的免疫力，更重要的是促进婴儿大脑和智力健康发育，对母亲本身也具有巨大的意义。所以能母乳喂养的话，还是要坚持母乳喂养。母乳具有任何乳类无可比拟的优点。

（一）母乳本身的优点

1. 营养

母乳含有婴幼儿所需要的全部营养素，营养素比例的搭配，十分适宜婴儿生长发育需要。

2. 及时

婴儿随时可以吸吮。婴儿每次肚子饿，都需要吃东西，因为他未成熟的身体，是不适合等待的。母乳可立即喂食，而配方奶的冲配却需一个过程。夜间喂母乳更方便，不需从冰箱拿牛奶、弄热再拿着喂孩子。

3. 新鲜

母奶是新鲜的，而牛奶是经过煮沸、保存、进口的，所以许多营养已被破坏，纵使加了维生素之类，也加了我们了解有限的其他荷尔蒙、酵素之类。

4. 常温

母乳既不会太凉也不会太热，但奶瓶里的奶不一样了，温热到了一定温度后却在喂食时又逐渐冷却了。

5. 廉价

相对于市场上高价的奶粉母乳是不用花钱买的，既营养又经济。

6. 卫生

母乳近乎无菌，而且含有大量抵抗病毒和细菌感染的免疫物质，可以增强婴儿抵抗疾病的能力。

（二）增进婴儿健康方面

1. 不易感染

来自母体的抗体可以增强婴儿的抗病能力，尤其是初乳，提供给宝宝的抗体，可以帮助宝宝在六个月前基本不生病。

2. 不易过敏

喂母乳的婴儿很少得皮肤病，他们很少有湿疹或尿布疹等现象；喂母乳的婴儿很少有呼吸道的严重疾病，但喂配方奶的婴儿却常受此类疾病的侵袭，例如支气管炎、肺炎等。

3. 有利于消化吸收

喂母乳的婴儿很少有消化不正常或吐奶等现象。喂母乳使婴儿肠内产生帮助消化的益菌，而配方奶则产生较少益菌；母乳含有帮助消化的消化酶，有利于婴儿对营养的消化吸收。配方奶尽管非常接近母乳成分，但母乳中的某些成分是人工没法合成的。另外，母乳喂养可防止以后的儿童期肥胖。

4. 有利于排泄

喂母乳的婴孩是很少便秘的，即使 2、3 天不大便，排出来的粪便也还是软的；吃配方奶的婴孩却常常有便秘之苦，且大便是硬的，非常痛苦；另外通过母乳喂养的小孩，脑神经发育和膀胱稳定性和泌尿道括约肌都能得到很好的提高，所以母乳喂养能够防止宝宝尿床。

5. 促进面部发育

吸吮母乳的运动，增进婴儿脸部形状的完美，而吃奶瓶的婴儿长大以后牙齿、嘴型常有变型的烦恼。宝宝吸吮母乳时嘴、下腭、舌头的运动，对语言发育也有很好的影响。

6. 促进口味发展

丹麦哥本哈根大学研究人员为探讨母亲所吃食物与母乳味道的关系作了一项测试，结果显示，母亲摄入不同食物，会使母乳味道产生细微变化。由于母乳中混合了各种口味，接受母乳喂养的孩子断奶后更愿意尝试不同食物，也更能接受不同口味，从而为孩子不挑食打下了基础。比如母亲在哺乳期喝胡萝卜汁，接受哺乳的孩子断奶后会更喜欢吃胡萝卜味的食物。当然这并不意味着母亲如果吃了一个菠萝，孩子以后就会喜欢吃菠萝。

7. 促进智力发展

母乳的天然成分有利于儿童大脑发育和智商提高，研究发现母乳中含有促进脑发育的多种丰富并且比例适宜的营养素，如：牛磺酸、多不饱和脂肪酸、微量元素等。

（三）增进母亲健康方面

喂母乳可预防母亲患乳癌的概率，根据统计，从未喂母乳的妈妈比较容易患乳癌；宝宝的吮吸可以帮助妈妈产后子宫恢复。

另外，哺乳有助于产妇体型恢复。怀孕期间母亲身体积蓄的脂肪，就是大自然为产后哺乳而储存的“燃料”。哺乳消耗母亲体内额外的热量，使其新陈代谢发生改变，不用节食就能达到减肥目的。正如母乳让宝宝有一个健康正常的体型，宝宝也同时帮助妈妈恢复体型。而现在许多妈妈们产后过早给孩子断奶，自己却花大量时间、金钱去健身房里重塑自己的身材，实在不值得效仿。

（四）增进亲情方面

母乳喂养不仅为孩子提供物质营养，还提供了一种必不可少的“精神营养”。母乳喂养可促进宝宝与母亲的感情建立与发展。母亲对宝宝的哺乳、照顾、抚摸、拥抱、对视、逗引以及与母亲胸部、乳房、手臂等身体的接触，都是对宝宝的良好刺激，促进母子感情日益加深，可使宝宝获得满足感和安全感，使宝宝心情舒畅，对孩子今后形成良好的个性十分有益，也为将来孩子与人交往、走入社会做了准备。这是宝宝心理正常发展的重要因素。

另外，通过哺乳，宝宝能听见妈妈的心跳，变得安静，并可使母亲与婴儿同时享受身体的温暖，这是一种身体与感情的结合，也为培养日后家庭的安全感以及爱打下了基础。

二、母乳喂养的原则

母乳喂养应遵循“早开奶，按需哺乳”的原则。

1. 早开奶

早开奶，按需哺乳可以提高催乳素及催产素这两种激素的血浓度。由于婴儿的吸吮，刺激了乳头内的感觉神经末梢，从而诱发动作电位，并沿脊髓上行达下丘脑，使垂体分泌催乳素及催产素。婴儿的反复刺激可使上述激素分泌持续发生。新生儿的吸吮刺激越早，乳汁分泌得越早。现在主张新生儿出生后半小时内开始哺乳，虽然此时母奶尚未分泌，但这种刺激却给了中枢神经系统一个信号：“孩子需要吃奶，应该分泌催乳素和催产素了。”这种经常的、反复的刺激，是决定母乳量的关键所在。

2. 按需哺乳

“按需哺乳”即不拘泥于是否到了“预定的时间”，只要婴儿想吃，就可以随时哺喂。近年来通过反复的对比研究，发现“按需哺乳”是一种顺乎自然，因势利导的最省力、最符合人体生理需要的哺乳方法。具体地说就是当孩子哭闹，妈妈感觉他要吃奶或者妈妈奶胀，想给孩子喂奶时就可以哺乳。

母乳喂养时，尤其是前1个月，按需哺乳非常重要。这是因为新生儿每次吃到的奶量不多，刚刚出生不久的新生儿胃容量只有30毫升，每次能吸吮到的奶量也只有20毫升左右。吃的奶量少，加上母乳容易消化，在胃中停留时间短，自然孩子很快又饿了；而且新生儿每次吃的奶量不相同，因此有时孩子吃奶后1小时就饿了，而有时孩子间隔达3小时似乎还不那么想吃，这很自然。正是这种生理现象的存在，使我们大力提倡按需哺乳。

推荐的哺乳次数为：出生头两周每天喂奶8～12次，大致要到第2个月延长至2.5～3小时喂一次奶，这时胃容量已达100毫升以上，食入的奶可以在胃中存留的时间延长了。

实践表明，这种按需哺乳的方法，既可使乳汁及时排空，又能通过频繁的吸吮刺激脑下垂体分泌更多的催乳素，使奶量不断增多，同时也可避免母亲不必要的紧张和焦虑（过度的紧张和焦虑可通过反射机制，抑制乳腺分泌）。按需哺乳主要有以下优点。

（1）按需哺乳有助于婴儿心理的发展。只要婴儿有饥饿的信息，母亲就应即刻抱起，在怀里喂奶，使他得到充分的满足，感到安全、舒适与快乐。这样，孩子自身的稳定系统就逐渐成熟了，也为建立良好的母子依恋关系奠定了基础。

（2）按需哺乳可以促进母乳的分泌。吸吮刺激母亲乳晕下丰富的神经末梢，当这些刺激所产生的兴奋传导到中枢神经系统就可以促进泌乳激素和排乳激素的分泌，促进泌乳反射和排乳反射的形成，自然有利于孩子获得更多的乳汁，有利于母乳喂养的成功。

另外，实践证明，只要母乳充足，自3~4个月之后婴儿也会逐渐地自觉做到按时哺乳，即每隔3~4个小时要哺乳1次。它是指母乳喂养过程中不要严格地限制喂奶的间隔时间，尤其在孩子出生后的前几周。按需哺乳是母乳喂养取得成功的关键之一。

要做到按需哺乳，必须实行与宝宝同室，24小时在一起，便于妈妈精心呵护，随时喂乳，但如果父母中有人抽烟的话，不要与婴儿在同一房间，以免引发婴儿猝死综合征。如果婴儿在另一个房间睡，晚上应保持室内黑暗，并尽量不要惊扰孩子，逐步使孩子认识到晚上是睡眠时间，而不是玩耍时间。

三、母乳喂养的把握

（一）判断何时喂奶

婴儿饿了一般会哭泣，但哭泣不一定是婴儿饿了，可能会有其他原因，所以养护人员要了解婴儿的暗示和肢体语言，并不是宝宝一哭就喂。对于宝宝哭啼是否是饿了，还要细心观察，要排除宝宝不舒服或是疾病原因，必要时应得到专业人员的指导。

那么，什么时候给宝宝哺乳呢？婴儿饥饿时会有以下表现：如宝宝小嘴来回觅食，睡觉时眼球快速运动或小嘴有吸吮动作，或者哭闹的同时有上述表现等等，这时应该进行哺乳；如果宝宝睡觉超过3小时也应叫醒喂奶；还有妈妈乳房充盈发胀也可以喂奶，等等。

（二）判断母乳是否充足

专家告诉我们：如果母亲有足够的乳汁，喂奶时可听到婴儿的吞咽声，而且母亲有泌乳的感觉，喂奶前乳房饱满，喂奶后较柔软。两次喂奶之间婴儿非常满足，安宁，婴儿眼睛明亮，反应灵敏。婴儿尿布24小时尿湿6次以上；婴儿经常有软的大便，少量多次或大量一次；婴儿体重每周增加125克。

如果新生儿不能达到以下标准，应该考虑适当添加配方奶。如：能使新生儿每次安静睡眠半小时以上；大便次数每日达到2~6次，呈金黄色糊状；小便每日次数10次左右；体重每日增长30~50克，第一个月增长600~1000克。

添加配方奶需要注意的是，如果母乳不够，喂食时要先喂母乳，喂空后再添加配方奶粉；过早添加会使婴儿混淆奶头，并会降低母乳的分泌能力，多数泌乳方面的专业人士建议，在婴儿出生后3周前不要给婴儿任何人工奶头；另外，要想母乳充足，每日喂奶最少在9次，夜间催乳素的分泌为白天的10倍，千万别停止夜间哺乳。

四、不宜母乳喂养的产妇

（一）患有疾病

患有疾病的母亲对婴儿实施母乳喂养会使婴儿的健康受到威胁，不宜实施母乳喂养。如患有艾滋病、肝炎等疾病，正在接受化疗、服用抗癫痫药物等的母亲，疾病或药物成分会随乳汁传递给婴儿。

（二）乳房施过手术

做过乳房手术的母亲也不便实施母乳喂养；部分乳房被切除的母亲由于奶量不足或输奶管被切断，难以供给母乳。

（三）生活方式欠佳

现代社会压力大，有的年轻妈妈有抽烟、饮酒习惯。这些不良习惯不仅在孕期会对孩子造成很大的伤害，而且在哺乳期，如果妈妈吸烟、饮酒会使尼古丁和酒精也进入到乳汁中，从而加害于婴儿；喝咖啡也会对婴儿造成影响，咖啡中的咖啡因成分对婴儿不利。母亲每日摄入的咖啡因不应超过300毫克，相当于3杯咖啡。如果产妇没法控制咖啡摄取量，建议不要哺乳；另外母亲长期接触有害物质，例如在含铅、汞等有害物质环境中工作也会使母乳出现污染，不利于婴儿。

有的妇女会有婴儿吸吮奶头的不适感，经过适当的调整，多数妇女会消除这种感受的，这种情况不属于不宜母乳喂养的情况；另外，工作外出的新妈妈也可以通过一定的方式进行母乳喂养，也不属于不宜母乳喂养的情况。可以将奶挤出来储存在奶瓶里，白天让护理人员喂给婴儿，早、晚坚持哺乳；短期出差的产妇也可以提早把奶挤出来，储存在冰箱冷冻室里，由护理人员喂给孩子。需要记住的是，新妈妈在工作及出差中，要注意及时挤奶。

五、生病妈妈如何哺乳

从“国际母乳会”了解的事实是：大多数病症只要妈妈恰当处理，都可以坚持母乳喂养。即使艾滋病妈妈也同样可以通过正确的途径进行母乳喂养。这里，我们列举了一些较为常见的病症，让我们科学地透视各种病症，了解这些病症对母乳的影响，从而理性地选择是否继续母乳喂养和母乳喂养的方式。

（一）感冒、流感

如果妈妈得了一般的感冒或者流感，仍然可以继续母乳喂养。专家认为，由于一般药物对母乳没有影响，所以不必断奶。母乳中已经将制造的免疫因子传输给婴儿，即使婴儿感染发病，也比母亲的症状轻。可以在吃药前哺乳，吃药后半小时以内不喂奶；注意卫生，勤洗手，少对着孩子呼吸，可以戴口罩防止传染；

注意多饮水，补充体液。如果妈妈持续高烧，体温超过 38.5 摄氏度，要暂时停止哺乳。

（二）食物中毒

一般的肠道感染不会影响母乳，不必断奶，但在极端罕见的病例中，引起腹泻的病菌已经进入母亲的血液和母乳里，需要服用抗生素治疗，可以暂时停喂母乳，定时挤奶以免乳房肿胀。病愈后可继续哺乳，要注意多饮水。

（三）糖尿病

母乳喂养对于患有糖尿病的母亲来说有特殊的好处：母乳喂养缓解压力，哺乳时分泌的荷尔蒙让母亲更放松；研究表明母乳喂养会减少宝宝成年后患糖尿病的危险；哺乳时分泌的荷尔蒙以及分泌乳汁所消耗的额外热量会减少母亲所需要的胰岛素用量；母乳喂养能够有效地缓解糖尿病的各种症状，许多母亲在哺乳期间病情部分或者全部好转。

胰岛素和母乳喂养不冲突，因为胰岛素的分子太大，无法渗透母乳，口服胰岛素则在消化道里被破坏，不能进入母乳，所以糖尿病妈妈完全可以进行母乳喂养。由于糖尿病患者容易感染各种病菌，母乳喂养期间要格外注意血糖水平、格外注重个人卫生、格外保护乳头不受感染。

（四）乳腺炎

新妈妈患乳腺炎的不少，如果病情轻微，可以继续哺乳。如果乳腺已经出现了脓肿，要停止哺乳，消肿后再恢复喂奶。

（五）甲型肝炎

甲肝发病比较急性，母亲可能卧病不起，无法哺乳，可考虑暂时停喂，定时挤奶。另外，美国儿科学会传染病委员会推荐给婴儿肌肉注射一针标准丙种球蛋白，母乳喂养可照常进行，乳汁中的抗体可以保护婴儿不受感染。

（六）乙型肝炎

如果母亲在孕期感染乙肝，婴儿出生时由于接触母亲体液就可能已经受到感染。美国儿科学会传染病委员会推荐新生儿出生后，12 小时内注射乙肝超强免疫丙种球蛋白，随后连续注射三次乙肝预防针，就可以进行正常的母乳喂养。如果孩子出生后注射了乙肝疫苗、免疫球蛋白，乙肝病毒携带者和“小三阳”妈妈可以母乳喂养。“大三阳”妈妈不适合哺乳。

（七）甲状腺功能亢进

服用抑制甲亢药物的母亲，如果发现婴儿的甲状腺水平降低，可以考虑给宝宝服用甲状腺增强药物；需要射碘治疗的母亲，应该暂时停止喂奶，但要定时挤奶以免乳房肿胀，疗程结束后，检验乳汁中放射性物质的水平，达到正常后可以继续哺乳。有些母亲暂时断奶4个月以后还能够做到重新泌乳。

六、特殊婴儿如何母乳喂养

（一）足月双胎儿

大多数母亲都有足够的母乳喂哺双胎，但由于在同一时间要照看两个孩子是很艰苦的工作，会引起许多困难。因此，护理人员应耐心帮助双胎的母亲进行正确的喂养。

母婴护理人员应该给予双胎母亲更多的支持和鼓励，使之相信她的确有足够的乳汁喂哺两个孩子。婴儿吸吮越多，乳汁分泌也越多。所以，如果两个孩子吸吮，一定会有足够两个孩子吃的乳汁。另外，母婴护理人员还要帮助母亲寻找合适喂哺的体位和方法。有些母亲同时喂哺两个孩子，或是先给一个孩子喂奶，然后再给另一个孩子喂奶，也有些时候一个婴儿总是在固定的一侧吸吮，而有时则是交替轮流的。同时喂哺两个孩子时，护理人员要帮助产妇的双手同时稳稳地抱着两个孩子的身体和脚。

（二）生病婴儿

当婴儿生病时，一些产妇可能会停止喂奶，原因在于他们认为：生病的婴儿食欲下降，不需要再增加其负担；当婴儿吃奶后，发生呕吐，有时进食还会增加腹泻；认为生病的婴儿不需要吃奶。其实这些想法都是不对的。婴儿生病而停止母乳喂养，尽管可能只停喂几天，但婴儿痊愈后往往会拒绝母乳喂养。相反，给生病的婴儿喂母乳是十分重要的，母乳是最容易消化的食物，会使婴儿较快地恢复健康。下面介绍两种常见病的母乳喂养问题。

1. 腹泻

一般地说，母乳喂养的婴儿患腹泻较少，患病后症状也较人工喂养儿轻、容易恢复。婴儿患腹泻病时，不要中断母乳的喂养，就是说不要停奶。孩子如果有轻度的脱水，在二次喂奶期间喂一些糖盐水，糖盐水可以自己配，也可到医院由医师配给。如孩子吐奶厉害而拒绝吃奶，可以停一到二次奶，但一定要把奶挤出来，以保证乳汁的分泌，待婴儿能饮水时，马上恢复母乳喂养。

2. 上呼吸道感染

母乳喂养的婴儿较人工喂养婴儿少患感染性疾病，这是由于母乳喂养的婴儿从母乳中得到了许多抗感染物质的原因。孩子患上呼吸道感染，有时会发热，如果孩子不拒绝吃奶，就要坚持母乳喂养。尤其是在热退后更要加强母乳喂养。

如果母乳喂养的婴儿患了上呼吸道感染，孩子一吃奶就会哭闹，这往往是由于鼻塞的缘故。由于鼻塞孩子吃奶时就会呼吸困难，处理鼻塞的方法有：清洁鼻腔分泌物：可用细棉花签轻轻地卷出鼻腔分泌物，但不可用力过猛而损伤黏膜；减轻鼻黏膜水肿：上感时，患儿的鼻黏膜往往会水肿，可用细棉签蘸上专供婴儿用的滴鼻液，轻轻地在婴儿鼻孔内涂抹，并停留数秒钟后取出，即可减轻鼻塞的症状；食疗方葱乳饮：挤出母乳约100毫升于小碗内，将葱白1～2段连根洗净放入母乳中，把葱、乳放在锅中隔水蒸5～10分钟（至葱黄为好）。将蒸好的乳汁分次喂婴儿，可缓解鼻塞等症状。

（三）低出生体重儿

凡体重低于2500克，胎龄超过28周而未满37周或胎龄在38～40周，而体重低于2500克的活产婴儿，统称为低出生体重儿。

由于低出生体重儿的身体各器官发育不成熟，生活能力低下，适应性与抵抗力差，特别是低出生体重儿吸吮、吞咽功能不完善，胃容量小，消化酶不足，吸收、消化能力差，易发生喂养困难，呛奶、吐奶，且低出生体重儿体内糖原储备少，而又处于高代谢状态，较正常新生儿更易出现低血糖、抵抗力更低下、体重不增甚至死亡，因此，合理喂养对提高低出生体重儿存活率，减少并发症，促进生长发育，缩短住院时间等，具有至关重要的作用。

1. 喂养时间

尽早喂养可防止低血糖的发生、减少蛋白质分解代谢，并缩短生理性体重下降的时间。一般于出生后6～12小时，即可开始试喂糖水。无吸吮功能者可用滴管喂，吞咽功能差者可适当延长试喂时间。喂养间隔时间因个体差异而具体对待，一般体重越低，喂养次数越多，同时还要考虑患儿对喂养耐受情况。一般一周后患儿生命体征稳定，吸吮功能良好，可执行按需哺乳，为出院后家庭喂养做准备。

2. 喂养成分

低出生体重儿喂养以母乳为主，在获取母乳困难的情况下，可用早产儿配方奶。有研究发现，早产母乳中蛋白含量不能满足早产儿需要，蛋白质、钙、磷含量相对不足，而配方奶喂养的早产儿，其生长速度达到或接近宫内生长水平，但配方奶缺乏长链多价不饱和脂肪酸，缺乏免疫保护。所以应当采取混合喂养的方法，以母乳为主，配方奶为辅。关于配方奶，以蛋白含量2克/100毫升为宜，热量供给75～80千卡/100毫升。

3. 喂养量

对于低出生体重儿的喂奶量要根据患儿病情、体重及喂养耐受情况灵活掌握，随时调整，并要随出生时间的增长而逐渐增加。可参照一般情况下的喂养量，一日喂奶总量以不超过体重的1/5为宜，也可参照奶量计算公式，出生10

日内一昼夜的奶量 =（出生后实足天数 + 10）× 体重（克）÷ 100；10 天后一昼夜的奶量 = 1/6 体重（克）~ 1/5 体重（克）。

4. 喂养方法

根据患儿有无吸吮能力，吞咽能力采用普通喂养、滴管喂养、鼻饲插管喂养。对出生体重轻，一般情况良好，吸吮、吞咽功能良好的患儿，用普通喂养方法喂养；对无吸吮能力，但有吞咽能力的患儿可采用滴管喂养；对既无吸吮能力，吞咽能力又差者，可插管鼻饲喂养。

采用鼻饲插管方式喂养应当注意的是，由于低出生体重儿咳嗽反射差，插胃管时误入气管不一定有强烈的反应，所以操作时要特别谨慎，严密观察患儿面色及呼吸情况，准确判断胃管是否在胃内，每次鼻饲前还应测量胃管的长度，观察胃管是否有脱出。

由于低出生体重儿吞咽能力差，可能出现奶液在口腔中存留的情况。有时呕吐物从鼻腔中涌出，加上咳嗽反射弱，很容易造成窒息或吸入性肺炎，所以在喂奶过程中应严密观察患儿面色、呼吸，严格把握喂奶速度。若出现误吸，应立即将患儿头偏向一侧，拍打背部，吸出口鼻腔分泌物及呕吐物，给予氧气吸入。若有呼吸暂停，立即进行人工呼吸，必要时气管插管，应用呼吸兴奋剂。

如果低出生体重儿出现呕吐、腹胀等喂奶不耐受时，应暂停喂养，严密观察或者延长喂奶间隔时间、减少给乳量或降低给乳浓度。营养缺乏部分可以静脉补充葡萄糖和复方氨基酸。

当患儿出现低血糖时，应注意调整喂养方法。母婴护理人员要严密观察患儿面色、呼吸及吸吮能力，若出现面色苍白，出冷汗，体温低，精神差，嗜睡，惊厥等不同程度的神经系统表现，可能出现低血糖。若经检查确认，除要调整喂养方法以外，还要立即给予口服葡萄糖或静脉注射葡萄糖。

低出生体重儿的喂养是一个细致、复杂的工作，要求护理人员要有高度的责任感和认真负责的精神，要耐心、细心、爱心、关心，稍有不慎即可导致喂养失败，甚至导致患儿死亡。通过母婴护理人员从喂养的各个环节加强管理，注重喂养期间病情观察，异常情况的处理以及患儿发育支持护理，对提高低出生体重儿的喂养成功率，降低死亡率，提高生存质量具有重要作用。

第二节　母乳喂养的操作程序

母乳喂养主要分为三个步骤：喂奶前的准备、实施喂奶和喂奶后的结束工作。

一、准备

（一）做好卫生清洁工作

对于婴儿来说，在母乳喂养前，先给婴儿换清洁尿布，这样可以一定程度地避免在哺乳时和哺乳后换它。哺乳时换尿布影响哺乳，哺乳后给婴儿换尿布，就要翻动刚吃过奶的婴儿，容易造成溢奶；对于产妇来说，准备好热水和毛巾，请产妇洗手，并用温热毛巾为产妇清洁乳房，然后用湿热的毛巾敷乳房和乳晕 3 ~ 5 分钟，乳头处如有痂垢，先用油脂浸软后，再用温水洗净。切忌用肥皂或酒精之类擦洗，以免引起局部皮肤干燥、皲裂。同时按摩乳房以刺激排乳反射，挤出少量乳汁使乳晕变软易被婴儿吸吮。

（二）做好喂养怀抱工作

喂养前最重要的是母亲一定要把小婴儿抱好，让他感到很安全，但又不要抱得太紧，这样在他吃奶时，手和脚都可以自由地活动。冬天喂奶不要给孩子穿太多的衣服，穿的要舒服一些，这样母亲好抱，孩子也好吃到。另外，还要使孩子能够看到母亲的脸，看到母亲亲切和蔼的面部表情，切不可边与他人聊天边给孩子哺乳，因为哺乳的过程既加深了母子亲情，又可以表达母亲的爱心。

（三）营造一个舒适的喂奶环境

母亲给小婴儿哺乳时，最好能在一个固定和舒适的房间里，不受周围环境的干扰，让孩子在安静、祥和的氛围中专注地进食。一个好的饮食习惯的培养是从哺乳时就开始了的。

在哺乳前，应先用乳头碰碰小婴儿的嘴唇部位，引起他的觅食反射。护理人员应配合使婴儿口腔对着乳房移动，将乳头从婴儿的上唇掠向下唇；挤出一些乳汁，乳晕变软后便于婴儿含吮；如果婴儿由于难产生下来后嗜睡，必须将婴儿唤醒喂奶，以免造成婴儿低血糖影响大脑的发育，同时也会促进泌乳，还可避免奶胀。

二、实施

哺乳的姿势和方法非常重要，掌握正确的哺乳姿势是预防乳头疼痛和皲裂的关键。如果姿势不对，还会影响泌乳。

（一）哺乳体位

哺乳前，帮助母亲采取舒适的体位，身体放松，侧卧位或坐位。采取坐位的体位时，应让产妇的后背依靠椅背上，两腿自然下垂达到地面。哺乳时，产妇可在托住婴儿脑袋的胳膊下面垫一个专用喂奶枕或家用软枕，再把同侧的脚踩在小凳上，这种体位可使产妇哺乳方便而且感到舒适。行剖腹产术的母亲在恢复期喂奶时，更应借助于枕头或软垫。不能让婴儿躺在腹部以免压迫刀口引起母亲疼痛。

同时，母婴护理人员应选择能够恰当协助母乳喂养的姿势。舒适的姿势，可以避免指导时护理人员的肌肉过度疲劳，出现背痛和其他不适，丧失指导喂哺的信心。

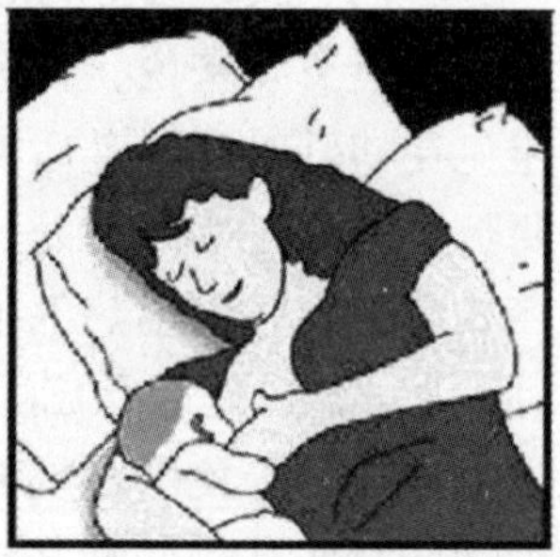

采用坐位时，应把仰卧的宝宝轻轻夹在腋下进行哺乳。

侧卧位喂宝宝比较舒适，但是也要注意不要堵住宝宝的鼻子。

（二）托抱婴儿

护理人员应帮助产妇稳定婴儿头部和乳房位置。用手掌根部托住婴儿颈背部，四指支撑婴儿头部，要将宝宝头、脖子、身体呈一条直线，身体转向并贴近产妇，面向乳房，鼻尖对准乳头，同时产妇另一手的四指和拇指分别放在乳房上、下方，柔和握住乳房，或采用食指与中指成“剪刀状”夹住乳房（奶水喷流过急时采用）。尽量让婴儿在吃奶时姿势适合、舒服，母亲也不会紧张。

解开衣服，将宝宝放置到正确位置，手托住宝宝的臀部。

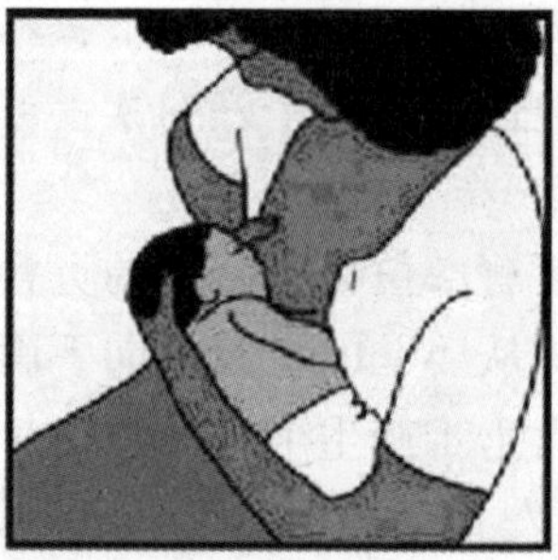

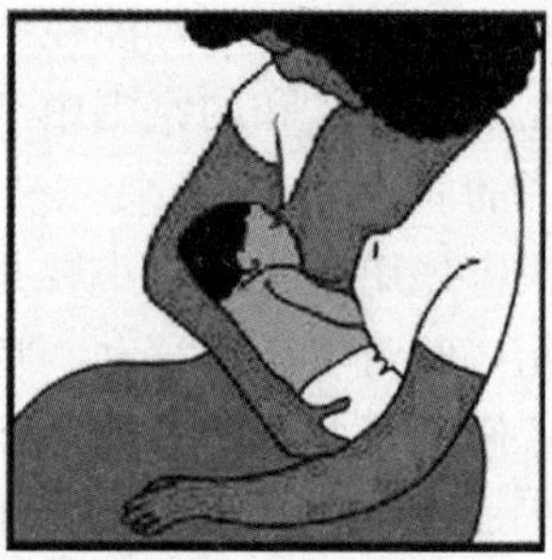

（三）含接乳头

哺乳时用乳头刺激新生儿口唇，待新生儿张大嘴时，迅速将全部乳头及大部分乳晕送进新生儿口中，让他有力地吸吮。当婴儿嘴张大、舌向下的一瞬间，护理人员的手应密切配合，柔和地将乳头引入婴儿口内。这种含接乳头的方法可以大大减少乳头皲裂的可能性。另外需要强调的是应该让婴儿将乳头和乳晕都含在嘴里，有时候孩子只吸母亲的乳头，这是不对的。乳晕相当于奶汁的库房，只有在吸吮时压迫乳晕，奶汁才会射出来，假如婴儿只吸吮乳头，当然不会有多少奶汁了。

婴儿吸吮不当是乳头疼痛的最常见原因。让宝宝两边乳房都要吸吮，两侧乳

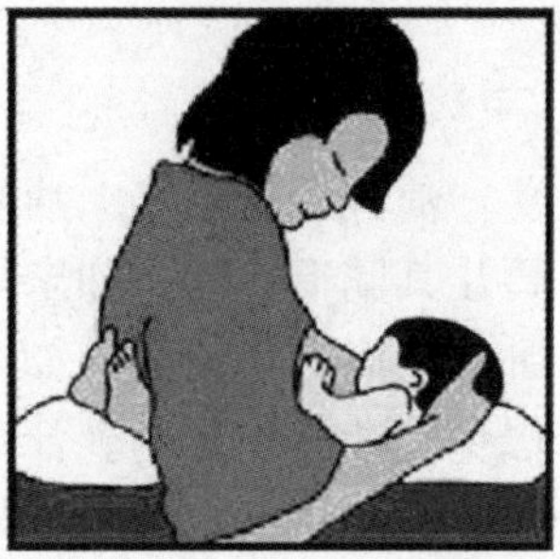

房哺乳应按先后顺序交替进行。如果出现乳头疼痛的情况，哺乳时先吸吮疼痛轻的一侧乳房，以减轻对另一侧的吸吮力。如若乳头疼痛剧烈难忍，可暂停亲自母乳喂养，借助吸乳器吸出乳汁，让宝宝继续享用母乳。

一手轻轻托起宝宝的头，另一手捏起乳房，将乳头放到宝宝口中。

（四）退出乳头

如果要中止喂奶，母亲用食指轻轻将婴儿的下颌按压一下，婴儿会自动吐出乳头，等婴儿放下乳头后再抱离乳房，千万不要强行将奶头拉出，这样会损伤奶头。每次哺乳后挤出一滴奶涂抹在乳头和乳晕上，并待其自然干燥。此法可以使乳汁在乳头上形成保护膜，预防乳头皲裂的发生。如已有乳头皲裂发生了，此种方法可以促成皲裂的愈合。

另外，在哺乳过程中，小婴儿吃奶的速度快慢应靠他自身调节，不要过多干涉他。如果母亲的乳汁分泌得太多，可以用手压一压，避免奶水太急，以免孩子吃呛着。新生儿吸吮奶头时间不宜过长，一侧不超过 20 分钟为宜。

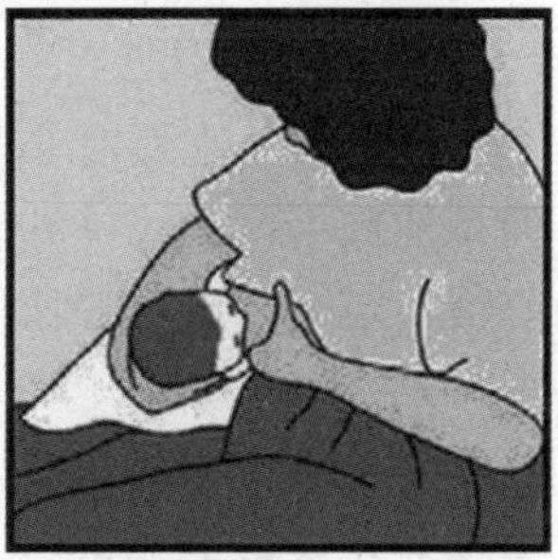

有的时候，孩子吃着吃着，会松开乳头玩起来，此时，母亲常常误以为他吃饱了，有的甚至抱起孩子拍拍他，弄弄他，其实，孩子松开乳头只是想休息一下。遇到这种情况，母亲切不可过多地打扰他的吸乳情绪，可以轻轻地抚摸他的手，与他细声交谈几句，但话不可太多，让他稍稍休息一会儿，换另一只奶，他就会继续吃起来。这样，就不易出现孩子吃不饱的情况了。有时宝宝被惊醒后仍会大口吸奶，应喂饱后再让宝宝睡。

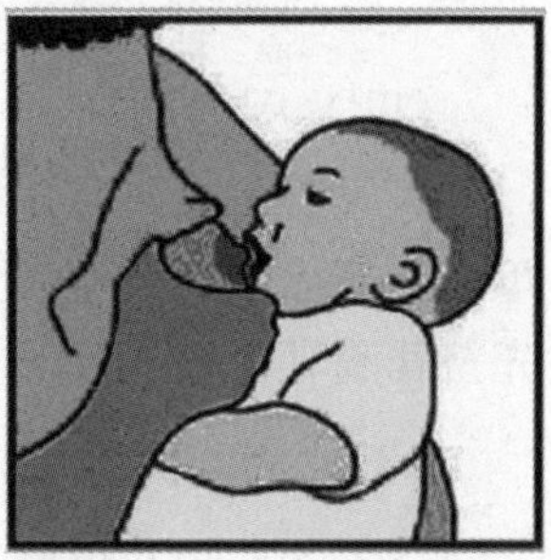

如果在分娩时使用了大量的止痛药或麻醉药，产妇可能不会马上分泌出母乳，要等几天。这期间婴儿要吃初乳，可让婴儿在一个乳头上吸吮，直到他似乎不想再吸下去时为止。让婴儿打一下嗝，然后再换到另一个乳头上。如果没有打嗝，那就在婴儿吸完第二个乳头后再试一次。

注意不要让乳房堵住宝宝的鼻子，应用手隔开。

不要让宝宝含着乳头睡觉，如果宝宝含着乳头睡着，应将乳头从宝宝口中轻轻取出。

三、结束

哺乳后应拍嗝。哺乳后将婴儿竖抱，用空心掌轻轻拍打后背，使婴儿打嗝后再让其躺下安睡。如未能拍出嗝，则可多抱一段时间，放在床上时让其采取右侧卧位，以避免呛奶；如产妇乳汁充足，孩子吸不完时，应用吸乳器将剩乳吸出，以免乳汁淤积影响乳汁再生，并预防乳腺管阻塞及两侧乳房大小不一等情况；如吸吮不成功，则指导产妇将母乳挤出后喂养；每次哺乳后都要用温水毛巾将乳房擦洗干净。乳房应保持清洁、干燥，并且要经常擦洗。

四、不同类型吃奶情绪的应对

母乳喂养是最让母亲操心的事，不同的婴儿对乳房的反应不同，护理人员要根据不同情况进行处理。

（一）迫切型

这类婴儿见到乳房后就迫不及待地把乳头含进嘴里，并且使劲吸吮，直到吃饱为止。这类婴儿约占50%，胃口较大，比较好养，但喜欢咬乳头，使母亲乳头皮肤损伤。

（二）激动型

这类婴儿吃奶时非常激动，含住乳头后不是立即吸吮，而是马上松开乳头。但是他们不再去找寻乳头，而是哭闹。这类婴儿需要抱起来安慰、抚摸，使他们心情安定下来后再喂哺。一般地说，过几天后，婴儿吃奶时就不再那么激动了。

（三）迟缓型

这类婴儿在最初几天里吃奶时显得无力或缺乏兴趣，等到乳汁入口时才开始吸吮。如果母亲催促，他反而更不愿意吸吮。这种情况经常使母亲心烦意乱，失去信心。对这类婴儿，母亲要有耐心，喂哺时先挤一口奶到婴儿口中，让他闻到奶香、吃到奶味，这样他就会对吸奶产生兴趣，开始吸吮。

（四）品尝型

这类婴儿吃奶时先把乳头含在口中，吸吮一口乳汁后含在口内，细细品尝。母亲的催促会惹他生气，甚至拒绝吸吮。对这类婴儿，护理人员需指导母亲，应先挤几滴乳汁放在乳头上，然后用乳头轻触婴儿口唇，激发他吃奶的兴趣。

（五）时断时续型

这类婴儿吃几口后休息一会儿，断断续续，不需要催促，最后总能吃饱，但每次哺乳时间较长。这类婴儿在不吸吮时容易入睡，母亲应在婴儿清醒的状态下哺乳，不要催促婴儿吸奶。因哺乳时间较长，母亲乳头皮肤容易溃破，应注意保护。

五、不同类型乳头的授乳

在哺喂母乳的过程中，乳头的形状远比乳房的形状要重要，而且无论是多么难吸吮的乳头都一定可以哺喂母乳，只是产妇和宝宝都需要花费一些力气和工夫才能让哺乳变得更为顺利。在哺喂母乳前，可以先了解一下自己的乳头类型，对于将来顺利哺乳会有很大的帮助。

（一）扁平乳头

乳头直径虽然在标准范围内，但是却不够突出，也就是乳头长度较短，约在 0.5 厘米以下。对宝宝而言，扁平乳头比较不容易吸到口腔深处，不过只要多让宝宝吸吮，转变成正常乳头的概率很高，宝宝也就能吸得既轻松又顺利。

（二）小乳头

乳头直径与长度都在 0.5 厘米以下。和扁平乳头一样，宝宝比较不容易含住吸吮，只要让宝宝连乳晕一起含住，还是可以吸得到奶水，而且只要持续哺喂母乳，乳头形状将会变得更加容易吸吮。

（三）巨大乳头

乳头直径在 2.5 厘米以上。宝宝刚开始吸奶时会感到困惑，不知道该如何吸吮，但是经过一番努力之后，宝宝就会习惯妈妈的巨大乳头。即使妈妈的乳头比一般乳头大许多，只要妈妈与宝宝一同用心，一样可以顺利、成功地哺喂母乳。

（四）凹陷乳头

乳头凹陷在乳晕中无法突出于外部。这类型乳头要及早做好护理工作，以手指头刺激或乳头吸引器等方式都可以使乳头突出。只要懂得正确地将乳头牵引出来，一样能轻松顺利地哺喂母乳。

（1）霍夫曼运动：凹陷乳头的妈妈，在怀孕第 6 个月以后即可开始进行此乳房护理运动，进行的方式很简单，只要将食指轻压乳晕两侧，将乳头牵引出即可。

（2）乳头吸引器：目前市面上有乳头吸引器销售，轻松一吸即可让乳头突出，相当方便实用。

（3）冰敷：利用冰敷让乳头自然直挺出来，是一种较为自然的身体反应。

六、乳头破裂时的授乳

（一）乳头破裂的原因

由于婴儿吸吮方法不正确或产妇过度在乳头上使用肥皂等刺激物，是造成乳头破裂的主要原因。乳头皮肤比较娇嫩，尤其是初产妇的乳头更加薄嫩，哺乳时容易发生皲裂。产后哺乳时，千万要注意防止婴儿咬伤乳头。乳头长时间受婴儿唾液浸泡也容易发生皲裂，因此每次喂奶时间不宜过长，一般以 15～20 分钟为好；也不要让婴儿含着乳头睡觉。

（二）预防乳头破裂的措施

每天应更换干净的内衣。当用热水和毛巾清洗乳房时不要使用碱性大的肥皂或洗涤剂，因为它会洗掉乳房上保护皮肤免于干燥及皲裂的油脂。洗净后可小心用手轻轻拍干，切勿用力擦干。每次哺乳后都要清洁乳房和双手，以预防感染，如出现皲裂时用儿童鱼肝油涂擦。

（三）乳头破裂的护理

当已有乳头破裂发生时，授乳的母亲更应注意保护和重视局部卫生，以免感染发炎。可先用温开水洗净乳头破裂部分，接着涂以 10% 鱼肝油铋剂，或复方安息香酊，或用中药黄柏、白芷各等份研末，用香油或蜂蜜调匀涂患处，并用乳头护罩或消毒纱布保护乳头。喂奶前要洗净药物。

（四）乳头破裂时的喂养

产妇应采取正确、舒适且松弛的姿势喂哺，纠正婴儿吸吮姿势并继续给婴儿母乳喂养。当喂养姿势改进后，通常疼痛会立即改善，破裂会很快愈合。具体操作方法如下：哺乳前先要用湿毛巾热敷乳房和乳头 3～5 分钟，同时按摩乳房，挤出少量乳汁，使乳晕变软易被婴儿含吮；可以先从不痛一侧的乳房喂养，以减轻对另一侧乳房的吸吮力；让乳头和大部分乳晕含吮在婴儿口内；在哺乳间歇，尽可能将患侧乳头暴露在空气和阳光中；增加哺喂的次数，缩短每次哺喂的时间；哺喂后，挤出少许乳汁，均匀地涂在乳头和乳晕上，稍凉一会儿使乳头干燥，因乳汁具有抑菌作用且含有丰富的蛋白质，能起到修复作用。

如果乳头破裂非常严重，应停止喂奶 24～48 小时，或者用玻璃奶罩吸出乳汁进行间接喂奶，使孩子不直接接触乳头，也可直接挤到消过毒的干净奶瓶里来喂孩子。

第三节　催乳

一、影响乳汁质量的因素

影响乳汁质量有以下几个因素，了解这些知识才能更好地帮助产妇哺乳。

（一）营养因素

许多研究表明，乳母营养和饮食成分对乳汁质量有明显影响。产妇的营养状况不良，会使乳汁分泌减少。当母亲营养状况差时，由于摄入的营养素难以满足泌乳的需要，母亲就消耗本身组织来供乳汁分泌，长期下去对母亲身体是不利的。有报告指出母亲极度营养不良时，乳汁中还会出现有毒物质。除此之外，母乳中其他的营养素，即各种维生素、矿物质及微量元素的含量明显地取决于母亲膳食中这些元素的摄入量，尤其是那些水溶性维生素，由于体内贮存很少，膳食不足则可直接影响到乳汁中的含量。

产妇应保持充足的营养摄入，多吃营养丰富且容易消化吸收的食物和汤类。有一些母亲因为害怕体型过胖而拒绝食用富含营养物质的食物，拒绝进食汤汁，甚至节食减肥，那必然会使乳汁分泌量减少甚至停止分泌乳汁。

哺乳期间应多吃含丰富蛋白质、多种维生素和足量水分的食物，同时还应该注意平衡饮食，以利于乳汁分泌。需要注意的是有些食品是抑制乳汁分泌的，产后哺乳期的妇女应忌食，如韭菜、人参等。还有人买麦乳精给产妇冲服滋补身体，由于麦乳精中含的麦芽糖和麦芽粉有退乳作用，产妇喝麦乳精也会导致乳汁的减少。有些产妇体内缺乏维生素 E，也可造成缺乳，可以适当补充一些。于产后每次服 200 毫克，每日 2 ~3 次，连服 5 天。

（二）乳房因素

如乳腺发育不良，催乳素或催产素分泌不足且相互影响。乳头凹陷以及妊娠期未注意乳房保护等，皆可使乳汁分泌缺少。

（三）乳罩因素

妇女系上乳罩后，乳头和乳罩的摩擦加剧，乳罩上的纤维便会逐渐进入乳管孔，从而使乳管堵塞，造成少乳甚至无乳。为预防因乳罩因素所致的缺乳，妇女平时就应注意不要让乳头直接接触化纤或羊毛类的衣服；孕期更不要把乳罩系得过紧，尤其是在妊娠后期应格外注意；切勿将乳罩与其他衣物同放洗衣机内混洗；每次使用乳罩前，一定要仔细将其内侧的灰尘、纤维、毛羽等拂净；做乳罩的织物一定要柔软，最好选用纱布等纯棉织品，尽量不戴化纤乳罩。由于产褥期内乳房的尺寸及重量均增加，母婴护理人员应提醒产妇穿着合身舒适的棉质胸罩，不能过松或过紧。

（四）健康因素

妇女在孕期患有肝炎、甲状腺疾病等急慢性疾病，因疾病本身或因病用药造成食欲差、营养不良、精神紧张、休息不好等，也可使泌乳量减少。

（五）药物因素

有许多药物，如含有雌激素及孕激素的避孕药、多巴胺类药物、苯丙胺类、儿茶酚胺类、维生素 B6、麦芽、芒硝等，都可通过这样那样的途径减少泌乳量，哺乳期妇女应避免使用这些药物，在就诊时，应让医生知道你正处在哺乳期。

（六）环境因素

哺乳期居住拥挤、环境嘈杂、室内空气污浊、无人照顾、丈夫关心不够等，都不利于乳汁分泌和母乳喂养。为此，应给哺乳期妇女一个清静、整洁、通风的居住环境，护理人员和家人应照顾好产妇的衣食，丈夫应主动关心爱护产后的妻子。这样有利于产妇在产褥期保持良好心态，好好休息，保证提供给婴儿优质的乳汁。

（七）精神因素

初为人母的工作是十分耗费精神以及体力的事情，经常有产妇睡眠不足、压力过大。如果产妇紧张、焦虑、烦恼、忧郁、恐惧、不安，泌乳和排乳均会受到严重抑制，所以产妇情绪的稳定和愉悦非常重要。母婴护理人员应多帮助产妇放松心情，多让产妇休息。有的产妇怕哺乳影响体型、怕生女孩让公婆不悦、怕照顾不好婴儿等等，家庭母婴护理人员首先应该做好产妇的思想工作。哺乳不仅不影响体型，反而使乳母脂肪减少，独具年轻母亲温柔、贤淑、端庄之魅力。要在家人和孕妇头脑中破除“男尊女卑”的封建思想，生男生女都一样。另外，家庭母婴护理人员要向产妇提供一些科学育儿知识，坚定产妇信念，坚信我一定会有足够的奶水喂养我的孩子，照顾孩子是完全可以胜任的。精神负担解除后，吃得舒坦，睡得安稳，乳汁分泌也就畅通无阻了。

（八）哺喂因素

婴儿的反复吮吸刺激可使催乳素及催产素分泌持续发生。而这种经常的、反复的刺激，是决定母乳量的关键所在。所以开奶迟，喂奶间隔时间长，吸吮时间短，以及添加辅食不当等哺喂因素都会造成母奶减少。比如有时候宝宝的嘴离开产妇的乳头，可能只是想休息一下、喘一口气，或是因为好奇心想要观察周围的环境等，所以产妇要稍耐心等待一会，确定宝宝已经吃饱再停止喂食；过早添加配方奶或其他食品，是造成奶水不足的主要原因之一。这是由于宝宝已经吃了其他食物，并不感觉饥饿，便自动减少吸奶的时间，如此一来，乳汁便会自动调节减少产量。

（九）产科因素

分娩时出现难产、剖宫产、失血过多、会阴部感染及住院期间并发其他疾病等，对乳汁的分泌量有很大影响。

二、产后缺乳

哺乳期内，产妇乳汁少或全无，达不到小儿需求，称为“缺乳”，或“乳汁不行”、“乳汁不足”。中医认为本病的主要原因为“气血不足”或“肝郁气滞”。即本病有虚实之分。虚者多为气血虚弱，乳汁化源不足所致，一般乳少或全无，乳汁清稀，乳房柔软，没有胀感，并表现出面色少华、神疲食少。大多数由于失血过多、营养缺乏或身体虚弱引起；实者则一般乳少或全无，乳汁稠浓，乳房坚硬，有胀痛感，并表现出面色红润、食欲正常。大多数是由寒凝、气郁、淤血等原因引起，如果拖延失治，还可转为乳痈。临床需结合全身症状全面观察，以辨虚实。缺乳的治疗原则，虚者宜补而行之，实者宜疏而通之。

产后缺乳与乳腺疾病之间的关系如下。

1. 乳腺管堵塞

产后两三天，产妇的乳房可能胀痛，甚至疼痛难忍。这是因为产后乳房大量泌乳，同时乳房的血管和淋巴管扩张，这时如果乳腺管淤塞不通，导致乳汁郁积，摸起来会很硬有块，触碰会痛。一般不会发烧，如果出现了红热的斑块或者疼痛的硬块，且有发热、寒战类似流感的症状，这就是输乳管堵塞。输乳管堵塞意味着输乳管不能完全排空，乳汁越积越多。

2. 乳腺增生

乳腺增生是女性最常见的乳房疾病，其发病率占乳腺疾病的首位。其发病原因主要是由于内分泌激素失调。对于产妇来说，乳腺增生主要是分泌物淤积所造成，由于乳汁分泌障碍引起分泌物淤积所造成的物理影响，以及分泌物内脂类的分解产物的化学刺激，可导致乳腺上皮的增生。表现为乳腺内出现颗粒状、片块状或囊性结节，以乳房疼痛、乳房肿块为特点，若为下奶初期肿块有疼痛感，也可影响奶水的分泌。

3. 乳腺炎

乳腺炎是产褥期常见的疾病，尤以初产妇为多见，常发生于产后 3 ~ 4 周的哺乳期女性。表现为乳房上出现了红热的斑块或者疼痛的硬块，而且有发烧、打冷战等表现。乳腺炎分为感染性和非感染性两种，都属于炎症。非感染性乳腺炎是由于堵塞的输乳管里的乳汁渗漏到血管而引起的，通常是婴儿吃奶的方式不当；感染性乳腺炎是细菌入侵，入侵的途径两条，一是从乳头皲裂口入侵；二是婴儿口含乳头睡觉或婴儿患有口腔炎。

三、催乳护理

“催乳”就是母乳达不到小儿需求时，通过按摩、饮食、药膳等方法刺激母乳量的分泌，使产妇乳汁通畅的过程。下面主要介绍按摩催乳和食疗催乳两种方式。

（一）按摩催乳

所谓按摩催乳就是通过催乳技术即中医推拿手法，通过对各个部位乳腺组织和乳腺管的按摩，为产妇催乳。按摩催乳的原则是理气活血，舒经通络，多采用点、按、揉、拿等基本手法，但在实际应用时应多种手法相互配合。

按摩催乳的优点很多：可促进局部毛细血管扩张，增加血管通透性，加快血流速度，改善局部的血液循环，有利于乳汁的分泌和排出；从中医的角度来说，通过按摩而疏肝健脾，活血化淤，安神补气，通经行气以调节人体脏腑功能，达到促进组织器官新陈代谢，促进乳汁分泌；按摩的同时能够有效预防将来可能出现的各类乳腺疾病，包括乳腺增生、乳腺管堵塞、乳腺炎甚至是乳房癌的发生。由于催乳按摩的众多好处，在日本、韩国等地，乳房保健按摩是每一个产妇在生产后 72 小时内必需要做的一项护理工作。

另外，按摩催乳与传统手法和机器按摩都有本质区别：传统的手法一般是用手掌蛮揉或用梳子梳理，相比较而言，按摩催乳能减除产妇不必要的痛苦，避免因用力不当引发的炎症；与机器按摩所不同的是：因皮肤直接接触，能准确找到乳腺管位置，能感受到乳腺管受阻程度，做到力度均匀，轻重适度，可一次性基本解决问题。

1. 催乳按摩的种类

（1）开奶

产后下奶时产妇可能双乳胀满、出现硬结、疼痛，甚至腋窝会出现附乳，有奶不出，严重的会发生急性乳腺炎。产后一周是逐步完善泌乳生理的关键时期，产后 24 小时内按摩效果最佳。通过及时的按摩催乳可使本来粘连、闭合、扭曲的奶管打开，达到奶管通畅，预防了产后乳房胀痛、有奶不出、乳房硬块、乳腺炎等情况的发生，使日后哺乳能顺利进行。

（2）疏通乳腺

通过乳腺组织和乳腺管的按摩，以期达到疏通乳腺的效果。乳腺疏通分为两个时期，分别是哺乳期乳腺疏通和回乳期乳腺疏通。

哺乳期乳腺疏通，顾名思义是针对哺乳期妇女进行的乳腺疏通。哺乳期疏通乳腺可以有效避免日后乳汁淤积，乳头损伤并预防乳腺炎。据有关数据显示，育龄妇女有 80% 左右乳腺管堵塞，乳腺堵塞会造成哺乳期乳房胀痛，减少乳汁分泌，甚至引发乳腺炎。

回乳期乳腺疏通是针对回乳期妇女进行的乳腺疏通。如果奶管通畅的话，回奶是没有痛苦的，所以说，乳腺通畅是回奶的前提。大部分妈妈在回乳时乳房里会有硬块，甚至会发生乳腺炎，为什么会这样呢？如果奶管不通就回奶，这样奶水会残留在奶管中，时间长了就会形成硬块，细菌感染后甚至会发炎，形成乳腺炎。

2. 催乳按摩的方法

（1）乳头的按摩

①产妇产后 6 小时后首次按摩乳房。

②每次按摩前先用湿热毛巾热敷乳房 15 分钟，热敷的毛巾要围乳房的四周，把乳头露出，水温 45 摄氏度左右。

③顺时针向乳头方向推打，震荡促进乳腺管通畅。

④一手托住乳房，用另一手的小鱼际的侧面按摩乳房部位的硬结处。

⑤之后，双手托住乳房，从乳根部位向乳头方向梳理乳房，刺激乳根、乳腺和乳头。

（2）乳房基底的按摩

将双手分别置于乳房基底部，双侧以环形按摩乳头，具体操作方法如下：

①一手固定乳房，另一手由基底部向乳头循序按摩，每侧 10 ~ 15 分钟。

②在把乳房往中间推时，尽量让两个乳头靠近，通过这种方法，让乳房基底部比平时更多地活动起来。

③然后把大拇指放到腋下，其余四指从乳房底下横着托住，把两个胳膊肘向内收紧，让胸部挺起来，两手把乳房包住，然后像揉面团似的朝着两只手的手指之间揉动乳房，但是幅度不要过大。

④再用拇指和食指向胸壁方向依次挤压所有孔窦，排出堆积在孔窦及腺体内早期分泌的乳汁（前奶）凝固体。

⑤待孔窦变软后，再沿乳腺管向乳头方向挤压乳房，挤压时避免用力揉乳房。

⑥乳房根部有硬块时，要先排乳头附近的硬块，依次向根部进展，循序渐进，使乳根、乳腺管都通畅。

⑦一手托住一侧，用另一手在对侧沿乳腺管向乳头方向挤压，切勿用力挤压，排出乳汁，使乳腺管呈喷射状射奶，这就达到了按摩催乳的效果。

（3）扁平凹陷乳头的按摩

扁平乳头：用双拇指做十字样，然后用拇指、食指垂直胸部夹起乳头，轻轻向外牵拉，一边压迫着尽量让手指收紧，一边交换位置，可转 360 度，此动作反复几次操作，做完之后尽快让宝宝吸吮乳头，如此可以替代乳头。

凹陷乳头：做平滑肌伸展，伸、捻、拉使凹进去的乳头出来，婴儿能吸到奶，或两食指对贴上下捻，一般一次捻 5 ~ 10 分钟，反复此动作可使凹陷乳头突起，可供婴儿吸吮。

（二）食疗催乳

①通草鲫鱼催乳汤

【原料】 活鲫鱼1条、通草6克。

【做法】 先把鲫鱼洗净、去鳞、去内脏，然后加入通草一同煮成鲫鱼汤。食用时吃鱼喝汤，每天喝2次，连喝3~5天，汤宜淡一些。

【功效】 鲫鱼具有利水、通乳的功效，通草可通气下乳，搭配在一起煮汤不仅可以提高催乳效果，还利于产妇身体复原。

②丝瓜仁鲢鱼催乳汤

【原料】 丝瓜仁50克、活鲢鱼1条。

【做法】 先把鲢鱼洗净、去鳞、去内脏，然后与丝瓜仁一同熬煮成汤。产妇吃时可以少放些酱油，但不放盐，最好吃鱼喝汤一次吃完，每天喝1次，连续喝3天。

【功效】 丝瓜仁具有催乳作用，鲢鱼有补虚、理气、通乳的功效。

【主治】 血虚引起的少奶。

③猪骨通草催乳汤

【原料】 新鲜猪骨（腔骨、排骨、腿骨皆宜）500克、通草6克。

【做法】 先洗净猪骨，放在锅里加上清水，与通草一同在锅里煮1~2个小时，直至熬成1小碗猪骨汤，再放入少许酱油。1次喝完，连续喝3~5天。

【功效】 猪骨具有补气、补血、生乳的作用，加上通草后催乳效果更强。

④木瓜花生大枣汤

【原料】 木瓜750克，花生150克，大枣5粒，片糖适量。

【做法】 木瓜去皮、去核、切块。将木瓜、花生、大枣和8碗水放入煲内，放入片糖，待水滚后改用文火煲2小时即可饮用。

【功效】 对增加乳汁有显著效用。

⑤甜醋猪脚姜汤

【原料】 猪脚1只（斩件），冰糖1小块，生姜250克，甜醋适量。

【做法】 猪脚去毛后斩件，用滚水煮5分钟。将生姜刮皮、拍裂连同猪脚放入瓦煲中，加醋。煮滚后，改用文火煲2小时，下冰糖调味即成。

【功效】 增进食欲，兼能健胃散寒、温经补血。

【主治】 血虚引起的少奶。

⑥芪肝汤

【原料】 猪肝500克，切片洗净，加黄芪60克。

【做法】 放水适量同煮。烧沸后加黄酒、盐等调料，用小火煮30分钟。

【主治】 适宜气血不足之少乳者。

⑦栗子冬菇焖鸽

【原料】 鲜乳鸽1只，栗子150克，冬菇5～6只，姜1片，干葱1段，磨豉酱1茶匙，调料（姜汁、酒各1茶匙，盐小半茶匙，胡椒粉少许，上汤或水1杯多些，生抽大半汤匙，糖半茶匙，麻油、胡椒粉少许）适量。

【做法】 将乳鸽洗净切开与料拌匀同放沙锅内加水适量，文火炖。

【功效】 有通利行乳、散结止痛、清热除淤的作用，能促进乳汁通畅，防止乳腺炎的发生。

⑧猪蹄或乳鸽催乳汤

【原料】 猪蹄两只或乳鸽一只、赤小豆、山药、薏仁等。

【做法】 猪蹄两只或乳鸽一只洗净，与汤料置于锅内，加水1500毫升，浸泡20分钟后，大火煮沸，小火炖制2小时即可（可视个人口味适量加入盐、葱、姜调味，忌放味精）；分三次吃肉、喝汤。

【功效】 补气血，健脾胃，疏肝郁，调节阴阳，养血滋阴，补益通乳。

第四节　喂养方式

一、开奶

对于新生儿来说，“开奶”就是新生儿降临人间以后开始的第一次吃奶。以前，在开奶前总是要先喂一些糖水，民间称之为“开路奶”。为什么要在开奶前先喂饮些糖水呢？这是因为以前宝宝开奶时间迟，要等宝宝出生后12小时才开始喂奶。为了怕宝宝饿坏，发生低血糖，于是，便在宝宝出生后的6小时喂饮些糖水，然后再过6小时开奶，但现在这一观点已经落伍。现在提倡“早开奶、勤喂奶”。

当新生儿降临人间后半个小时便可开始母乳喂养，最晚也不能超过6小时。这样，宝宝就不会发生低血糖，也就没有必要在开奶前喂糖水了。此外糖水比母乳甜，若喝惯了糖水，将影响婴儿对母乳的吸吮力。在奶水不足，乳头下陷、剖腹产的情况下也要坚定母乳喂养的信心。哪怕是部分母乳喂养，也能对婴儿起到保护作用。

二、断奶

母乳喂养的好处是显而易见的：它营养丰富，营养价值高，成分优质，而且比例适宜；母乳中含有大量抵抗微生物的成分，可以帮助宝贝抵抗各种疾病；母乳喂养还可以增进母子之间的感情交流；另外，母乳喂养也经济、卫生、方便；同时还有利于母体的产后恢复，但是母乳喂养到底应该坚持多久呢？

国际卫生组织、国际母乳会等机构提倡母乳喂养应坚持到孩子满两岁；联合国儿童基金会、美国儿科学院曾推荐婴儿应该接受至少6个月的母乳喂养；根据我国儿童发展规划纲要和实际情况，母乳喂养至少应该到6个月，完全断奶在8个月。如果宝贝在吃母乳的同时，添加了辅食，并且接受辅食情况良好，也可以推迟断奶。

一般情况下，如果选择8个月完全断奶，可以从宝贝6个月开始，逐渐减少哺乳次数，并在断奶中要有辅食等替代。当然母乳不足的，可提前断乳，尽量做好衔接，便于宝贝生理和心理的适应。

如果想到给孩子断奶，那么应该选择最适宜断奶的季节。断奶的季节最好是春、秋季节，因为气温不高不低。避免夏季断奶，夏天宝宝肠胃比较弱，加之天气太热，食欲会有所有减退，如果这个时候断奶，会引起宝宝情绪不安，对新的食物不容易接受。另外，孩子刚开始断奶容易上火，再加上气候的原因，就会很容易生病。

当母亲因病或其他原因不适宜哺乳的或需终止哺乳的应尽早退奶。退奶前一周需先为宝宝断奶，禁止按摩及热敷乳房。可局部冰敷15~20分钟，以减轻奶胀及疼痛。穿较紧的胸罩或6寸弹性绷带约束胸2~3天，以促进退奶。避免摄取过多水分及发奶饮食，如：鸡汤、鱼汤等等。可摄取较多的退奶饮食，如：韭菜、人参、生麦芽水等等。必要时可依医嘱服用退奶药退奶。

三、人工喂养

（一）人工喂养的方式

母乳是刚出生宝宝的最好食物，可有些妈咪出于一些原因不能让自己的宝宝吃上母乳。现今，市场上的婴儿配方奶粉种类很多，功能开发得十分细致，非常周全。虽说不能完全替代母乳，但对母乳不足或完全没有母乳喂养的宝宝，确实也是最好的选择。

1. 混合喂养

当母乳不足，不能完全满足婴儿需要时，可以采用母乳和配方奶粉混合喂养。混合喂养有两种方式，分别是补授喂养和代授喂养。补授喂养是指产妇每次喂奶时，先给宝宝喂自己的母乳，有多少吃多少，然后再喂配方奶粉，补充宝宝不足的部分；代授喂养是指产妇在喂奶时，采取母乳与配方奶粉交替喂养的方法，也就是说这一次完全用母乳喂宝宝，下一次完全用配方奶粉来代替。

以上两种喂养方法产妇可根据自己的实际情况选择，但以补授法较优。混合喂养时的规律及喂奶次数，与母乳喂养相同。最重要的是产妇在乳汁少时不要轻易放弃母乳喂养，急着用配方奶粉来代替。其实，随着宝宝吸吮乳房次数的增多，乳汁还会逐渐增多。

2. 完全奶粉喂养

当完全没有母乳时，需要用奶粉完全喂养。采用此方式喂养时，首先需要根据宝宝的情况选用适合的配方奶粉。如早产的宝宝要选用降低维生素、脂肪等营养素比例，增加DHA、牛磺酸等营养素的早产儿配方奶粉；4～6个月的宝宝选用不含淀粉、蛋白质含量适中、易消化吸收的配方奶粉；6个月～3岁的宝宝智力飞速发展，最好选用含有DHA和AA成分的配方奶粉。

完全奶粉喂养还要掌握不同月龄宝宝的吃奶量。宝宝每天的进奶量，在最初几周大约等于体重的1/5，2～4个月大时大约等于体重的1/6，6个月大时大约等于体重的1/7，7～12个月大时大约为体重的1/8。

完全奶粉喂养基本上与完全母乳喂养的规律相同。一般来讲，未满月的宝宝，每天喂奶7～8次，2个月后每天喂奶5～7次。宝宝每次吸吮的时间以15～20分钟为宜，当然，每个宝宝的胃口大小都不一样，就是同一个宝宝，每顿的食欲也不完全相同，产妇可根据宝宝的需求适量地增减奶量。另外，用奶粉喂养宝宝时，要和母乳喂养一样，及时合理地添加辅食；即使用配方奶粉喂养宝宝，也最好是由产妇亲自喂奶，以增加母子之间的接触和情感交流。这样，利于宝宝的心理健康发育和发展。

护理人员和产妇要按说明来配制配方奶粉，这样才能保证适宜的浓度。如果奶粉浓度长久过低，会使宝宝发生营养不良；长久过高，会引起宝宝消化不良、身体失水和高氮质血症。

（二）人工喂养的程序

1. 准备的工具

（1）奶瓶2～3只，最好选择口大圆形、耐热玻璃瓶，容易洗刷也方便水煮，容量为250～300毫升大小的最合适。

（2）奶嘴3～4个，选择不太硬、大小与母亲乳头相同的。奶嘴的眼不要过大也不要过小。把奶瓶倒过来，乳汁以5～6厘米的间隔滴落的就可以。

（3）小型奶瓶1个：用来喂果汁或凉开水。

（4）计量勺、刮平刀、奶粉盒、奶乳罩（需能用水煮的）、瓶刷、擦拭布、奶瓶用的洗涤剂。

2. 消毒

婴儿的抵抗力很弱，容易引起细菌感染。照顾婴儿的人和穿戴在身上的用品必须清洁。特别是调乳器具是直接入口的东西，更需充分注意，每一次都要认真地消毒，虽然麻烦些，但在出生后3个月内必须实行。

消毒方法有开水煮、药品消毒、熏蒸等形式，最常见的是用开水煮消毒。具体消毒步骤为：

（1）喂奶后立即用专用洗涤剂把奶瓶和奶嘴洗净，仔细地涮一涮；

（2）在消毒用的锅里盛满水，将奶瓶、计量勺、刮平刀、瓶夹子放进去，点上火，在开水里煮5~6分钟。用蒸煮器要10分钟。

消毒时应注意以下事项：

（1）奶嘴的消毒一般3分钟则可；

（2）如果马上就要调乳的话，不管消毒用的是锅还是蒸煮器，都应在盘上铺上擦拭布，用长筷子将器具夹出放在上面，把水控干才可使用。

3. 调制

（1）鲜牛奶的调制

鲜牛奶的调制主要有稀释、加糖、煮沸三个步骤：

①稀释：新生儿2周内按2∶1（2份鲜牛奶加1份温开水或米汤）、3周内3∶1、4周内4∶1稀释，满月后不可稀释。若当地市售奶质较稀，宝宝吃奶后不久便有饥饿表现，可适量少加水或不加水。以大便正常，无奶辨为准。

②加糖：100毫升稀释好的鲜牛奶加5~8克糖（约半汤匙）。

③煮沸：把宝宝全天吃的奶按喂奶次数和定量分装在奶瓶内盖好，将奶瓶置于加冷水的锅中，水面稍高出奶面，煮沸3~5分钟后取出，将奶瓶放在冷水中冷却，然后放冰箱中保存。喂时将奶瓶置热水杯中加热即可。

（2）奶粉的调制

按容积稀释的比例为1∶4，即1平匙奶粉加4匙水。调制时，可先用少量开水将奶粉化开，再加适量水调匀，即配成与鲜牛奶相同的浓度，再按调制鲜牛奶的方法加糖煮沸。全脂甜奶粉则不必再加糖。半个月以上的婴儿可以按比例加入一些鱼肝油。

（3）炼乳的调制

洗净双手，用刷子和肥皂水洗擦，清除罐头顶部的油污。烧开一壶水，然后在罐盖面和开罐刀上淋上沸腾开水。开罐头，开两个洞以便奶顺利地倒出。往消过毒的量杯内倒入规定的奶量。加一定量的开水，搅拌，然后平均地倒入各个奶瓶内。将奶嘴朝下放，用盖上的螺丝扣拧紧。把奶瓶放进冰箱里。炼乳、麦乳精、糕干粉、米面糊等食品都以含糖为主，蛋白质含量不足，长期用这些食品喂婴儿会使婴儿虚胖，发生营养不良、贫血、抵抗力下降等现象。所以，一般情况下不主张给婴儿喂食，只是用于夜里或其他时候的应急。

（三）人工喂养的注意事项

1. 操作的注意事项

（1）配乳及哺乳前必须洗净双手，奶粉配制必须用开水。

（2）要特别注意奶瓶、乳头、匙、碗、杯等食具消毒，按照消毒说明消毒每一件用品。

（3）一旦打开了奶食品的包装，应放进冰箱里保存。但奶粉罐不要放在冰箱里。

（4）奶粉开罐 10 天以上的不要再使用，10 天以内的奶粉罐必须要盖严实，不要把勺一直放在罐里。

（5）奶粉要在每次喂奶前现调。奶液的调制量和浓度要适宜，过稀过少、过浓过多都可引起宝宝营养不良或消化紊乱。

（6）所有的奶瓶应保存在冰箱内。需要注意的是，奶瓶在使用前半小时就应从冰箱里拿出来，使它达到室内温度。

（7）加热的牛奶应立即给婴儿喂食。奶瓶中剩余的牛奶不能再喂，更不要把温牛奶放入暖水瓶内（以免细菌繁殖）。

2. 其他的注意事项

每个婴儿对牛奶的需要量个体差异很大，有的婴儿吃得很多，有的婴儿吃得很少。护理人员应灵活掌握，以吃饱并能消化为度，不必严格限制。

就单个婴儿来说，每顿的奶量也不会完全相同。如果哪顿少吃了，父母不要担心。其实，婴儿与成人一样，可能今天多吃一点，明天少吃一点。如果经常逼着婴儿吃，会破坏婴儿的消化系统功能，还会使他失去生活中某些美好的感受，产生不愉快情绪。

如果婴儿一吃奶就哭或一吃奶就睡，护理人员应该检查一下奶嘴。可能是奶嘴的孔开得太小或奶嘴孔被堵塞，婴儿吃奶时太费劲。奶嘴孔开得适当的标准是：奶瓶倒过来时，奶液在最初一二秒内呈细流状喷出，然后开始一滴一滴流出（这样比较适合较小的婴儿）。如果乳汁不停地喷出，说明奶嘴孔太大；如果一开始就慢慢滴，说明奶嘴孔太小。一般来说，如果奶嘴孔合适且婴儿连续吸吮，则应在 20 分钟左右吸完。

四、辅食

母乳中含有 4 个月内婴儿生长发育所需要的所有营养物质，所以宝贝 4 个月前不必添加任何食物、水及其他饮料，建议用纯母乳喂养。宝贝满 4 个月后，不论母乳量分泌多少，单纯母乳已经不能完全满足宝贝的发展需要，必须按照婴儿辅食添加原则，开始及时为宝贝添加辅助食品，如蛋黄、菜泥、淀粉类食物等，以预防贫血和其他问题。

辅食的添加不是可有可无，要把它与哺乳等同起来。比如泥糊，它在人类饮食从液体过渡到固体中起着承上启下的作用。辅食种类及分量的不断增加，不仅是宝贝获取全面营养的保证，而且可以使宝贝逐渐进入离乳期，为以后完全断奶做好生理和心理准备。

以下介绍不同时期婴儿的辅食。（资料来源于新浪亲子中心）

（一）4～6个月

4～6个月的宝宝饮食仍以母乳（或配方奶）为主，辅食添加以尝试吃为主要目的。添加的量从少量开始，即从1～2勺开始，以后逐步增加。主要提供流质及泥糊状食品。可依次提供铁强化米粉（可用母乳、配方奶或苹果汁调配），蔬菜泥（3～4种），水果汁或果泥（果汁要从2∶1，1∶1兑水开始，然后再喝原汁，接下来是果泥），鸡蛋黄（5月龄的鸡下的蛋），鱼泥、鸡肉、鸭肉、猪肉。下面介绍几种简单的做法。

①米汤

【原料】 大米

【做法】 将锅内水烧开后，放入淘洗干净的200克大米，煮开后再用文火煮成烂粥，取上层米汤即可食用。

【功效】 米汤汤味香甜，含有丰富的蛋白质、脂肪、碳水化合物及钙、磷、铁，维生素C、维生素B等。

②苹果胡萝卜汁

【原料】 胡萝卜1个，苹果半个。

【做法】 将胡萝卜、苹果削皮洗净后切成丁，放入锅内加适量清水煮，约10分钟可煮烂。用清洁的纱布过滤取汁即可。

【功效】 胡萝卜中含丰富的β-胡萝卜素，可促进上皮组织生长，增强视网膜的感光力，是婴儿必不可少的营养素。

③香蕉粥

【原料】 香蕉1小段、奶粉2勺。

【做法】 将香蕉剁成泥放入锅中，加清水煮，边煮边搅拌，成为香蕉粥。奶粉冲调好，待香蕉粥微凉后倒入，搅拌均匀。

【功效】 香蕉中含有丰富的钾和镁，其他维生素和糖分、蛋白质、矿物质的含量也很高，此粥不仅是很好的强身健脑食品，更是便秘宝宝的最佳食物。

④蛋黄泥

【原料】 鸡蛋1个。

【做法】 将鸡蛋煮熟取其蛋黄，用勺子碾成泥，加入适量开水或配方奶调匀即可。最初要从1/8个蛋黄开始，根据宝宝的接受程度逐步添加至1/4、1/3。

【功效】 补充宝宝逐渐缺失的铁，蛋黄中的铁含量高，同时维生素A、维生素D和维生素E与脂肪溶解容易被机体吸收和利用。

⑤肉末茄泥

【原料】 圆茄子1/3个，精肉末1勺，湿淀粉少许，蒜1/4瓣，盐、麻油少许。

【做法】 蒜剁碎，加入精肉末中用湿淀粉和盐搅拌均匀，腌20分钟。圆茄子横切1/3，取带皮部分较多的那半，茄肉部分朝上放入碗内，将腌好的精肉末置于茄肉上，上锅蒸至酥烂，取出，淋上少许麻油，拌匀即可。

【功效】 利于小儿补充钙质。

（二）6～8个月

在6～8个月，应继续让宝宝吃泥状的、糊状的和半固体的食物。在7～8个月，要让宝宝学会吃高质量的菜粥或烂面条。这是宝宝学习咀嚼和吞咽的好食材，在这关键时期学会吃菜粥或烂面条，就可以顺利过渡到吃软饭或其他面食。

①虾仁豆腐豌豆泥粥

【原料】 熟虾仁，嫩豆腐，鲜豌豆，厚粥，适量高汤，熬熟植物油。

【做法】 熟虾仁剁碎备用；嫩豆腐用清水清洗剁碎，鲜豌豆加水煮熟压成泥备用。将厚粥、熟虾仁、嫩豆腐丁、鲜豌豆泥及高汤放入锅内，小火烧开煮烂后，加入熬熟的植物油和少量盐即成。

②番茄鸡蛋什锦面

【原料】 鸡蛋半个，儿童营养面条适量，番茄、黄花菜、花生油、葱丝、盐适量。

【做法】 将黄花菜用温水泡软，择洗干净，切寸段；番茄洗净切块；鸡蛋打散。锅中淋少许花生油，稍热，放葱丝煸香，再依次放入黄花菜、番茄煸炒片刻，加入清水。水沸后放入面条，快熟时淋上打散的鸡蛋液、少许盐。

【功效】 清除自由基，保护细胞。

③松仁豆腐

【原料】 豆腐，松仁，盐少许。

【做法】 将豆腐划成片，撒上少许盐上锅蒸熟。松仁洗净用微波炉烤至变黄，用刀拍碎，撒在豆腐上。

【功效】 富含蛋白质，碳水化合物和丰富的矿物质。

④胡萝卜泥青菜肉末菜粥

【原料】 胡萝卜，青菜，蒸熟肉末，大米厚粥，适量高汤，熬熟植物油，盐少量。

【做法】 将胡萝卜、青菜煮熟制作成泥。锅内放入肉末、厚粥、高汤（猪肉汤）；再加入胡萝卜泥、青菜泥，小火炖开后，加入熬熟的植物油和少量盐煮开即成。

（三）8～12个月

这阶段的目标是逐步建立全天三餐三点的饮食模式：即早晚喝奶，午餐和晚餐吃高质量的菜粥或烂面条，上午9点及下午3点左右各一次点心，一天共有6次。到8个月时大多数宝宝也能够吃“手指食物”（能被宝宝独自吃下去的食物）。到12个月时，大多数宝宝可以吃的食物类型和其他家庭成员一样。要避免可能引起窒息的食物。

①鸡肉白菜饺

【原料】 饺子皮，鸡肉末，洋白菜，芹菜，鸡蛋液，适量高汤，熬熟的植物油，酱油。

【做法】 将鸡肉末放入碗内，加入少许酱油拌匀。洋白菜和芹菜洗净，分别切成末。鸡蛋炒熟，并搅成细末。将所有原料拌匀成馅，包成饺子，并下锅煮熟。在锅内放入高汤，撒入芹菜末，稍煮片刻后，再放入煮熟的小饺子，加少许香油和酱油。

【功效】 富含营养。适合不喜欢吃米饭和粥的婴幼儿。

②虾肉肝菜什锦软面条

【原料】 面条，熟鸡肝末，新鲜虾肉，菠菜末，鸡蛋，植物油，适量高汤，熬熟的植物油，芡粉、葱、姜片。

【做法】 将虾肉挤干水分后切碎，加少量蛋清、芡粉混合后备用。起油锅，加入葱和姜片煎香后捞出，放入虾肉煸炒至熟，放入开水烫过的菠菜煸炒片刻。将面条放入开水锅内，面条软熟后捞入另一小锅内，加入高汤及虾肉、菠菜、鸡肝末后，旺火煮开，小火再炖片刻，把打好蛋液的1/4倒入鸡汤内，煮熟后加适量食盐即成。

③胡萝卜玉米渣粥

【原料】 玉米渣，胡萝卜。

【做法】 先将玉米渣煮烂，后将胡萝卜切碎放入，煮熟，空腹食。

【功效】 消食化滞，健脾止痢。

④小米山药粥

【原料】 鲜山药，小米，白糖。

【做法】 将山药洗净捣碎，与小米同煮为粥，然后加白糖适量，空腹食用。

【功效】 可治脾胃素虚，消化不良，大便稀溏。

（四）12～24 个月

1～2 岁之间是一个关键期，是逐渐向成人化饮食模式转变的交替时期。此阶段要继续做好三餐三点的饮食模式。食物的种类和稠度要不断增加。原先不能吃的东西也要逐渐加入进来，由最初吃的粥、软饭、烂面条逐渐变成一些干饭，另外也可尝试小馄饨、饺子、馒头，薄饼等。

①水果沙拉

【原料】 苹果粒、梨子粒、芒果粒、木瓜粒、猕猴桃粒、哈密瓜粒、黑莓或桑葚、草莓，甜味沙拉、甜味奶酪适量。

【做法】 所有原料一起入大碗中搅拌均匀即可。

②番茄炒蛋

【原料】 番茄，鸡蛋，葱、蒜适量。

【做法】 番茄切块；鸡蛋打到碗里搅打均匀，油锅入鸡蛋炒散，盛出。起油锅，入番茄翻炒，加入糖，稍焖一下，再加入盐，翻炒片刻，加入鸡蛋，撒上葱、蒜末，翻炒片刻即可。

【功效】 补充蛋白质和胡萝卜素等。

③奶酪鸡蛋三明治

【原料】 原味面包片，鸡蛋，熟火腿、奶酪、西红柿，原味沙拉酱。

【做法】 平底锅小火加热，将两片面包片切去四边入锅中烤至单面焦黄，取出。锅内倒入少许油，将鸡蛋打入，煎成荷包蛋。面包片没有烤过的一面朝上，涂上少许沙拉酱，放上火腿片，再放一片横切的西红柿，放一片奶酪，放上荷包蛋，最后盖上另一片面包片。将三明治切成 1.5 厘米见方的块。

【功效】 重点补充蛋白质和钙质。

思考与练习

1. 母乳喂养的优点有哪些？
2. 简述母乳喂养的操作程序和方法。
3. 简述人工喂养的方式与程序以及人工喂养的注意事项。

第九章

母婴经络护理

第一节　产后经络护理

在产后母体家庭护理方面，提出了“产后卫生保健，经络调理促进，营养平衡提升”的积极护理的技术体系。编写认为：妇女经过怀孕、生产，生理心理机能实际上已进行重新洗牌，这对女性来说不仅是获得担任母亲的喜悦，更是人生发展的一次大机遇。机不可失，特别是只生一个的条件下，则时不再来，因此，如何抓住机遇，利用产后调整期，积极、努力、主动提升劳苦功高的母亲的生命质量，这是产后护理中值得深入研究的重大课题。

中医学认为妇女生产之后，阴血骤虚，营卫不固，抵抗力下降，易感受外邪而发病。因此产褥期应寒温适宜，以防感邪；劳逸适度，以防阴挺下脱；调节饮食，以防损伤脾胃；调和情志，以防乳汁分泌不畅；保持会阴清洁，以防邪毒感染。哺乳期应保持乳房清洁，按需哺乳，保持乳量，要避免损伤脾胃及精神刺激，积极预防乳络淤积成痈。

在产期，母体不宜用药。药物可通过乳汁直接作用于婴儿，若用药不当，对婴儿会造成不良影响。下面介绍一些产后健身方法及常见产后病的经络护理方法。

一、产后健身运动

产后第一天应卧床休息，次日即可适当下床活动，有利于机体功能的恢复，并可增加食欲及减少排便困难。另可在床上做操，如抬头、伸屈四肢及收缩肛提肌等，使肌肉张力早日恢复。

（一）肌肉收缩运动

1. 腹式呼吸运动

目的：收缩腹肌。

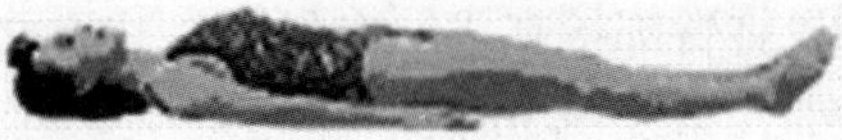

时间：自产后第一天开始。

方法：平躺，闭口，用鼻吸气使腹部凸起，再慢慢吐气并松弛腹部肌肉，重复 5 ~ 10 次。

2. 头颈部运动

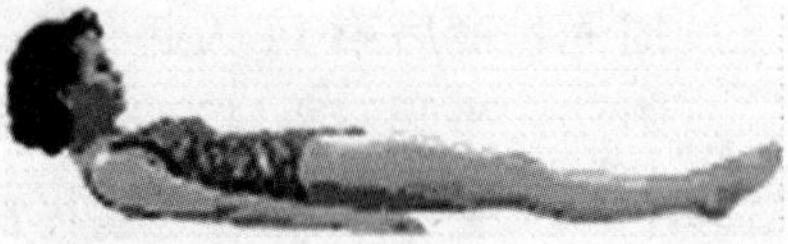

目的：收缩腹肌使颈部和背部肌肉得到舒展。

时间：自产后第三天开始。

方法：平躺，头举起，试着用下巴靠近胸部，保持身体其他各部位不动，再慢慢回原位。重复 10 次。

3. 会阴收缩运动

目的：收缩会阴部肌肉，促进血液循环及伤口愈合，减轻疼痛肿胀，改善尿失禁状况，帮助缩小痔疮。

时间：自产后第八天开始。

方法：仰卧或侧卧吸气紧缩阴道周围及肛门口肌肉，屏住气持续 1 ~ 3 秒再慢慢放松吐气重复 5 次。

4. 胸部运动

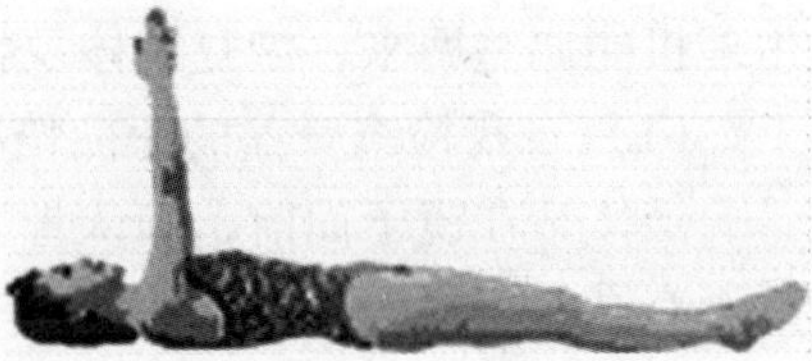

目的：使乳房恢复弹性，预防松弛下垂。

时间：产后第六天可开始。

方法：平躺，手平放两侧，将双手向前直举，双臂向左右伸直平放，然后上举至双掌相遇，再将双臂向后伸直平放，最后回前胸复原，重复 5 ~ 10 次。

5. 腿部运动

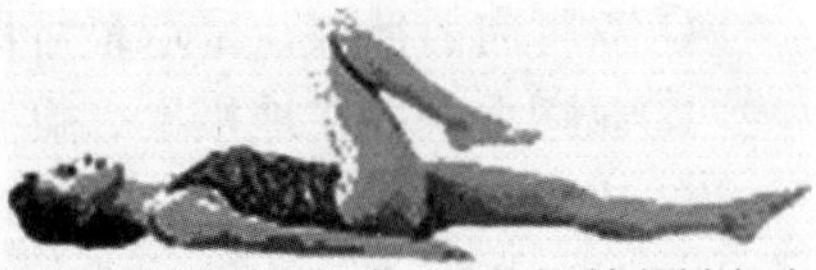

目的：促进子宫及腹肌收缩，并使腿部恢复较好曲线。

时间：产后第十天开始。

方法：平躺，举右腿使腿与身体成直角，然后慢慢将腿放下，交替同样动作，重复 5 ~ 10 次。

6. 阴道肌肉收缩运动

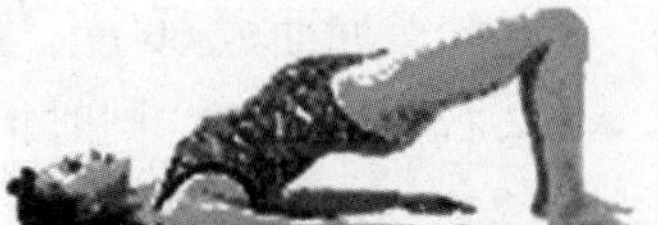

目的：使阴道肌肉收缩，预防子宫、膀胱、阴道下垂。

时间：产后第 14 天开始。

方法：平躺，双膝弯曲与小腿垂直，二脚打开与肩同宽，利用肩部及足部力量将臀部抬高成一个斜度，并将二膝并拢数 1、2、3 后再将腿打开，然后放下臀部，重复做 10 次。

7. 腹部肌肉收缩运动（仰卧起坐运动）

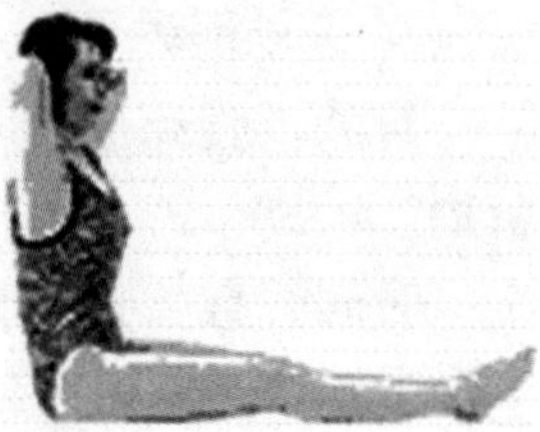

目的：增强腹肌力量，减少腹部赘肉。

时间：产后第 14 天起开始。

方法：平躺双手掌交叉托住脑后，用腰及腹部力量坐起，用手掌碰脚尖两下后再慢慢躺下，重复做 5 ~ 10 次，待体力增强可增至 20 次。

（二）产后纤腰运动

拥有纤腰是每个女人的梦想，许多健身专家都有这样的结论：相对腿部而言，腰腹部是最容易瘦下去的。纤腰最实际的做法就是做运动，只要动作到位，并结合饮食控制，一个月就能有明显效果。

1. 骨盆运动操

支撑身体的骨架是骨盆及脊梁骨，如果此处产生歪斜的现象，会使神经的平衡失调，引起腰腹臀部肥胖、肩膀酸痛、头痛、腰痛、失眠、生理痛、月经不顺等症状，更严重时会导致内脏疾病。将此歪斜现象修正，将身体原来具有的神经生理机能调整回来，恢复肉体及精神的平衡，此种方法就是脊椎按摩法。

（1）自我检查骨盆的歪曲情况

裸体站在镜子面前，确认骨盆位置，如此一来，就能清楚知道左右侧的骨架是否有高低不同的现象。

如果不知道的话，可以测量膝盖到地板的距离，右侧高于左侧时，就表示右侧骨盆朝右上歪斜，反之则朝左上歪斜。

（2）持续进行姿势矫正体操，以矫正变曲的脊椎

①双脚向前伸展，采取最舒服的姿势。然后弯腰抬起下巴放松身体。

②双脚垂直放在地板上，挺直脊梁骨，凝视正前方。

③让双脚接近椅子，脊梁骨用力挺直，此时骨盆会呈现稍微向前的姿势。

反复操作 3 个动作，一个疗程共十次，一天做三个疗程。

2. 收腹运动

（1）仰卧起坐练正腹肌

①膝盖屈曲成 60 度，用枕头垫脚。

②右手搭左膝，同时抬起身到肩膀离地，做 10 次，然后换手再做 10 次。

（2）呼吸练侧腹肌

①放松全身，用鼻吸进大量空气，再用嘴慢慢吐气，吐出约 7 成后，屏住

呼吸。

②缩起小腹，气上升到胸口上方，再鼓起腹部将气降到腹部。

③将气提到胸口，降到腹部，再慢慢用嘴吐气，重复做5次，共做两组。

（3）转身练内外斜肌

①左脚站立，提起右脚，双手握着用力扭转身体，左手肘碰右膝。

②左右交替进行20次。

3. 调整身体曲线的体操

（1）采仰睡姿势，双脚打开40厘米左右。

（2）首先将右脚慢慢抬起，离地10厘米左右，脚脖子向内侧伸，再移动到双脚中央。此时使用身体侧边肌肉是要领所在。

（3）当脚移至中央时，请先停止动作。接下来再慢慢回到原来的位置。右脚动作完毕后，左脚采相同步骤来操作。双脚反复操作6次。

4. 调理腰椎促进新陈代谢的体操

（1）采仰睡姿势，双脚伸直。此时尽量让身体放松。

（2）双手抱膝，将膝盖慢慢拉到胸前，此时头不要离地。

（3）将脚尽量拉近身体，再慢慢恢复原来的姿势。反复做6次。

5. 全身按摩

目的：可以帮助放松并恢复正常的血液循环，借以使肌肉和骨骼恢复到最佳状态。

时间：产后3个月每天都能进行。

方法：全身按摩。

二、几种常见产后病的经络护理

产后病，系指从胎儿娩出至产褥期发生的与分娩有关的疾病。由于分娩时的产创和出血，以及临产用力等，耗损气血，以致产后“百节空虚”，如不注意摄生，内伤七情，外感六淫，即可致病。临床上常见的产后病有产后腹痛，产后身痛，排尿异常，产后缺乳及乳痈等。

产后病的发生机理有三：一是冲任损伤，去血过多的亡血伤津；二是淤血内阻，败血妄行；三是外感六淫或饮食房劳。故古人在诊断产后疾病时，除运用四诊八纲外，尚有“三审之法”。即先审小腹痛与不痛，以辨恶露之有无；二审大便通与不通，以验津液之盛衰；再审乳汁行与不行，和饮食之多少，以察胃气之强弱。通过三审，结合产妇体质、脉象、证候等，进行综合分析，才能对疾病作出较正确的诊断。

产后病的治疗，应根据亡血伤津，淤血内阻，多虚多淤的特点，临证时须细心体察，针对病情，运用虚者宜补，实者宜攻，寒者宜温，热者宜清的原则，灵活运用按摩疗法与药物治疗。

（一）产后血虚腹痛

产妇分娩后，出现小腹部疼痛为主证的症状，称为“产后腹痛”。血虚腹痛是由于分娩时失血过多，冲任空虚，胞脉失养，或因血少气弱，运行无力，以致血流不畅，迟滞而痛。

1. 主证

产后小腹隐痛而软，喜按，恶露量少，色淡，头痛、耳鸣，便燥，舌质淡红，苔薄，脉虚细。

2. 治则

疏痛经脉，益气补血。

3. 选穴

长强、大椎、大肠俞、肾俞、脾俞、肝俞、膈俞、肺俞；任脉、膻中、中脘、关元、肓俞、大横穴；足三里、阴陵泉、三阴交、公孙穴、大鱼际、冲门。

4. 手法

可用揉背捏脊补血法、摩揉胸腹益气法和按摩俞穴通络法。

（1）揉背捏脊补血法

双手掌推、揉胸、背、腰骶部数分钟；双手拇指、食指从长强穴捏脊至大椎穴处十数遍，捏脊过程中在大肠俞、肾俞、脾俞、肝俞、膈俞、肺俞穴处重提数次。

（2）摩揉胸腹益气法

掌或多指顺任脉路线摩揉胸腹部数分钟，拇指按揉膻中、中脘、关元、肓俞、大横穴各一分钟。

（3）按摩俞穴通络法

双手多指揉捏下肢部数遍；之后，用拇指按揉足三里、阴陵泉、三阴交、公孙穴各一分钟，再用大鱼际压按冲门穴。

（以上三种手法，交替使用）。

（二）产后血淤腹痛

因产后正气虚弱，起居不慎，寒邪入侵胞脉，血为寒凝，情志不畅，肝气郁结，疏泄失常，气机不宣，淤血内停，恶露当下不下，以致腹痛。

1. 主证

产后小腹疼痛，拒按，或得热痛减，恶露量少，色紫黯有块，或胸胁胀痛，面色青白，四肢不温，舌质黯，苔白滑，脉沉紧或弦涩。

2. 治则

活血、散寒、止痛。

3. 选穴

中脘、建里、神厥、中极、章门、天枢、腹结、子宫；肝俞、三焦俞、次缪；委中、阴陵泉、三阴交、太溪。

4. 手法

可用摩揉腹部活血法、揉搓腰骶逐寒法和揉拿下肢通络法。

（1）摩揉腹部活血法

单手或双手掌由上而下揉、摩腹部数分钟；单手或双手拇指随呼吸按揉中脘、建里、神厥、中极、章门、天枢、腹结、子宫穴各半分钟。

（2）揉搓腰骶逐寒法

单手或叠掌揉腰背部数遍；单掌反复揉搓腰骶部数分钟，或以湿热感透入腹部为度；拇指揉按肝俞、三焦俞、次缪穴各一分钟。

（3）揉拿下肢通络法

用手掌推、揉或多指捏拿下肢数遍；拇指按揉委中、阴陵泉、三阴交、太溪穴各一分钟。

（以上三种手法，交替使用）。

（三）产后血虚腰背痛

因分娩时失血过多，四肢百骸空虚，筋脉、关节失去濡养，引起肢体麻木或疼痛。

1. 主证

腰背酸楚、麻木、疼痛，头晕心悸，舌淡红，少苔，脉细无力。

2. 治则

温经通络，益气养血。

3. 选穴

肝俞、肾俞、肺俞、脾俞、大肠俞；膻中、中脘、关元、中极、肓俞。

4. 手法

可用揉搓腰背温经法、揉拿胸腹益气法和运动腰部活络法。

（1）揉搓腰背温经法

先用双掌推、摩腰背部数遍，单掌或叠掌揉腰背部数分钟；单掌搓肝俞至肾俞一段数分钟，或在疼痛部位施搓法数分钟；拇指揉压肺俞、肝俞、脾俞、肾俞、大肠俞穴各半分钟。

(2) 揉拿胸腹益气法

双掌摩揉胸腹部数分钟，拇指随呼吸按揉膻中、中脘、关元、中极、肓俞等穴各一分钟；多指捏拿胸腹部数遍。

(3) 运动腰部活络法

一手托足跟，一手扶膝部，屈伸，回旋活动腰部，或旋转活动腰背部数次。(以上三种手法，交替使用)。

(四) 产后血虚肩臂痛

因分娩时失血过多，肩臂筋脉失去濡养，引起麻木或疼痛。

1. 主证

肩、肩周或上肢酸楚、麻木、疼痛，头晕心悸，舌淡红，少苔，脉细无力。

2. 治则

温经通络，益气养血。

3. 选穴

肩井，风门，肺俞、天宗、极泉、外关、缺盆，小鱼际。

4. 手法

可用揉搓肩臂活血法、滚打肩臂通络法和运动上肢活络法。

(1) 揉搓肩臂活血法

双掌或多指摩、揉肩臂部数分钟；两手掌对搓肩臂部以热为度。拇指按揉肩井，风门，肺俞、天宗、极泉、外关，缺盆穴各半分钟。

(2) 滚打肩臂通络法

一手托前臂，另一只手小鱼际或掌指关节滚，空拳叩打肩臂部数分钟。

(3) 运动上肢活络法

双手分别推拿肩臂适宜部位，屈伸、回旋疼痛关节数次；继之，双手握肢体远端牵抖数次。

(五) 产后血虚下肢痛

因分娩时失血过多，引起下肢麻木或疼痛。

1. 主证

下肢酸楚、麻木、疼痛，头晕心悸，舌淡红，少苔，脉细无力。

2. 治则

温经通络，益气养血。

3. 选穴

小鱼际、环跳、委中、承山、昆仑、阳陵泉、足三里、解溪。

4. 手法

可用推滚下肢活血法、揉按下肢止痛法和运动下肢活络法。

(1) 推滚下肢活血法

双手掌交替推疼痛肢体数遍，单手或掌指关节滚下肢数分钟，或以温热感为度。

(2) 揉按下肢止痛法

叠掌或拇指揉下肢膀胱经路线数遍，而后，双拇指轻重适宜地按揉环跳、委中、承山、昆仑、阳陵泉、足三里、解溪等穴各半分钟。

(3) 运动下肢活络法

双手分别握疼痛肢体适宜部位，屈伸，回旋，牵抖下肢数次。

(以上三种手法，交替使用)。

(六) 产后外感身痛

产后气血虚弱，营卫失调，腠理不密，若起居不慎，则风寒湿邪入侵经络，关节，致气血运行阻滞而作痛。

1. 主证

腰背、四肢关节疼痛，关节活动不利；或痛无定处，或疼痛剧烈，宛如锥刺，或肢体肿胀，麻木重着，步履艰难，得热则舒。舌淡、苔薄白，脉细缓。

2. 治则

养血祛风，三寒除湿。

3. 选穴

肺俞、肝俞、脾俞、肾俞、大肠俞、肩井、风门、肺俞、天宗、极泉、外关、缺盆。

4. 手法

可用揉搓腰背温经法和揉搓肩臂活血法。

(1) 揉搓腰背温经法

先用双掌推、摩腰背部数遍，单掌或叠掌揉腰背部数分钟；单掌搓肝俞至肾俞一段数分钟，或在疼痛部位施搓法数分钟；拇指揉压肺俞、肝俞、脾俞、肾俞、大肠俞穴各半分钟。

(2) 揉搓肩臂活血法

双掌或多指摩、揉肩臂部数分钟；两手掌对搓肩臂部以热为度。拇指按揉肩井、风门、肺俞、天宗、极泉、外关、缺盆穴各半分钟。

（以上二种手法，交替使用）。

（七）产后肺肾虚排尿异常

产后发生的小便不通，尿频，小便失禁，统称“产后排尿异常”。

产后肺肾虚排尿异常，主要是素体虚弱，产时复伤气血，以致肾气不固，肺气不足，膀胱气化失职所致。

1. 主证

产后小便不通，小腹急胀或胀满而痛，面色少华或晦暗，四肢无力或伴腰膝发软，舌淡，苔少或润，脉缓弱或沉细而迟。

2. 治则

补气血，温肾阳，利小便。

3. 选穴

膻中，关元、肺俞、膀胱俞、委中、足三里、三阴交、脾俞、肾俞、次髎、中极、四满、大横、水道、照海、公孙、涌泉。

4. 手法

可用揉背捏脊补血法，按摩背脊穴温肾法，揉压胸腹益气法与揉按下肢通利法。

（1）揉背捏脊补血法

同产后腹痛“血虚型”同名法，在捏脊过程中应重提膀胱俞、肾俞、脾俞、肺俞穴数次。

（2）按摩背脊穴温肾法

掌揉、搓肺俞、肾俞、膀胱俞穴数分钟；两手拇指点揉两侧肺俞、脾俞、肾俞、膀胱俞、次髎穴各一分钟。

（3）揉压胸腹益气法

单掌或双掌摩揉胸腹部数分钟（胸部以膻中穴为主，腹部以小腹部为主）；拇指随呼吸揉压关元、中极、四满、大横、水道穴各半至一分钟。

（4）揉按下肢通利法

掌推、揉下肢数遍；拇指揉按足三里、三阴交、照海、公孙、涌泉，中指揉按委中穴半分钟至一分钟。

（以上四种手法，交替使用）。

（八）产伤排尿异常

分娩时接生不慎，或难产手术时损伤膀胱，致膀胱失去约束，而使排尿异常。

1. 主证

排尿淋漓不断，或夹有血丝，或伴小腹疼痛，舌正常，脉缓。

2. 治则

补气固脬。

3. 选穴

肺俞、肾俞、膀胱俞、三阴交、建里、关元、肓俞、足三里、公孙、委中。

4. 手法

可用揉搓腰背补气法、摩揉小腹固脬法和揉拿下肢调理法。

（1）揉搓腰背补气法

双掌摩揉腰部脊柱两侧和骶部数分钟；单掌或小鱼际搓肺俞、脾俞、肾俞、膀胱俞，次缪俞数分钟，搓后用拇指按揉以上俞穴。

（2）摩揉小腹固脬法

双手或单手摩揉小腹部数分钟；拇指揉、压建里、关元、肓俞穴各一至两分钟。

（3）揉拿下肢调理法

用手掌或多指揉，双手捏拿下肢数遍；拇指揉按足三里、三阴交、公孙、双手中指重叠在屈膝位揉拿委中穴各一分钟。

（以上三种手法，交替使用）。

（九）产后气血虚弱缺乳

产后气血虚弱，脾胃素弱，生化之源不足，复因分娩失血过多，气随血耗，以致气虚血少，乳汁因而甚少或全无。

1. 主证

产后乳汁少或全无，乳汁清稀，乳房柔软，无胀痛感，面色少华，神疲食少，舌淡少苔，脉虚细。乳房柔软，不胀不痛，多为气血虚弱。

2. 治则

补气养血，佐以通乳。

3. 选穴

乳根、膻中、少泽、膈俞、脾俞、足三里、大肠俞、胃俞、屋医、中脘、建里、期门、公孙、肩井。

4. 手法

可用揉背捏脊养血法、摩揉胸腹补气法和按摩俞穴通络法。

（1）揉背捏脊养血法

见“产后血虚腹痛”揉背捏脊补血法，在捏脊过程中减去大肠俞，加上胃俞穴。

（2）摩揉胸腹补气法

用手掌或多指摩揉胸腹部数分钟（胸部以膻中穴和乳房周围为主，腹部以上腹为主）；拇指点揉膻中、乳根、屋医、中脘、建里、期门穴各一分钟。

（3）按摩俞穴通络法

双手拇指分别揉压足三里，公孙穴；而后，一手揉手三里，另一只手掐少泽穴；拇、食指按揉、捏拿肩井穴。此法约5分钟左右。

（以上三种手法，交替使用）。

（十）产后肝郁气滞缺乳

产后情志抑郁，肝失调达，气机不畅，以致经脉涩滞，阻碍乳汁运行，因而乳汁缺少，甚至不下。

1. 主证

产后乳汁分泌少，甚或全无，胸胁胀闷，情志抑郁不乐，或有微热，饮食不振，舌正常，苔薄黄，脉弦细或数。乳房胀硬而痛，或伴有发热，则为肝郁气滞。

2. 治则

疏肝解郁，通络下乳。

3. 选穴

乳根、膻中、期门、少泽、肝俞、屋医、三焦俞，脾俞、肝俞、外关、少泽、太冲、肩井。

4. 手法

可用推揉胸腹疏肝法、揉捏背部利气法和按摩俞穴通络法。

（1）推揉胸腹疏肝法

双手多指或掌部由上向下或自胸部中线向两侧分推十数遍，重点分推胸肋部，掌摩揉胸腹部数分钟；拇指按揉乳根、屋医、膻中、上脘、期门穴各半至一分钟。

（2）揉捏背部利气法

掌揉、多指捏拿背部脊柱两侧数十遍；拇食指由下向上施捏脊手法数遍，重提三焦俞、脾俞、肝俞穴。

（3）按摩俞穴通络法

两手拇指分别揉外关，掐少泽穴（双侧均操作）一至两分钟；再揉压两太冲穴一分钟；拇食指捏体肩井穴，多指拿肩部数次。

(以上三种手法，交替使用)。

(十一) 乳痈

乳痈多发生于初产妇哺乳期，称外吹乳痈，亦有发生于妊娠期者，称为内吹乳痈。初起乳部掀红肿痛，伴有发热，恶寒、头痛等全身症状，日久作脓溃烂。

1. 病因病理

(1) 乳汁淤积：乳头破损，畸形或内陷，哺乳时剧痛，影响充分哺乳，或因乳汁多，婴儿不能吸空，而致乳汁淤滞，乳络不畅，日久败乳蓄积，则易酿脓。

(2) 肝胃不和：情志内伤，肝气不舒，产后饮食不节，阳明积热。依据经脉循行分布，乳头属于足厥阴肝经，乳房属足阳明胃经，乳汁属气血所生化，而源出于胃，实水谷之精华，肝主疏泄，能调养乳汁的分泌，若肝气不舒，胃热蕴滞，肝胃不和，以致经络阻塞，气滞血淤，邪热蕴积而成肿块，热盛肉腐而成脓。

形成本病的原因虽多，但其主要发病机制是乳汁淤滞，乳络不通，败乳蓄久成脓。

2. 主证

乳房脓胀触痛，皮色红赤，结块或有或无；乳汁排泄不畅，伴有形寒，发热、周身骨节酸痛等。若数日后见肿块增大，掀红疼痛，发热持续不退，硬块中央渐软，按之有波动感。脉弦数者则提示已到脓熟阶段，数日后即破溃而出稠脓，脓排尽后体温恢复正常，肿痛渐消，逐渐愈合。

3. 治则

消淤滞，痛乳络。

乳痈的治疗，一般分为初起、成脓、已溃三个阶段，分别以消散、托里、排脓等法。按摩治疗本病，一般在乳痈初起，尚未成脓时为好。

4. 选穴

乳根、天谷、食窦、屋医、膺窗、中脘、期门、天宗、肩井、尺泽、脾俞、肝俞、胃俞、少泽。

5. 手法

可用摩揉乳周消淤法、蹬腋牵指行气法和按摩俞穴通络法。

(1) 摩揉乳周消淤法

用手掌或多指摩揉患乳周围的乳根，包括天谷、食窦、屋医、膺窗等穴数分钟；用手指指肚向乳头方向梳刮数十次，再由乳根部向乳头方向挤捏乳房数遍。

(2) 蹬腋牵指行气法

将一腿蜷曲，膝盖部位顶紧患侧的腋下部位，同时用双手分别握拿住自己的五指，用力牵拉数次。体虚者不用此法。

（3）按摩俞穴通络法

拇指揉按患侧肝俞、脾俞、胃俞、天宗、尺泽穴各一分钟；掐少泽半分钟，捏拿肩井穴数次。

（以上三种手法，交替使用）。

第二节　婴儿经络护理

本节内容主要介绍婴儿经络保健的特点、新生儿的经络护理、婴儿（1个月~1周岁）的经络护理。

由于婴儿对外界的适应能力和御邪能力都较差，自身免疫力仍然还比较低下，机体不能耐受毒素刺激，容易发生药物感染。因此，儿童的保健护理，不宜一点点不舒服就吃药打针送医院，而应以防为主，以经络保健为要。

婴儿期形体结构尚未定型，五脏六腑稚嫩柔弱，一切都在生长发育过程之中，婴儿经络保健还不宜采用推拿等重手法，更不能乱敲乱拍，而应以动作训练为主。

人体生理学证明，从胎儿始，人的器官能力一旦开始形成并发生作用，就自动有要求人体各方面满足该器官发育发展需要的本能。只有满足其本能需要，人体内外的能量、信息、物质交流交换才能顺利进行，生命机能的关系才能畅通。“通则不痛”，生命才能得到健康。

而所谓动作训练，就是根据婴儿生理、心理、体格，情绪、智力、体魄发展关键期的要求，为满足其生理本能与功能协调发展需求而采取的系列动作方法，是婴儿生理、心理、体格，情绪、智力、体魄发展内容的整合。

一、婴幼儿动作训练的特点

婴幼儿的经络保健——动作训练，主要包括爱抚触摸、动作训练两个方面。爱抚触摸从一出生就要开始，动作训练一般应在7天以后才逐步按序实施。

（一）爱抚触摸

1. 爱抚触摸的定义

爱抚触摸是人生的一种需求。

新生儿爱抚触摸，是新生儿阶段经络保健的主要手法，是以母亲为施术者，以深深的爱的意念触摸新生儿的身体皮肤。爱抚触摸不是一种机械运动，不单是身体的接触，而是由母亲和婴儿协同完成的，是母亲与婴儿心与心的交流，它传递着爱、关怀、保护、信赖。爱抚触摸的任何一次接触，任何一个动作，都是母亲与婴儿共同的心灵语言沟通，都是亲和力的建立。

2. 新生儿爱抚触摸的基本手法

新生儿爱抚触摸的基本手法有：抱（拥抱）、吻（亲吻）、摸（抚摸）、拍（轻拍）等。

触觉是皮肤受到机械刺激时产生的感受。新生儿全身的皮肤都有灵敏的触觉点，它是新生儿感知外界事物、探索世界的重要途径，在和母亲建立亲密的依恋关系过程中占有重要的地位。新生儿对不同温度、湿度、物体的质地和疼痛有触觉感受能力，喜欢接触质地柔软的物体。

研究证明，抱、拍、抚摸皮肤，通过触觉感知所传达的信息，对新生儿体格发育和心理健康有明显的促进作用，接受抚触的新生儿体格生长发育好，觉醒、睡眠节律好，反应也更灵敏；抚触可加强免疫力和应激能力，增强食物的消化和吸收，减少其哭闹；抚触可促进新生儿的社会交往和情感发展。

研究还发现，经常接受抚触的新生儿在8~12个月后，其体格增长、运动及精神发育均比未接受抚触者有明显优势。

3. 爱抚触摸的作用

触摸是肤觉和运动觉的结合，对婴儿的动作和心理发展都有着重大意义。

（1）给婴儿一个安全感。通过触摸给婴儿一个安全感，可以加深宝宝的睡眠深度和睡眠时间。

（2）令宝宝感受到妈妈的爱护和关怀，促进身心愉悦。当你给孩子做抚触的时候，你会发现，孩子特别喜欢抚触，特别喜欢你摆弄他，再哭闹的孩子，你一给他做抚触，他就会安静下来，做完抚触，他也会安静、很惬意。哭闹频繁的孩子，一定是他的某种需求没有得到满足，在确定孩子不是因为没有吃饱而哭闹的情况下，最好的解决办法是给孩子做一段时间的抚触，孩子就会感到满足而安稳、安静。

（3）刺激淋巴系统，增加抵抗疾病的能力。

（4）保护宝宝的皮肤，减低婴儿各种皮肤病的发生率。通过抚触活动了宝宝的肌肉，使紧缩的肌肉得到舒展，促使屈肌和伸肌得到平衡。保持了皮肤的清洁和弹性，尤其对生病的婴儿，可以减轻疼痛和不适感，缩短治疗过程。

（5）改善宝宝的消化系统。新生儿抚触能使宝宝减轻腹胀、便秘，胃口大开，吃奶量逐渐增加；消除鼻塞，呼吸变得更平稳；减少哭闹，入睡加快，睡得更踏实，不容易惊醒；促进血液循环，刺激免疫系统，提高免疫力和应激能力，使宝宝少生病。

（6）促进新生儿神经系统的发育。抚触可以促进母婴情感交流，进而促进婴儿神经系统发育，提高智商，使宝宝变得更聪明。抚触能改善早产儿的生理功能，更有效地促进其生长发育。

（二）婴儿动作训练分类

1. 婴儿大动作训练

大动作技能训练的基本内容包括：抬头、翻身、爬、坐、走、跑、跳、攀登、平衡、投掷等。

（1）大动作训练的意义在于：

①婴儿时期是动作能力发展最迅速的时期，适时地对婴儿进行动作训练，是保证婴儿健康成长、全面发展的重要措施。

②大动作训练能有效地帮助婴儿舒经活络，促进婴儿肌肉动作的流畅性，促进身体的敏捷性、柔软性、灵活性，训练身体的活动平衡协调能力。也有利于培养婴儿的毅力、胆量、自信心、自控能力和良好个性。

③大动作训练能促进婴儿身体生长、智力发展，动作训练是婴儿大脑成熟的“催化剂”。通过运动，将使人脑各有关部位的神经联系更加丰富、更加精确。在增强婴儿体质和体能的同时，促进婴儿智力的发展。

④大动作训练也可以增加婴儿与人交往的机会，促进其更快地从自然属性向社会属性发展，是对婴儿进行社会行为培养（人格成长）的重要措施。

（2）婴儿大动作的发展顺序主要有：

①学会爬行

婴儿爬行能力的发展要经过三个阶段：

抵足爬行：用手抵住婴儿的两只脚，使腿呈蛙形，使之趁势以腹部为支点向前爬行。

手膝爬行：8～12 个月的婴儿能够用手和膝盖支撑身体爬行。

手足爬行：1 岁左右的婴儿能够用两手和两脚掌支撑身体，向前爬行。

②学会直立和开步行走

学会直立和开步走是婴儿身心发展过程中一次大的飞跃。婴儿能够独立地移动自己的身体，可以大开眼界、见多识广，促进智力发展。

学会站是开步行走的先决条件，会站不一定会走。婴儿用双脚支撑起自己的身体重量时需要肌肉力量，使踝部、膝部、腰部、颈部克服地心的引力；保持身体平衡需要前庭平衡系统充分配合。

婴儿经过俯卧、翻身、爬行等阶段的训练，对重力的作用、方位的改变以及关节的活动都有了体验，为站立和行走打下了基础。一般情况下，5～6 个月时可以在成人腿上跳跃；7～8 个月时用手扶物可以站立几秒钟；8～10 个月婴儿可由成人拉着双手倒迈步；11～12 个月婴儿可扶着家具移步。

③学会协调动作（开发左右脑）

科学研究发现，左脑接受右侧身体传来的感觉并支配右侧身体的运动，而右脑恰好相反。开发左右手，有利于开发左右脑的功能。婴儿 2 ~ 3 个月时可以双手对蹭；4 ~ 5 月时可以双手抱瓶喝水；可以练习双手对捏，鼓掌欢迎，双手搬、提、推东西等动作，为使婴儿成为思维敏捷、善于操作、想象丰富、勇于创造的左右脑均衡发展的优秀人才打基础。

2. 婴儿精细动作训练

精细动作训练主要内容包括：抓握、捏取、压搓、折叠、捆绑、对击、点指等方面的操作能力。

（1）精细动作训练的意义在于：

婴儿精细动作的发展主要体现在手指、手掌、手腕等部位的活动能力。“心灵手巧”说明手的灵活性对人的一生带来重要的影响，良好的操作能力能够体现人的基本素质，是学习特殊技能的前提条件。

（2）婴儿精细动作的发展顺序主要有：

精细动作的发展顺序，从用满手抓握到用拇指与其他四指对握，再到食指与拇指对握，代表着婴儿大脑神经、骨骼肌肉、感觉统合的成熟程度。

0 ~ 6 个月婴儿应多做抓、握动作训练；6 ~ 12 个月婴儿应多做敲打动作训练。

3. 动作训练的主要方法

动作训练以体操动作为主，辅以简单轻巧的玩具和游戏活动。

婴儿身体的本能行为需要通过游戏加以训练使之逐步发展完善起来。体操就是根据婴儿的生理特点和游戏规则而设计的。可以促进婴儿血液循环与呼吸功能，增强新陈代谢、锻炼骨骼肌肉和身体活动的协调性、灵活性、身体的自控能力。

二、新生儿爱抚触摸

（一）身体爱抚触摸

新生儿抚触的顺序：头部——胸部——腹部——上肢——下肢——背部——臀部。新生儿筋骨比较稚嫩，只适合轻柔的抚触、按摩。

1. 头部

（1）前额爱抚：将双手的大拇指放在新生儿双眉中心，其余的四指放在新生儿头的两侧，拇指从眉心向太阳穴的方向进行按摩。

（2）下颌爱抚：双手的拇指放在新生儿下颌正中央，其余四指置于新生儿脸颊的双侧，双手拇指向外上方按摩至双耳下方。

(3) 头部爱抚：左右手交替动作，一手托头，用另一只手的指腹从前额发际向上、后滑动，至后下发际，并停止于两耳后乳突处，轻轻按压。

2. 胸部

两手分别从胸部的外下方（两侧肋下缘）向对侧上方交叉推进，至两侧肩部，在胸部画一个大的交叉，避开新生儿的乳头。

3. 腹部

食、中指依次从新生儿的右下腹至上腹向左下腹移动，呈顺时针方向画半圆，避开新生儿的脐部。

4. 上肢

(1) 两手交替抓住婴儿的一侧上肢从腋窝至手腕轻轻滑行，然后在滑行的过程中从近端向远端分段挤捏。

(2) 用拇指指腹从婴儿手掌面向手指方向推进，并抚触每个手指。

5. 下肢

(1) 两手交替抓住婴儿的一侧下肢从大腿至脚腕轻轻滑行，然后在滑行的过程中从近端向远端分段挤捏。

(2) 用拇指指腹从婴儿脚跟向脚趾方向推进，并抚触每个脚趾。

6. 背部

婴儿呈俯卧位，以脊椎为中分线，双手分别放在脊椎两侧，从背部上端开始逐步向下渐至臀部。由上至下滑动四次。

7. 臀部

(1) 将右手手指放在背后新生儿骶部，呈螺旋形按摩。

(2) 双手掌放在背后新生儿臀部两侧，做弧形滑动。

8. 局部按摩

让婴儿躺在床上或将其抱在怀里时，轻轻地对婴儿的肩膀、手臂、手心、手背、手指、手腕进行按摩，可促进肌肉放松和血液循环。

（二）新生儿健身操

婴儿身体的本能行为需要通过游戏加以训练使之逐步发展完善起来。健身操就是根据婴儿的生理特点和游戏规则，配合优美的音乐设计的。可以促进婴儿血液循环与呼吸功能，增强新陈代谢、锻炼骨骼肌肉和身体活动的协调性、灵活性、身体的自控能力。

项目名称：扩胸运动。

适合年龄：出生7天起。

每次时间：2～3秒。

每天次数：看婴儿情绪状态而定。

活动目的：活动胸部肌肉。

预备姿势：婴儿仰卧，操作者握婴儿两腕。大拇指放在婴儿掌心内，使婴儿握拳，两臂放在体侧，全身自然放松。

操作步骤：将婴儿两臂在胸前交叉；两臂左右分开；掌心向上；还原。重复4次。

在做操时应注意以下几点：

（1）两臂分开时稍微用力，胸前交叉时放松。配合婴儿的生理发育来做，不要勉强进行。

（2）如果做操时两手距离过窄，会达不到锻炼目的。

（3）不要裹着被子做操，这样产生不了对身体的刺激。

（4）细致观察婴儿身体和情绪状况。

（5）在可控制的范围内操作，距离床的位置要近一些。

（三）抚触注意事项

抚触时应注意以下几点：

（1）抚触时婴儿应在温暖的环境中，婴儿体位舒适，不能在饥饿或刚吃完奶时抚触。

（2）抚触者的双手要温暖、光滑，指甲要短，无倒刺，不戴首饰，以免划伤孩子的皮肤。可以倒些婴儿润肤液于手掌中，起到润滑作用。

（3）选择适当的时间进行抚触，确保抚触时不受打扰，可放一些柔和的音乐帮助彼此放松。当婴儿觉得疲劳、饥饿或烦躁时都不适宜抚触。

（4）抚触最好在婴儿沐浴后或给他穿衣服时进行，抚触时房间需保持温暖。

（5）做抚触之前，要将双手指甲修平，并将首饰摘掉。

（6）抚触前需温暖双手，将婴儿润肤液倒在掌心，先轻轻抚触，随后逐渐增加压力，以便婴儿适应。

三、婴儿动作训练方法

（一）1～3个月婴儿动作训练

1. 抬头练习

（1）俯卧抬头。使婴儿俯卧，两臂屈肘于胸前，成人在婴儿头侧引逗婴儿抬头，开始训练每次30秒钟，以后可根据婴儿训练情况逐渐延长至3分钟左右。

（2）坐位竖头。将婴儿抱坐在成人一只前臂上，婴儿的头背部贴在成人前胸，成人一只手抱住婴儿的胸部，使婴儿面前呈现广阔的空间，能注视到周围更多新奇的东西，这可激发婴儿兴趣，使婴儿主动练习竖头。也可让婴儿胸部贴在成人的胸前和肩部，使婴儿的头位于成人肩部以上，用另一只手托住婴儿的头、颈、背，以防止婴儿头后仰。

2. 侧翻训练

（1）转侧练习。用婴儿感兴趣的发声玩具，在婴儿头部左右侧逗引婴儿，使婴儿头部侧转注意玩具。每次训练 2 ~ 3 分钟，每日数次。这可促进颈肌的灵活性和协调性，为侧翻身做准备。

（2）侧翻练习。婴儿满月后，可开始训练侧翻动作。先用一个发声玩具，吸引婴儿转头注视，然后，成人一手握住婴儿一只手，另一只手将婴儿同侧腿搭在另一条腿上，辅助婴儿向对侧侧翻注视，左右轮流侧翻练习，以帮助婴儿感觉体位的变化，学习侧翻动作。每日 2 次，每次侧翻 2 ~ 3 次。

3. 手部动作训练

（1）手部感知练习。除了前面所述训练婴儿手部触觉的方法外，可在婴儿手腕部系上铃铛或红色手帕、鲜艳的手镯，来吸引婴儿对手部的感知，帮助他感知手的存在、体验手的动作。可隔一段时间变更一种系法，看看婴儿注意到这些变化没有。脱下手镯、红手帕让婴儿瞧瞧、摸摸，让他感觉一下这些东西与手部动作的关系。

还可让婴儿仰卧，将一块布或手绢盖在他的脸上，也可只盖住婴儿一只眼睛，开始时可抓住婴儿的上臂引导他，帮他试着用手移开布，逐渐减少帮助，使他自己将布从脸上移开。

（2）抓握练习。握着婴儿的手，帮助其触碰、抓握面前悬吊的玩具，吸引他抓握，可促进眼手的协调和视知觉的形成。

（二）4 ~ 6 个月婴儿动作训练

1. 俯卧支撑练习

使婴儿俯卧，两臂屈肘于胸前，鼓励、诱导孩子将头、前胸抬高，直至能用一只手支撑身体抬起头、胸。左右手轮流支撑训练，每日数次，每次数分钟。

2. 翻身练习

训练婴儿从仰卧位翻身至俯卧位。婴儿仰卧位，成人左手将婴儿右手向头部方向轻轻拉直，右手轻握婴儿右膝盖内侧。让他左腿弯曲，并利用右手腕背力量使婴儿右腿贴于床垫或地板上，然后轻轻提起婴儿左边腿部，顺势让他右滚，翻成俯卧位。用同样步骤辅助婴儿从左侧翻滚至俯卧位。每日训练 2 ~ 3 次，左右翻身各 1 ~ 2 次。逐渐训练孩子不需要帮助成功翻身。

3. 练习坐

（1）拉坐练习。4 个月时可开始训练婴儿拉坐。

婴儿仰卧位，成人双手的大拇指插入婴儿手中，让他握着，其他手指则轻轻抓着婴儿的手腕，使婴儿双手伸直前举，手掌向内相对，两手距同肩宽，然后轻轻向前拉起婴儿双手，使婴儿头、肩膀离开床面抬起。此时婴儿会试图屈肘用力坐起来，保持此姿势 5 ~6 秒，再轻轻让婴儿躺下，再重复 2 ~3 次。

应注意：拉坐练习是让婴儿借助家长的轻轻帮助自己用力坐起。如果婴儿被成人拉坐起来时，手无力屈肘，头部低垂，表示还不宜做这个动作，必须先进行俯卧练习，强化颈背肌肉及上肢肌肉力量，过些时候再进行练习。

（2）靠坐练习。5 个月左右训练婴儿靠坐。

将婴儿放在有扶手的沙发上或有靠背的小椅子上或在婴儿身后放些枕头、棉被让其练习靠坐，以后逐渐减少婴儿靠垫的东西，每日 1 ~ 2 次，每次 2 ~ 3 分钟。

4. 手部动作训练

（1）伸手够物。通过伸手够物来延伸婴儿的视觉活动范围，使婴儿感觉距离、理解距离，发展手眼协调能力。

（2）训练抓握。选择大小不一的玩具，来训练婴儿抓握，促进手的灵活性和协调性。

（3）发展玩法。通过游戏，教婴儿玩不同玩法的玩具，如摇晃、捏、触碰、敲打、掀、推、扔、取等，使他从游戏中学到手的各种技能。

5. 蹬腿动作训练

婴儿 4 个月时，就可以有目的地训练婴儿腿的支撑。

成人采取坐位，双手从婴儿腋下扶抱婴儿，使婴儿的腿支撑身体保持直立的姿势，成人扶抱着婴儿做蹬腿动作。开始成人可将婴儿抱起，再落下，当婴儿脚踏在成人腿上时，再将婴儿抱举起，再落下，来训练婴儿蹬跳。蹬腿练习可促进双下肢骨骼和肌肉的充分发育。

需注意的是，举落的动作应轻柔缓慢，力度不宜过大，时间也不应太长，一般每日 2 次，每次 1 ~3 分钟。

6. 手眼协调训练

练习用具：各种玩具。

每次时间：1 ~3 分钟。

每天次数：看情况灵活掌握。

（三）7～9个月婴儿动作训练

1. 独坐练习

当婴儿能稳定地独坐后可着重训练婴儿的平衡能力。让婴儿独坐在床上或地铺上，训练婴儿坐着转头转身寻找。还可准备一张适中的小凳子，孩子坐上去时，双脚刚好可触及地面，而且脚掌与小腿、小腿与大腿、大腿与躯干的角度均成直角。家长用手扶住孩子大腿，不要扶他的背，让他自己寻找平衡点。待孩子坐直后，成人可试着松开一只手，只用一只手扶住孩子的一侧大腿，另一只手以玩具吸引婴儿转头转身寻找玩具。左右交替诱使婴儿左右侧转，在学习转侧中寻找平衡点，并且练习用脚来支撑身体。

2. 爬行练习

爬行使婴儿能够主动地移动身体去探索周围的事物，大大地提高婴儿的认知范围。爬行动作是依靠颈背部及四肢肌肉的力量和协调动作完成的。在婴儿7个月时，已具备翻身、坐等一系列能力，说明其颈背部及四肢肌肉已较有力量，并具备一定的协调性，这时就可以训练爬行。

（1）爬行练习前应做一些预备动作。

家长用一手抱着婴儿的膝部，另一手环抱在他胸前，让婴儿双手放在桌上或地上来支撑身体。然后家长可慢慢放松放在婴儿胸前的手，鼓励婴儿直立支撑自己，每日练习1～2次，视婴儿耐受情况，决定练习时间，一般每次3～5分钟。

（2）爬行动作的具体方法如下：

①使婴儿趴着，两腿伸直，手肘弯曲支撑上半身。家长以右手抓住婴儿双脚掌。

②家长抓住婴儿双脚往前画个半弧，使膝盖尽量弯曲，脚跟碰到屁股，如此反复画弧，做屈伸运动3～5次。

③最后一次伸腿运动做完后，家长两手分别握住婴儿两大腿后侧，使双腿轮流弯向腋部，做屈伸动作3～5次。

④在婴儿前方放个玩具，引诱他爬过去取玩具，成人扶住婴儿的小腿，或用手托住婴儿脚掌，左右交替地弯曲其膝关节，助其向前爬行，重复2～3遍，每日1～2次。

3. 站立训练

训练婴儿站立时，可将其双腿略为分开，以降低重心，使之站得更稳些。每次扶站时间不宜过久。

可扶着婴儿腋下让他练习站立。

让婴儿扶着小车、床、栏杆及椅背等练习站立。

4. 手部动作训练

（1）学习拇食指准确捏取，以加强婴儿手指动作的灵活性和视觉、触觉活动的协调。

选择一些小的、可食用物品如米花、小饼干等，让婴儿捏取。教的时候家长可给予示范，如用拇、食指捏取饼干放入口中，让婴儿模仿练习。

（2）双手协调动作。

①双手玩玩具：在婴儿准确抓握的基础上可给婴儿多个玩具，训练他抓住一个玩具后再抓另一个玩具，或向婴儿同一只手上送玩具两次，教婴儿学会将玩具从一手换到另一只手上后再取第二个玩具。

②双手对击运动：当婴儿两手均有玩具时，可教婴儿两手对击玩具。还可让婴儿两手持细柄玩具，如摇铃或汤匙，模仿敲鼓动作，双手轮回敲打面前的小桶或空奶粉罐。

③教婴儿双手协调地撕纸。

（3）训练婴儿遵循指令有意识地拿起、放下玩具。

投掷游戏可增强婴儿上肢的运动能力与手的控制技巧、提高视觉定位能力，激发婴儿积极愉快的情绪。

准备一个容器（如纸盒或小桶）和一些彩色塑料小球，先给婴儿做示范说："我们来比赛扔球"，将小球一个个扔进容器里，然后让婴儿模仿。开始时，可将容器和球放在接近孩子身体的地方，随着婴儿能力的提高，可逐渐将容器前移。游戏可增进亲子交往，激发婴儿积极愉快的情绪。

5. 肢体协调训练

适合年龄：6～12 个月。

每天次数：3～4 次。

（1）两腿交叉训练。在婴儿腹下垫个枕头，呈俯卧位，成人用双手抓住婴儿的踝部，做前后弯曲的动作，可交叉进行训练。

（2）四肢协调爬行训练。让婴儿手膝（或手足）着地，腹部离开床面，四肢协调爬行。如果腹部不能离开床面或不能向前移动，可用手托住或用长围巾兜住婴儿腹部，用玩具引导其进行爬行训练。

（3）爬行游戏。当婴儿会用手膝爬行后，就可以做爬行游戏了。可以做爬直线、爬上下斜坡、爬台阶的练习。如，在婴儿前面放一枕头或靠垫等障碍物，可以设计一些简单的情节，在前面放一些色彩鲜艳、能够发出声音的玩具，或是编一个故事，以此来增加婴儿练习爬行的兴趣，鼓励婴儿爬过障碍。

（四）10～12个月婴儿动作训练

1. 站立练习

站立练习时，要注意保护好婴儿，循序渐进，逐渐延长站立时间。

（1）两手扶站。当婴儿两手扶站较稳时，可训练一手扶站，可让婴儿一手扶站，另一只手去取玩具。

（2）练习独站。成人可双手扶着婴儿的腋下，让婴儿背和臀部靠墙，两足跟稍离墙，双下肢稍分开站稳，然后慢慢放手，并拍手鼓励婴儿独站。

2. 起立练习

教婴儿从俯卧位双手撑起身体，再双腿跪起来，呈爬姿，抓住栏杆站起来。

（1）从站位至坐下。婴儿扶站位，用玩具引导婴儿慢慢坐下，教婴儿从站位扶着栏杆慢慢坐下，而不是一下子摔坐下。

（2）站稳练习。让婴儿先观察一下不倒翁玩具，推一下、站起来的样子，然后对婴儿说："你也像不倒翁一样，把你推一推，你就站起来。"

成人让婴儿站好，用一只手在婴儿躯干一侧轻轻推一下，使他失去平衡，另一只手挡住婴儿另一侧身体，并帮助婴儿恢复到站位，成人应在轻快的游戏气氛中和婴儿进行练习，鼓励表扬婴儿，以训练婴儿平衡感。

将婴儿扶站好，并把婴儿感兴趣的玩具置于婴儿身体一侧，鼓励他尽可能弯曲身体去拾取玩具，左右侧交替练习，可增强婴儿腰部肌肉的力量和协调性。

3. 行走练习

应循序渐进。刚开始练习时，一定要注意保护，防止婴儿跌倒，减少他的恐惧心理，使他乐于行走。在学走期间尽量不要靠"学步车"一类工具帮助，以免小孩形成不正确的行走姿势。可拉着婴儿的双手训练其迈步，或让婴儿扶着栏杆或床边迈步走，还可用较长的围巾从婴儿前胸、腋下围过，成人在孩子后方，拉紧围巾，让孩子练习独立走步。

孩子会独走数步后，可在婴儿的前方放一个他喜欢的玩具，训练他迈步向前取，或让婴儿靠墙独立站稳后，成人后退几步，手中拿玩具，用语言鼓励婴儿朝成人方向走去，婴儿快走到成人身边时，成人再后退几步，直到婴儿走不稳时把婴儿抱起来，夸奖他走得好并给他玩具。

4. 手部动作训练

（1）训练婴儿手的控制能力。在婴儿能够有意识地将物品放下后，训练婴儿将手中的物品投入到一些小的容器中。

让婴儿将小木块放到一个小盒子中，将小粒的东西拾起来放进小瓶中。还可给婴儿选择一些带孔洞的玩具，让婴儿将一些东西从孔洞中投入。

（2）训练婴儿用手的能力。可通过游戏，成人示范，教婴儿学会手的多种用途。比如把木块搭起来，打开或盖上盒盖、瓶盖，拉电灯开关线，用笔画线条，用手翻书，按按钮、扔皮球，拾东西，模仿用手推玩具火车，拿勺子在碗中搅拌，用勺吃饭，用手挖抠东西等等。

5. 学会跑——抱着跑

成人抱着婴儿变换不同的速度、不同的方向跑，刺激婴儿耳内的半规管的适应能力。

思考与练习

1. 如何进行产后肌肉收缩运动？如何进行产后纤腰运动？

2. 产后血虚腹痛的主证是什么？产后血淤腹痛的治则是什么？治疗产后血虚腰背痛的经络手法有哪些？产后血虚肩臂痛的治则是什么？

3. 试列举 5 ~ 8 个治疗产后气血虚弱缺乳症的主要穴位。

4. 什么是新生儿爱抚触摸？新生儿爱抚触摸的基本手法有哪些？爱抚触摸的作用是什么？

5. 婴儿大动作训练的基本内容包括哪些？婴儿精细动作训练主要内容包括哪些？

第十章
母婴用药安全与急救常识

第一节　家庭用药与预防接种

一、在家庭服用药品时应注意

药品不能随意地服用，不能身体一有不适就自行服用，在家庭服用药品时应注意以下两点：

（1）按医生处方或药品说明书所规定的时间间隔服药，不要随意延长或缩短服药时间。

（2）按医生处方或药品说明书所规定的药量服药。药量不够，达不到预期效果，药量过大，会引起毒性反应，甚至危及生命。

二、家庭保存药品时应注意

一般家庭都会常备一些药品，以备不时之需，家庭保存药品时应注意：

（1）把药品放到婴幼儿不易接触的地方。

（2）过期、变色、变质的药品要扔掉。

（3）药品要与药瓶或药袋上的药名相符，不可错放。

（4）内服药和外用药要做好标记并分开存放，保管好药品说明书，以备查阅。

（5）需要冷藏（如滴眼液、胰岛素等）、避光（如硝酸甘油、维生素 C 等）、防潮（如干酵母、复方甘草片等）的药品要放在符合保存条件的环境中。

三、婴幼儿的预防接种

新生儿时期虽然从母体来的免疫球蛋白提供了一些抗体，但对于许多传染病仍是一个高度的易感者。预防接种是抵抗病菌的有效方法，可以通过早期有效的预防接种来防止对新生儿危害最大的传染病的发生，如结核病、乙型肝炎等。

（1）新生儿在出生后6小时内就可以接种卡介苗（预防肺结核）。

早产儿、难产、先天畸形、发热、腹泻及严重湿疹者暂不接种卡介苗。接种卡介苗的新生儿可能会出现左臂红肿、硬结、化脓等情况，家长不必担忧，因为化脓是免疫效果成功的表现，但化脓处不要擦破，万一因洗澡或穿衣时弄破或脓太多，则要到医院做相应的处理。

（2）假如婴儿父母患乙型肝炎，婴儿出生后一天内应肌注射乙肝疫苗，或加用其他措施。

（3）新生儿一般在出生后一月内接种乙肝疫苗，以后2月龄接种第二次、6月龄接种第三次。接种乙肝疫苗的新生儿绝大多数无异常反应，除此之外，要注意家庭成员的身体健康，尤其是与孩子接触较多的家庭成员，其身体健康与否，对婴儿的健康至关重要。患有结核、肝炎、痢疾等传染病者，应注意隔离，不可接触婴儿，以免传染。

第二节　预防铅中毒

一、造成儿童铅中毒的根本原因

（一）大气中的铅的来源

大气中铅的来源有自然来源和非自然来源。自然环境中的铅可能通过地壳侵蚀、火山爆发、海啸和森林山火等自然现象释放入大气环境中；非自然来源主要是指来自工业和交通等方面的铅排放。

（二）环境媒介中的铅

土壤是自然界中铅的最大储存库。土壤中的铅会在儿童玩耍时被有意无意地摄入，造成儿童的铅中毒。室内铅尘也是儿童铅暴露的重要来源之一。室内铅尘的含量和儿童血铅水平有密切的关联，所以控制室内铅尘能有效降低儿童的血铅水平。

（三）水中的铅

一般情况下水中的铅不至于成为儿童铅暴露的主要来源。清晨第一次打开水龙头放出的水往往含铅量较高。热水龙头放出的水含铅往往较冷水龙头为高。但其生物利用度往往较食物中的铅为高。

（四）食物中的铅

食物中的铅可能来自几个方面：大气中的铅直接沉积到谷物和蔬菜中；室内

铅尘污染厨房中的食物；以含铅釉彩器皿储存食物造成污染；铅质焊锡制作的食品罐头对食物的污染等，其中，铅污染罐头食品的危害最大。

（五）含铅油漆与儿童铅暴露

含铅油漆为目前儿童铅暴露的最主要原因。居住于铅污染住房内的儿童，其血铅水平明显高于居住于无铅污染住房内的儿童。

（六）学习用品和玩具的污染

儿童玩具和学习用品的含铅量普遍较高。如一些玩具表面的油漆；课桌、椅表层的油漆；教科书的彩色封面；彩色蜡笔中铅含量超标，都会引起儿童铅中毒。

（七）食品的污染

一些食品的污染也是儿童铅暴露的主要原因。

（1）爆米花。爆米花机的炉膛和炉盖是由含铅的生铁铸成，在密闭加热时极易挥发并渗入爆米花中，含量最高的超标41倍。

（2）皮蛋。皮蛋（松花蛋）在传统制作过程中需要加入氧化铅（氧化铅能协助氢氧化钠渗入蛋中）以加快其成熟，因此，皮蛋的含铅量也较高。

（3）水果。砷酸铅仍被广泛用作水果园的杀虫剂，水果皮含铅量就较高。

二、铅的吸收

肠道吸收。肠道是非职业性铅暴露时铅吸收的主要途径。铅通过主动转动和被动扩散两种方式由小肠吸收入血。铅和钙、铁和锌等在肠道吸收过程中享用同一部位的转运蛋白，提高膳食中钙、铁和锌的含量可有效降低铅在肠道的吸收。

呼吸道吸收空气中的铅经呼吸道吸入肺内，再通过肺泡——毛细血管单位吸收入血。

经皮肤吸收。铅极少经皮肤吸收。

三、铅在体内的分布

体内铅的分布可分为两部分：交换池和储存池。交换池中的铅主要是指血液和软组织中的铅，这部分铅绝大多数在25～35天左右转移到骨性组织中，储存池中的铅主要是指骨组织中。

（一）血液中的铅

参与血液循环的铅99%以上存在于红细胞，仅有1%以下存在于血浆中，红细胞内外的铅也维系着一种动态平衡。

（二）骨组织中的铅

骨组织容纳了占体内总铅量90%以上的铅。骨铅的积蓄始于胎儿时期，以后随着年龄的增长而逐渐增多，骨铅的积蓄可持续约50年。当食物缺钙或血钙降低，或体内排钙增加时，铅随钙入血，致使血铅上升。

（三）其他组织中的铅

少量分布在肝、肾、脾、脑、肌肉等器官中。脑组织是铅的重要靶器官。软组织中相对含有较多高活性的可移动铅。这是儿童铅中毒时机体反应强烈的一个原因。

四、铅的排泄

铅通过三条途径排出体外。近2/3以肾脏经小便排出；近1/3通过胆汁分泌排入肠腔，然后随大便排出；有8%左右的铅通过头发及指甲脱落排出体外。

无论是经呼吸道还是经消化道，儿童均较成人吸收较多的铅。消化道是儿童吸收铅的主要途径。儿童铅的排泄率仅有66%左右，而仍有约1/3的铅留在体内。

五、注意事项

血液中铅的半衰期约25～35天。血铅水平只能反映近一个月左右时间内的铅暴露状况。而骨骼内的铅其生物半衰期约为10年。

尘埃中的铅含量很高，不要带婴儿长时间逗留于马路边上。

第三节　婴儿意外伤害的预防与处置

意外伤害是威胁儿童生命和幸福的一个严重问题。儿童期意外伤害会造成家庭的极大痛苦，所以预防儿童期意外伤害是提高生活质量和生命质量的一个重要因素。

一、意外伤害的危险因素

0～1岁婴儿，活泼好动、好奇心强，但动作又不够灵活协调，自身缺乏社会经验和对环境是否危险的鉴别力，发生意外伤害是不可避免的。

创造相对安全的环境和提高儿童驾驭环境的能力是预防意外伤害的两大因素。成人要加强安全意识，消除环境中的一切不安全的因素，一旦发生意外伤害，要沉着、冷静并及时处理，尽量减少婴儿的痛苦。

婴儿经常发生的意外伤害有：外伤、器官异物、烧烫伤、溺水、中毒、触电等。

二、意外伤害的处理和预防

（一）表皮擦伤

如果伤口小而浅或仅擦伤表皮，可用凉开水洗净周围皮肤，再用凉开水冲洗伤口。如有泥沙等污物应彻底冲洗干净。如冲洗不掉，可用针挑出，以免污物留在皮肤里。清洁伤口后，用75%酒精由里到外消毒伤口周围皮肤，伤口表面涂紫药水、红药水或碘酊。如伤口有少量出血，可用消毒纱布止血后再上药，不用包扎，避免沾水，让其自然干燥。

（二）肌腱和软组织损伤

软组织和肌腱损伤若无皮肤破损，可以在局部冷敷。用两块毛巾浸泡在冷水中，交替使用，或用热水袋灌入1/2~1/3袋冷水，排出空气。要经常翻转，保证接触皮肤部位有凉感，达到冷敷的作用，使受伤部位血管收缩，减少出血，敷1小时左右即可。

24小时后如局部仍有红肿、疼痛，可改用热敷，以扩张血管，促进血液循环，促进康复。也可用七厘散等中成药，用水调匀后敷受伤部位，能起活血化淤的作用。如局部疼痛严重，或有其他异常情况，应及时去医院诊治。

（三）出血

多因严重碰撞摔跌，皮肤撕裂或针、钉子、刀剪等刺扎切割所造成。如伤口浅，出血量少，可用消毒纱布或干净手绢紧紧压住出血部位，止血后用创可贴粘合，也可止血后仅涂碘酊，待其自愈。如果出血量多，首先急救止血并尽快送医院。

急救止血可用手指压迫止血法，即用手指压迫出血的血管上方（近心端），用力压迫至下面的骨骼处，或用较宽的布带，绑扎于上述部位，但每隔3~5分钟要放松一次，防止绑扎部位下面的肢体缺血坏死。也可用加压包扎止血法，方法是用消毒纱布盖在伤口上，再用绷带缠紧，有时消毒纱布上面需用绷带卷加强压力。如果创面不大，但伤口较深，应及时去医院处理。

（四）眼异物

眼内常见的异物有沙子、尘土、小飞虫等，当这些异物进入眼内后，会刺激婴儿眼泪分泌，可指导其微闭眼睛，待异物被眼泪冲出，切勿用手或手绢揉擦，这样会使异物嵌入结膜或角膜，更不易取出。

巩膜表面的异物，若眼泪冲不出来，可用眼药水或白开水冲洗，也可用干净的手绢角或消毒棉棍轻轻擦去。藏在结膜内的异物，要翻开眼皮擦去。翻眼皮的方法：翻上眼皮时，让婴儿往下看，然后用拇、食指捏住眼皮，食指轻压，拇指向上捻转；翻下眼皮时，用食指压住下眼皮，再向下扒开。嵌入角膜的异物，应及时去医院取出，若有延误，日后会影响视力。

（五）呼吸道异物

呼吸道异物包括喉、气管、支气管内的异物。常见的异物有外源性的花生米、玉米、豆类、玩具、西瓜子、钱币、纽扣、果核以及内源性的牙齿、痰块、血块等。呼吸道异物多发生于 4～5 岁的儿童。这是因为小孩声门的保护性能较弱，咀嚼功能也较差，而他们在进食时往往哭笑无常；还有的小孩喜欢将小的玩物含在口中，因惊吓、哭笑或喊叫而突然吸气，就可能将异物吸入下呼吸道。

异物吸入下呼吸道后，可以分别停留于喉、气管、支气管中。喉部异物最为危险，常有剧烈呛咳，出现声音嘶哑和呼吸困难，如异物较大，可窒息死亡。气管异物，多为活动性，表现阵发性剧烈呛咳，并有程度不同的呼吸困难。若异物停留在支气管，阵发性咳嗽、呼吸困难常有减轻，但多伴有发热、痰多等症状。

1. 急救措施

（1）如果异物梗于喉中，救护者可从患者后面将患者抱起，令头部深深地屈下，然后用手大力地拍后背，很可能令异物吐出。

（2）如果发现病人已嘴唇青紫或呼吸停止，应马上对患者进行口对口的人工呼吸。

（3）如果是幼儿或婴儿，即可抱着患儿腹部，用 1 个手指探入喉内刺激喉腔，使异物吐出，同时可以轻轻地拍打患儿背部，更容易使异物咳吐出来。

（4）如果是成人，可以自己将手伸入口腔内刺激喉腔，令咳嗽，使异物吐出。用力拍打背部有利于异物的排出。

（5）如果用以上方法均不能取出异物，应尽快将病人送至就近的医院，在喉镜或支气管镜下取出。

（6）在缺乏直接喉镜、支气管镜设备和技术条件下，病人又呼吸困难非常严重，病情紧急时，可先给氧，并切开气管进行抢救。

2. 护理方法

（1）救护者必须沉着冷静，设法使小儿不要哭闹，以免进一步加重病情。

（2）教育儿童不要在进食时哭笑、打闹，也不要把小玩具之类放入口中。

（3）对于昏迷或全麻后未清醒的病人，要细心护理，预先取下已摇动的假牙，呕吐时将头转向一侧，以免呕吐物吸入下呼吸道。

（六）外耳道异物

外耳道异物分非生物性和动物性两种。非生物性异物的发生，以小孩较多，小孩喜欢将玩具、豆类、小石子、纸片、纽扣、珠子等异物塞进外耳道。动物性异物的发生，是由于小昆虫飞进或爬进外耳道所致。此外，也可能由于医生或病人在治疗耳病时，将棉花、药粉块遗留在外耳道内所致。

外耳道异物，如未伤及鼓膜和外耳道壁，可无明显症状；如刺激鼓膜可引起疼痛、耳鸣、眩晕等，若鼓膜已损伤，可引起中耳炎。外耳道异物较大者，也可出现耳内闷胀、听力减退等。

1. 急救措施

（1）如果是小昆虫飞入耳中，可将病人带到黑暗处用手电筒向耳中照射，或将患耳对向灯光，昆虫往往自行向亮处飞出或爬出。

（2）若上法未能使小昆虫退出，可将植物油类灌满外耳道，令小虫窒息死亡。然后把有虫体的耳朵朝下侧卧，虫体可从耳道内掉出。也可用小镊子将虫体取出或用水冲出。

（3）如果耳中塞入的是豆类、珠子、玩具、纽扣之类，用单脚顿跳几次，也可能令异物蹦出来。

（4）如黄豆、植物种子、花生米等可膨胀的异物入耳，可先滴入酒精，使之缩小，再倒出或取出。如属非膨胀异物入耳，也可先向耳内滴入植物油，然后患耳朝下，异物可能掉出。

（5）采用上述方法后，仍不能将异物取出者，应尽快到医院请耳鼻喉科医生来取。因异物在耳内存留过久，可引起外耳道炎等。

2. 护理方法

（1）平时有中耳炎的患者，当出现外耳道异物时，切忌不能向耳内灌注油类或用水冲洗，以防内耳炎的复发与加重。

（2）到医院取除异物的途中，要保持有异物的耳朵朝下。

（3）教育小儿不可将豆类、纽扣、珠子等异物塞入耳内，以免耳内异物病变的发生。

（七）咽、食管异物

咽和食管常见的异物有鱼刺、果核、骨片、硬币、假牙、小玩具等。发生咽和食管异物后，所出现的症状与异物的大小、部位和是否伴有感染等因素有关。常见的症状有吞咽疼痛和程度不同的吞咽障碍。异物小而感染不显著时，吞咽时虽可有梗阻感，但仍可进食；若异物大或伴有感染时，吞咽困难常表现明显，甚至滴水不入，并常有唾液增多现象。

1. 急救措施

（1）咽部的细小颗粒或鱼刺，多附在舌根、扁桃体窝或咽后壁上，此时可令病人张大嘴，用压舌板或筷子将舌头压住，露出舌根等部位，然后用镊子取出。

（2）可给患者灌服一些温开水或牛奶，然后迅速设法给患者催吐，使其将鱼刺或其他异物吐出。

（3）单纯的肉团阻塞食管，可试用5%胃酶，溶于10%酒精，每15分钟吞咽2~4毫升，使其消化，并连续观察4小时。

（4）上述方法均不能将异物取出时，应请喉科医生在喉镜或食管镜下将异物取出。必要时，也可能需要手术才能将异物取出。

2. 护理方法

（1）误吞食异物后，千万不要企图用吞饭团、馒头、韭菜等方法将异物咽下。这种方法不但不可靠，反而有可能将异物推得更深，增加治疗上的困难。

（2）注意观察近日大便，因为一些比较光滑的异物如弹子、纽扣、钱币等，很可能从粪便排出。

（八）鼻腔异物

多因婴儿好奇，将异物塞入鼻腔，引起鼻塞，时间久了，异物对鼻黏膜产生慢性刺激，引起炎症，流带血有臭味的脓鼻涕。异物如系纸片、棉花，可用镊子取出，小的异物，成人可用手紧按住无异物的鼻孔，指导婴儿用力做擤鼻涕的动作，把异物擤出。也可用棉花或纸捻刺激鼻黏膜，使婴儿打喷嚏，将异物喷出。上述方法无效，应去医院取出。

第四节　婴儿急危重症的救护

一、婴幼儿窒息

常见的婴幼儿呼吸道堵塞的原因有：俯卧时被枕头堵住口鼻，或是脑袋钻进塑料袋里蒙住口鼻等，如不及时解救，常可发生窒息等。防治方法是：

（1）3个月以内的婴儿不可以俯卧睡觉，以免口鼻被枕头、被褥等物品堵住，自己又翻不了身而发生窒息。刚会翻身的孩子睡觉时，成人要加强监护，如孩子俯卧睡觉，则不要束缚他的双臂，使孩子可以抬头、动肩或双手支撑，避免窒息。不要给孩子玩塑料袋等对孩子有危险的物品。

（2）发现孩子呼吸道堵塞，要立即解除造成窒息的原因，让孩子呼吸新鲜空气，同时观察孩子的呼吸、脉搏是否正常。如果呼吸、脉搏不正常或停止，要立即呼叫急救车，同时进行心肺复苏抢救。

二、中暑

中暑是由于人体长时间在高热环境中，体温调节发生障碍的一种疾病。该病常发生在通风条件不好而又闷热的场所里，或烈日暴晒下而无防晒设施的环境里。在这些情况下，由于高温不断地作用于人体，体热又散发困难，如不采取一定的防热散热措施，就发生了中暑。中暑轻者出现头痛、头晕、体温升高、恶心呕吐、面色潮红、皮肤干热等症状，重者常虚脱晕倒。

1. 急救措施

（1）立即将病人搬到通风阴凉的地方解开衣服，令其平卧。

（2）用浸入冷水的毛巾敷到患者的头部，并用凉毛巾给患者擦身或给其扇风，以便帮助病人快速降温。

（3）中暑较重者，除用上述方法降温外，还可用冰块敷其头部、腋下和腹股沟等处，必要时也可将患者赤身，用酒精擦浴或裹以床单，用冰水或冷水喷淋。

（4）给病人降温的同时，应按摩其四肢、躯干，以促进血流，防止血管收缩。

（5）可给病人服用人丹、十滴水或藿香正气水等药物。

（6）对于虚脱昏迷的病人，可按压或针刺人中、十宣、水沟等穴位，并及时送医院抢救。

2. 护理方法

（1）多给病人饮服西瓜汁之类清凉饮料或淡盐水，以补充身体丢失的水分和盐类。

（2）及时给病人翻身，保持呼吸道通畅。

（3）对于重症中暑者，除应配合医生观察病人的血压、脉搏、呼吸外，还应重点记录病人的出入水量，随时测量病人的体温。

三、高热

发热时，腋温达39摄氏度以上时，称为高热。高热是内科急诊中常见的一种症状，很多疾病均可引起，但主要分感染性发热和非感染性发热两大类。引起高热最常见的疾病有：败血症、感冒、扁桃体炎、结核病、疟疾、伤寒、肝炎、感染性心内膜炎、胆道感染、尿路感染、风湿热、系统性红斑狼疮、恶性肿瘤、药物热等。

引起高热的原因较复杂，有时会造成诊断上的困难。因此，对于高热患者，必须从病史、体格检查、实验室检查三方面调查研究，综合分析，才能做出准确的诊断。

1. 急救措施

（1）对高热原因不明的患者，不要随便给服退热药，以防掩盖疾病的真相。

（2）采用物理降温法，用接近体温的温水给病人擦浴。

（3）体温较高的患者，可用冰袋、冷水袋或冷水毛巾置于头部，可减轻头痛。

（4）针刺合谷、曲池、太冲等穴位，也有退热作用。

（5）如果确诊患者发热是由感冒所引起，可服用抗感冒药以及适量的解热镇痛药。

2. 护理方法

（1）病人卧床休息，保持安静，以减少体力消耗。

（2）多吃水果，多饮水。饮食宜清淡易消化。

（3）随时测量病人的体温、脉搏和呼吸。并观察患者是否有抽风、昏迷、呕吐、腹泻、咳嗽等症状。

（4）若患者的衣服被汗浸透，应随时更换，并擦干身体。

（5）如使用了退热剂，应警惕是否因大量出汗而出现虚脱现象。

四、小儿抽风

抽风，医学上称为惊厥，属小儿急症。

小儿抽风的表现有两种：一种是突然意识丧失，不省人事，四肢抽动，双眼上翻，头后仰，面色呈青紫，常伴有屏气，有的病儿还大小便失禁。另一种是小抽，表现为双眼斜视或上翻，口角及面部肌肉抽动，有的是一侧肢体抽动。

抽风常可导致孩子智力低下、瘫痪、癫痫等后遗症。严重或持续的抽风还可造成死亡。但是发现得早，合理的护理和及时治疗，绝大多数患儿是可治好的。

引起抽风的原因，不同年龄的小儿不同。一般情况是：

（1）新生儿抽风，多是生产时颅脑外伤、颅脑先天畸形、低血钙、破伤风引起的。

（2）1 个月到 1 岁的小儿抽风，多是低血钙、脑损伤、脑膜炎、脑炎引起的。

（3）1 岁到 3 岁的小儿抽风，多是高烧、中毒性脑病、颅内感染、低血钙引起的。

（4）3 岁以后小儿抽风，多是癫痫、颅内肿瘤、感染、颅内寄生虫病等引起的。

不同季节发生不同原因的抽风：冬春季多为呼吸道感染、脑膜炎引起，以及低血钙引起；夏秋季多为肠道传染病、大脑炎、低血糖引起抽风。

1. 急救措施

（1）将病儿安静侧卧在床上，尽量使口腔分泌物自动流出。

（2）用缠布的筷子放在上下牙间，防止咬舌。

（3）用拇指按病儿的人中、合谷穴。

（4）发现抽风小儿手脚发凉、胸头发热，可用微温湿毛巾擦四肢，用冷湿毛巾敷额头。

（5）发现病儿有窒息现象，立即采用人工呼吸，待呼吸正常后，有条件者可给予吸氧。

2. 护理方法

（1）不要把抽风的病儿抱在怀里，更不要乱摇乱晃病儿，因为震动会加重抽风。应立即把孩子放在床上，解开衣扣、裤带等。

（2）把筷子放进病儿上下门牙之间时，不要过分用力，以免损伤牙齿。

（3）病儿抽风时，不要立即灌水灌药。

（4）病儿抽风停止后，在病儿清醒时，应送往医院检查治疗。

五、结核病

结核病是由结核杆菌引起的传染病，以肺结核最常见。该病主要通过呼吸道传播，人在抵抗力较弱时易感染和发病。病情轻者，常有疲乏感、咳嗽或反复感冒，在疾病活动期可出现疲倦、消瘦、食欲不振、午后低热、夜间盗汗等症状。部分患者会咳痰、咯血、胸痛、严重时出现呼吸困难。预防措施是：

（1）患者应定期到医院检查，按医嘱坚持服药和休息。与患者密切接触者也应定期到医院检查。

（2）开放性肺结核的患者在与他人接触时要戴口罩，不随地吐痰。

（3）开窗通风，保持室内空气流通。保证营养，不过劳，维护身体免疫力。

（4）新生儿要按时接种卡介苗。

六、流脑

流行性脑脊髓膜炎简称流脑，是由脑膜炎双球菌引起的急性呼吸道传染病，主要通过咳嗽和喷嚏等由飞沫经空气传播，发病多在冬春季，儿童和青少年易感。初发病时症状类似感冒，1～2 天后出现怕冷、高热、乏力、肌肉酸痛等症状，皮肤黏膜出现淤点、淤斑等败血症表现，以及剧烈头痛、喷射性呕吐、烦躁或精神萎靡、脖子僵硬等，病情严重者出现昏迷或休克。预防措施是：

（1）如患者头痛剧烈、呕吐，要尽早送医院诊治。接触患者的人要戴口罩。

（2）开窗通风，保持室内空气流通，注意个人卫生。

（3）流脑流行前可接种流脑菌苗。

七、细菌性痢疾

细菌性痢疾是由痢疾杆菌引起的急性肠道传染病。病菌通过不洁食物或饮水经口传播，夏秋季多发。其主要表现为发热、腹痛、腹泻。腹痛呈阵发性绞痛，以脐周和下腹明显；腹泻一日数次至数十次，水样或脓血便，常有肛门下坠和便意不尽感，严重者可出现脱水和感染中毒性休克。预防措施是：

（1）平时注意饮食卫生，饭前便后要洗手。

（2）不吃不洁及来源不明的食物，不饮不洁之水。

（3）频繁腹泻者，尽早到医院肠道门诊检查治疗。

（4）病后休息，多喝淡盐水，进流食或半流食。患者衣物要勤清洗、消毒、晾晒。

八、红眼病

红眼病是一种急性传染性眼病，根据不同致病原因，分为细菌性结膜炎和病毒性结膜炎，其临床症状相似，但流行程度和危害性以病毒性结膜炎为重。本病全年均可发生，以春夏季多见，主要通过患者用过的毛巾、洗脸用具、公共用品等传播。本病传染性强，一人患红眼病后，常在短时间内引起大批人感染。初发病时双眼发烫、烧灼、畏光、眼红，眼睛像进入沙子般地磨痛难忍，随后眼皮红肿、眼分泌物增多、怕光、流泪，严重者伴有头痛、发热、疲劳、耳前淋巴结肿大。预防措施是：

（1）患者尽快到医院诊治，一般用眼冲洗液和抗生素眼药水治疗。当眼睛分泌物不多时，可用湿棉签擦拭眼睑周围，保持眼部清洁。

（2）适当隔离患者，避免与患者及其使用过的物品接触，如洗脸毛巾、脸盆等，并对这些物品清洗、消毒；尽量不到公共场所去，如游泳池、影剧院、商店等。

（3）平时注意眼睛清洁，不要用手或脏手绢等揉擦眼睛。

九、婴儿安全注意事项

婴儿在生活中还应注意以下安全事项：

（1）在婴儿进餐前要细心观察饭桌周围有没有危险物品。

（2）婴儿进食时避免逗笑、责备和恐吓。

（3）婴儿上床躺下后不再给其饼干糖果等零食。

（4）服药时要把药片掰碎，用小勺顺着婴儿嘴角喂。

（5）不给婴儿玩别针、硬币、小球、纽扣等物品。

（6）1 岁半前尽量不给婴儿吃整粒的豆类、花生米、瓜子等不易嚼碎的食品。

（7）要检查玩具的细小零件，是否牢固。

思考与练习

1. 家庭服用、保存药物的注意事项有哪些？
2. 婴幼儿预防接种注意事项有哪些？
3. 如何预防婴幼儿意外伤害？针对意外伤害的急救措施有哪些？
4. 婴儿安全注意事项有哪些？婴儿急危重症的救护方法？

第十一章 法律相关知识

法律是反映并调整一定社会关系，由国家制定或认可，并以国家强制力保证实施的行为规范的总称。

法律一般有广义和狭义之分。就我国现在的法律而言，狭义的法律，是指全国人大及其常委会通过的宪法和法律；广义的法律，还包括国务院制定的行政法规，有地方立法权的地方人大及其常委会制定的地方法规，民族自治地方人大制定的自治条例和单行条例。

国无法不治，民无法不立。法律是社会行为的规范和准则，是社会稳定、经济发展的保证。遵纪守法是公民道德建设的重要组成部分，也是每个公民应尽的义务。根据劳动和社会保障部制定的《育婴员国家职业标准》要求，结合母婴护理工作实践，母婴护理员起码应了解掌握以下几方面的法律法规知识：

(1)《宪法》的相关知识。

(2)《母婴保健法》的相关知识。

(3)《未成年人保护法》的相关知识。

(4)《儿童权利公约》的相关知识。

(5)《中国儿童发展纲要》的相关知识。

(6)《食品卫生法》的相关知识。

(7)《劳动法》的相关知识。

结合母婴护理员实际工作，需要重点掌握以下几方面的法律法规知识：

(1)“公民基本权利义务”的相关知识。

(2)《中华人民共和国劳动法》和《中华人民共和国合同法》的相关知识。

(3)《中华人民共和国妇女权益保障法》的相关知识。

(4)《儿童权利公约》的相关知识。

第一节 公民基本权利义务的相关知识

除了以上介绍的《育婴员国家职业标准》中规定的母婴护理员必须掌握的

法律法规知识以外，作为国家公民，还应该掌握宪法中关于公民基本权利义务的相关知识，介绍如下。

一、公民

公民是指具有一个国家的国籍的自然人。我国现行宪法规定：“凡具有中华人民共和国国籍的人都是中华人民共和国公民。”

二、公民、国民与人民

一般来说，“公民”与“国民”的含义相同。

公民和人民是两个不同的概念。它的区别在于：

（1）性质不同。公民是与外国人（包括无国籍人）相对应的法律概念，人民则是与敌人相对应的政治概念。

（2）范围不同。公民的范围比人民的范围更加广泛，公民中除包括人民外，还包括人民的敌人。

（3）后果不同。公民中的人民，享有宪法和法律规定的一切公民权利并履行全部义务，公民中的敌人，则不能享有全部公民权利，也不能履行公民的某些义务。

三、公民权与人权

人权是指作为一个人应该享有的权利；公民权则是人权的法律表现形式，是宪法和法律所规定的本国公民所享有的权利。因此，一国宪法所列举的公民基本权利，是该国国内法对人权的具体规定和保护。

四、公民基本权利和基本义务

权利是指国家通过宪法和法律规定的公民从事某种行为的可能性；义务是指国家通过宪法和法律规定的公民从事或不能从事某种行为的必要性。权利和义务的根本区别在于：权利可以放弃，义务必须履行。

1. 公民的基本权利

公民的基本权利也称宪法权利或者基本人权，是指由宪法规定的公民享有的主要的、必不可少的权利。

我国宪法规定的公民基本权利有：

（1）公民参与政治方面的权利包括平等权、选举权与被选举权等；

（2）人身自由和信仰自由包括人身自由、人格尊严不受侵犯、住宅不受侵犯、通信自由和通信秘密受法律保护、宗教信仰自由等；

（3）公民的社会经济、教育和文化方面的权利包括劳动的权利和义务、劳动者休息的权利、获得物质帮助的权利、受教育的权利和义务、进行科学研究、文学艺术创作和其他文化活动的自由等；

（4）特定人的权利包括保障妇女的权利、保障退休人员的权利、保护婚姻、家庭、母亲、儿童和老人、关怀青少年和儿童成长、保护华侨的正当权利等。

2. 公民的基本义务

公民的基本义务也称宪法义务，是指由宪法规定的公民必须遵守和应尽的根本责任。公民的基本义务是公民对国家具有首要意义的义务，它构成普通法律所规定的义务的基础。

我国宪法规定的公民的基本义务主要有：

（1）维护国家统一和各民族团结；

（2）必须遵守宪法和法律、保护国家秘密、爱护公共财产、遵守劳动纪律、遵守公共秩序、尊重社会公德；

（3）保护祖国安全、荣誉和利益；

（4）保卫祖国，依法服兵役和参加民兵组织；

（5）依照法律纳税；

（6）其他方面的义务。

公民的基本权利与基本义务一起共同反映并决定着公民在国家中的政治与法律地位，构成普通法律规定的公民权利义务的基础和原则。

第二节　劳动法和劳动合同法的相关知识

现行的有关劳动法律法规有：《中华人民共和国劳动法》、《中华人民共和国劳动合同法》、《中华人民共和国劳动合同法实施条例》及《中华人民共和国劳动争议调解仲裁法》。

一、劳动法与劳动合同法的关系

《劳动法》是劳动保障立法体系中的基准法，是《劳动合同法》的立法根据，是《劳动合同法》的母法。

《劳动法》第一条开宗明义，“为了保护劳动者的合法权益，调整劳动关系，建立和维护适应社会主义市场经济的劳动制度，促进经济发展和社会进步，根据宪法，制定本法”，明确把劳动者权益放在第一位。而《劳动合同法》的立法宗旨是“为了完善劳动合同制度，明确劳动合同双方当事人的权利和义务，保护劳动者的合法权益，构建和发展和谐稳定的劳动关系，制定本法。”劳动法是我国社会主义法律体系中一个重要的组成部分。劳动合同法是调整劳动合同关系的法律规范的总称。

二、劳动者的主要权利和义务

劳动者享有平等就业和选择职业的权利，取得劳动报酬的权利，休息、休假的权利，获得劳动、安全、卫生保护的权利，接受职业培训技能的权利，享受社会保险和福利的权利，提请劳动争议处理的权利以及法律规定的其他劳动权利。

劳动者义务包括应履行劳动合同，提高职业技能，执行劳动安全卫生规程，遵守劳动纪律和职业道德等。

三、国家促进劳动就业的方针政策与有关规定

国家促进劳动就业的方针政策与有关规定主要有：

（1）国家通过促进经济和社会发展，创造就业条件，扩大就业机会。

（2）国家鼓励企业、事业组织、社会团体在法律、行政法规规定的范围内兴办产业或者拓展经营，增加就业。

（3）国家支持劳动者自愿组织起来就业和从事个体经营实现就业。

（4）地方各级人民政府应当采取措施，发展多种类型的职业介绍机构，提供就业服务。

（5）劳动者就业，不因民族、种族、性别、宗教信仰不同而受歧视。

（6）妇女享有与男子平等的就业权利。在录用职工时，除国家规定的不适合妇女的工种或者岗位外，不得以性别为由拒绝录用妇女或者提高对妇女的录用标准。

（7）残疾人、少数民族人员、退役军人的就业，法律、法规有特别规定的，从其规定。

四、劳动合同的含义

劳动合同是指劳动者与用人单位之间为确立劳动关系，明确双方权利和义务的协议。劳动合同是确立劳动关系和法律关系的形式。

劳动合同的内容包括：

（1）用人单位的名称、住所和法定代表人或者主要负责人；

（2）劳动者的姓名、住址和居民身份证或者其他有效身份证件号码；

（3）劳动合同期限；

（4）工作内容和工作地点；

（5）工作时间和休息休假；

（6）劳动条件、劳动保护和职业危害防护；

（7）劳动报酬；

（8）社会保险；

（9）劳动纪律；

（10）劳动合同的变更解除终止条件；

（11）约定的试用期、培训、保守秘密、补充保险和福利待遇；

（12）违反劳动合同的责任等。

五、劳动合同的分类

劳动合同分为固定期限劳动合同、无固定期限劳动合同和以完成一定工作任务为期限的专项劳动合同。

1. 固定期限劳动合同

指用人单位与劳动者约定合同终止时间的劳动合同。用人单位与劳动者协商一致，可以订立固定期限劳动合同。

2. 无固定期限劳动合同

指用人单位与劳动者约定无确定终止时间的劳动合同。用人单位与劳动者协商一致，可以订立无固定期限劳动合同。

有下列情形之一，劳动者提出或者同意续订、订立劳动合同的，除劳动者提出订立固定期限劳动合同外，应当订立无固定期限劳动合同：劳动者在该用人单位连续工作满十年的；用人单位初次实行劳动合同制度或者国有企业改制重新订立劳动合同时，劳动者在该用人单位连续工作满十年且距法定退休年龄不足十年的；连续订立二次固定期限劳动合同，且劳动者没有本法第三十九条和第四十条第一项、第二项规定的情形，续订劳动合同的。

用人单位自用工之日起满一年不与劳动者订立书面劳动合同的，视为用人单位与劳动者已订立无固定期限劳动合同。

3. 专项劳动合同

以完成一定工作任务为期限的劳动合同，是指用人单位与劳动者约定以某项工作的完成为合同期限的劳动合同。用人单位与劳动者协商一致，可以订立以完成一定工作任务为期限的劳动合同。

六、劳动合同的订立

劳动合同的订立主要有以下内容：

（1）用人单位自用工之日起即与劳动者建立劳动关系。建立劳动关系，应当订立书面劳动合同。已建立劳动关系，未同时订立书面劳动合同的，应当自用工之日起一个月内订立书面劳动合同。

（2）订立劳动合同，应当遵循合法、公平、平等自愿、协商一致、诚实信用的原则。依法订立的劳动合同具有约束力，用人单位与劳动者应当履行劳动合同约定的义务。用人单位应当建立职工名册备查。

（3）用人单位招用劳动者时，应当如实告知劳动者工作内容、工作条件、工作地点、职业危害、安全生产状况、劳动报酬，以及劳动者要求了解的其他情况；用人单位有权了解劳动者与劳动合同直接相关的基本情况，劳动者应当如实说明。

（4）用人单位招用劳动者，不得扣押劳动者的居民身份证和其他证件，不得要求劳动者提供担保或者以其他名义向劳动者收取财物。

（5）劳动合同由用人单位与劳动者协商一致，并经用人单位与劳动者在劳动合同文本上签字或者盖章生效。

（6）劳动合同文本由用人单位和劳动者各执一份。

七、关于劳动试用期与试用期报酬的规定

劳动试用期与试用期报酬主要有以下规定：

（1）劳动合同期限三个月以上不满一年的，试用期不得超过一个月；劳动合同期限一年以上不满三年的，试用期不得超过二个月；三年以上固定期限和无固定期限的劳动合同，试用期不得超过六个月。

（2）同一用人单位与同一劳动者只能约定一次试用期。

（3）以完成一定工作任务为期限的劳动合同或者劳动合同期限不满三个月的，不得约定试用期。

（4）试用期包含在劳动合同期限内。劳动合同仅约定试用期的，试用期不成立，该期限为劳动合同期限。

（5）劳动者在试用期的工资不得低于本单位相同岗位最低档工资或者劳动合同约定工资的百分之八十，并不得低于用人单位所在地的最低工资标准。

（6）在试用期中，除劳动者有本法第三十九条和第四十条第一项、第二项规定的情形外，用人单位不得解除劳动合同。用人单位在试用期解除劳动合同的，应当向劳动者说明理由。

八、关于劳动服务期的规定

劳动服务期的规定主要有以下几点：

（1）用人单位为劳动者提供专项培训费用，对其进行专业技术培训的，可

以与该劳动者订立协议，约定服务期。

（2）劳动者违反服务期约定的，应当按照约定向用人单位支付违约金。违约金的数额不得超过用人单位提供的培训费用。用人单位要求劳动者支付的违约金不得超过服务期尚未履行部分所应分摊的培训费用。

（3）用人单位与劳动者约定服务期的，不影响按照正常的工资调整机制提高劳动者在服务期期间的劳动报酬。

九、劳动合同的履行和变更

劳动合同的履行和变更主要有以下内容：

（1）用人单位与劳动者应当按照劳动合同的约定，全面履行各自的义务。

（2）用人单位应当按照劳动合同约定和国家规定，向劳动者及时足额支付劳动报酬。

（3）用人单位拖欠或者未足额支付劳动报酬的，劳动者可以依法向当地人民法院申请支付令，人民法院应当依法发出支付令。

（4）用人单位应当严格执行劳动定额标准，不得强迫或者变相强迫劳动者加班。用人单位安排加班的，应当按照国家有关规定向劳动者支付加班费。

（5）劳动者拒绝用人单位管理人员违章指挥、强令冒险作业的，不视为违反劳动合同。

（6）劳动者对危害生命安全和身体健康的劳动条件，有权对用人单位提出批评、检举和控告。

（7）用人单位变更名称、法定代表人、主要负责人或者投资人等事项，不影响劳动合同的履行。

（8）用人单位发生合并或者分立等情况，原劳动合同继续有效，劳动合同由承继其权利和义务的用人单位继续履行。

（9）用人单位与劳动者协商一致，可以变更劳动合同约定的内容。变更劳动合同，应当采用书面形式。

（10）变更后的劳动合同文本由用人单位和劳动者各执一份。

十、劳动者可以主动解除和终止劳动合同的规定

有下列情形之一的，劳动者可以主动解除和终止劳动合同。

（1）用人单位与劳动者协商一致，可以解除劳动合同。

（2）劳动者提前三十日以书面形式通知用人单位，可以解除劳动合同。劳动者在试用期内提前三日通知用人单位，可以解除劳动合同。

（3）用人单位有下列情形之一的，劳动者可以解除劳动合同：

①未按照劳动合同约定提供劳动保护或者劳动条件的；

②未及时足额支付劳动报酬的；

③未依法为劳动者缴纳社会保险费的；

④用人单位的规章制度违反法律、法规的规定，损害劳动者权益的；

⑤因本法第二十六条第一款规定的情形致使劳动合同无效的；

⑥法律、行政法规规定劳动者可以解除劳动合同的其他情形。

用人单位以暴力、威胁或者非法限制人身自由的手段强迫劳动者劳动的，或者用人单位违章指挥、强令冒险作业危及劳动者人身安全的，劳动者可以立即解除劳动合同，不需事先告知用人单位。

十一、用人单位可以主动解除和终止劳动合同的规定

劳动者有下列情形之一的，用人单位可以解除劳动合同：

（1）在试用期间被证明不符合录用条件的；

（2）严重违反用人单位的规章制度的；

（3）严重失职，营私舞弊，给用人单位造成重大损害的；

（4）劳动者同时与其他用人单位建立劳动关系，对完成本单位的工作任务造成严重影响，或者经用人单位提出，拒不改正的；

（5）因本法第二十六条第一款第一项规定的情形致使劳动合同无效的；

（6）被依法追究刑事责任的。

（7）有下列情形之一的，用人单位提前三十日以书面形式通知劳动者本人或者额外支付劳动者一个月工资后，可以解除劳动合同：

①劳动者患病或者非因工负伤，在规定的医疗期满后不能从事原工作，也不能从事由用人单位另行安排的工作的；

②劳动者不能胜任工作，经过培训或者调整工作岗位，仍不能胜任工作的；

③劳动合同订立时所依据的客观情况发生重大变化，致使劳动合同无法履行，经用人单位与劳动者协商，未能就变更劳动合同内容达成协议的。

（8）有下列情形之一，需要裁减人员二十人以上或者裁减不足二十人但占企业职工总数百分之十以上的，用人单位提前三十日向工会或者全体职工说明情况，听取工会或者职工的意见后，裁减人员方案经向劳动行政部门报告，可以裁减人员：

①依照企业破产法规定进行重整的；

②生产经营发生严重困难的；

③企业转产、重大技术革新或者经营方式调整，经变更劳动合同后，仍需裁减人员的；

④其他因劳动合同订立时所依据的客观经济情况发生重大变化，致使劳动合同无法履行的。

十二、集体合同

集体合同主要包括以下内容：

（1）企业职工一方与用人单位通过平等协商，可以就劳动报酬、工作时间、休息休假、劳动安全卫生、保险福利等事项订立集体合同。集体合同草案应当提交职工代表大会或者全体职工讨论通过。

（2）集体合同由工会代表企业职工一方与用人单位订立；尚未建立工会的用人单位，由上级工会指导劳动者推举的代表与用人单位订立。

（3）企业职工一方与用人单位可以订立劳动安全卫生、女职工权益保护、工资调整机制等专项集体合同。

（4）在县级以下区域内，建筑业、采矿业、餐饮服务业等行业可以由工会与企业方面代表订立行业性集体合同，或者订立区域性集体合同。

（5）集体合同订立后，应当报送劳动行政部门；劳动行政部门自收到集体合同文本之日起十五日内未提出异议的，集体合同即行生效。

（6）依法订立的集体合同对用人单位和劳动者具有约束力。行业性、区域性集体合同对当地本行业、本区域的用人单位和劳动者具有约束力。

十三、劳务派遣

劳务派遣单位是本法所称用人单位，应当履行用人单位对劳动者的义务。劳务派遣单位与被派遣劳动者订立的劳动合同，除应当载明规定的事项外，还应当载明被派遣劳动者的用工单位以及派遣期限、工作岗位等情况。

（1）劳务派遣单位应当与被派遣劳动者订立二年以上的固定期限劳动合同，按月支付劳动报酬；被派遣劳动者在无工作期间，劳务派遣单位应当按照所在地人民政府规定的最低工资标准，向其按月支付报酬。

（2）劳务派遣单位派遣劳动者应当与接受以劳务派遣形式用工的单位（以下称用工单位）订立劳务派遣协议。劳务派遣协议应当约定派遣岗位和人员数量、派遣期限、劳动报酬和社会保险费的数额与支付方式以及违反协议的责任。

（3）用工单位应当根据工作岗位的实际需要与劳务派遣单位确定派遣期限，不得将连续用工期限分割订立数个短期劳务派遣协议。

（4）劳务派遣单位应当将劳务派遣协议的内容告知被派遣劳动者。

（5）劳务派遣单位不得克扣用工单位按照劳务派遣协议支付给被派遣劳动者的劳动报酬。

（6）劳务派遣单位和用工单位不得向被派遣劳动者收取费用。

（7）劳务派遣单位跨地区派遣劳动者的，被派遣劳动者享有的劳动报酬和劳动条件，按照用工单位所在地的标准执行。

十四、用工单位应当履行下列义务

用工单位应当履行以下义务：

（1）执行国家劳动标准，提供相应的劳动条件和劳动保护。

（2）告知被派遣劳动者的工作要求和劳动报酬。

（3）支付加班费、绩效奖金，提供与工作岗位相关的福利待遇。

（4）对在岗被派遣劳动者进行工作岗位所必需的培训。

（5）连续用工的，实行正常的工资调整机制。

（6）用工单位不得将被派遣劳动者再派遣到其他用人单位。

（7）被派遣劳动者享有与用工单位的劳动者同工同酬的权利。用工单位无同类岗位劳动者的，参照用工单位所在地相同或者相近岗位劳动者的劳动报酬确定。

（8）被派遣劳动者有权在劳务派遣单位或者用工单位依法参加或者组织工会，维护自身的合法权益。

（9）用人单位不得设立劳务派遣单位向本单位或者所属单位派遣劳动者。

十五、非全日制用工的规定

非全日制用工，是指以小时计酬为主，劳动者在同一用人单位一般平均每日工作时间不超过四小时，每周工作时间累计不超过二十四小时的用工形式。

（1）非全日制用工双方当事人可以订立口头协议。

（2）从事非全日制用工的劳动者可以与一个或者一个以上用人单位订立劳动合同；但是，后订立的劳动合同不得影响先订立的劳动合同的履行。

（3）非全日制用工双方当事人不得约定试用期。

（4）非全日制用工双方当事人任何一方都可以随时通知对方终止用工。终止用工，用人单位不向劳动者支付经济补偿。

（5）非全日制用工小时计酬标准不得低于用人单位所在地人民政府规定的最低小时工资标准。

（6）非全日制用工劳动报酬结算支付周期最长不得超过十五日。

十六、关于保守商业秘密与竞业限制的规定

关于保守商业秘密与竞业限制的规定如下：

（1）用人单位与劳动者可以在劳动合同中约定保守用人单位的商业秘密和与知识产权相关的保密事项。

（2）对负有保密义务的劳动者，用人单位可以在劳动合同或者保密协议中与劳动者约定竞业限制条款，并约定在解除或者终止劳动合同后，在竞业限制期限内按月给予劳动者经济补偿。劳动者违反竞业限制约定的，应当按照约定向用人单位支付违约金。

（3）竞业限制的人员限于用人单位的高级管理人员、高级技术人员和其他负有保密义务的人员。竞业限制的范围、地域、期限由用人单位与劳动者约定，竞业限制的约定不得违反法律、法规的规定。

（4）在解除或者终止劳动合同后，前款规定的人员到与本单位生产或者经营同类产品、从事同类业务的有竞争关系的其他用人单位，或者自己开业生产或者经营同类产品、从事同类业务的竞业限制期限，不得超过二年。

十七、工作时间、休息休假的规定

有关工作时间、休息休假的规定如下：

（1）国家实行劳动者每日工作时间不超过 8 小时、平均每周工作时间不超过 44 小时的工时制度。

（2）对实行计件工作的劳动者，用人单位应当根据法定工时制度合理确定其劳动定额和计件报酬标准。

（3）用人单位应当保证劳动者每周至少休息 1 日。

（4）企业因生产特点的原因，经劳动行政部门批准，可以实行其他工作和休息办法。

（5）用人单位在下列节日期间应当依法安排劳动者休假：

①元旦；

②春节；

③国际劳动节；

④国庆节；

⑤法律、法规规定的其他休假节日。

（6）用人单位由于生产经营需要，经与工会和劳动者协商后可以延长工作时间，一般每日不得超过 1 小时；因特殊原因需要延长工作时间的在保障劳动者身体健康的条件下延长工作时间，每日不得超过 3 小时，但是每月不得超过 36 小时。

（7）可延长工作时间的情形：

①发生自然灾害、事故或者因其他原因，威胁劳动者生命健康和财产安全，

需要紧急处理的；

②生产设备、交通运输线路、公共设施发生故障，影响生产和公众利益，必须及时抢修的；

③法律、行政法规规定的其他情形。

十八、关于工资的有关规定

关于工资的有关规定如下：

（1）工资分配应当遵循按劳分配原则，实行同工同酬。

（2）工资水平在经济发展的基础上逐步提高。国家对工资总量实行宏观调控。

（3）用人单位根据本单位的生产经营特点和经济效益，依法自主确定本单位的工资分配方式和工资水平。

（4）国家实行最低工资保障制度。最低工资的具体标准由省、自治区、直辖市人民政府规定，报国务院备案。

（5）确定和调整最低工资标准应当综合参考下列因素：

①劳动者本人及平均赡养人口的最低生活费用；

②社会平均工资水平；

③劳动生产率；

④就业状况；

⑤地区之间经济发展水平的差异。

（6）工资应当以货币形式按月支付给劳动者本人。不得克扣或者无故拖欠劳动者的工资。

（7）劳动者在法定休假日和婚丧假期间以及依法参加社会活动期间，用人单位应当依法支付工资。

十九、劳动安全卫生

有关劳动安全卫生的规定如下：

（1）用人单位必须建立、健全劳动卫生制度，严格执行国家劳动安全卫生规程和标准，对劳动者进行劳动安全卫生教育，防止劳动过程中的事故，减少职业危害。

（2）劳动安全卫生设施必须符合国家规定的标准。新建、改建、扩建工程的劳动安全卫生设施必须与主题同时设计、同时施工、同时投入生产和使用。

（3）用人单位必须为劳动者提供符合国家规定的劳动安全卫生条件和必要的劳动防护用品，对从事有职业危害作业的劳动者应当定期进行健康检查。

（4）从事特种作业的劳动者必须经过专门培训并取得特种作业资格。

（5）劳动者在劳动过程中必须严格遵守安全操作规程。劳动者对用人单位管理人员违章指挥、强令冒险作业，有权拒绝执行；对危害生命安全和身体健康的行为，有权提出批评、检举和控告。

（6）国家建立伤亡和职业病统计报告和处理制度。县级以上各级人民政府劳动行政部门、有关部门和用人单位应当依法对劳动者在劳动过程中发生的伤亡事故和劳动者的职业病状况，进行统计、报告和处理。

二十、女职工和未成年工特殊保护

国家对女职工和未成年工实行特殊劳动保护（未成年工是指年满16周岁未满18周岁的劳动者）。

（1）禁止安排女职工从事矿山井下、国家规定的第四级体力劳动强度的劳动和其他禁忌从事的劳动。

（2）不得安排女职工在经期从事高处、低温、冷水作业和国家规定的第三级体力劳动强度的劳动。

（3）不得安排女职工在怀孕期间从事国家规定的第三级体力劳动强度的劳动和孕期禁忌从事的劳动。对怀孕7个月以上的女职工，不得安排其延长工作时间和夜班劳动。

（4）女职工生育享受不少于90天的产假。

（5）不得安排女职工在哺乳未满1周岁的婴儿期间从事国家规定的第三级体力劳动强度的劳动和哺乳期禁忌从事的其他劳动，不得安排其延长工作时间和夜班劳动。

（6）不得安排未成年工从事矿山井下、有毒有害、国家规定的第四级体力劳动强度的劳动和其他禁忌从事的劳动。

（7）用人单位应当对未成年工定期进行健康检查。

二十一、职业培训

国家通过各种途径，采取各种措施，发展职业培训事业，开发劳动者的职业技能，提高劳动者素质，增强劳动者的就业能力和工作能力。

（1）各级人民政府应当把发展职业培训纳入社会经济发展的规划，鼓励和支持有条件的企业、事业组织、社会团体和个人进行各种形式的职业培训。

（2）用人单位应当建立职业培训制度，按照国家规定提取和使用职业培训经费，根据本单位实际，有计划地对劳动者进行职业培训。

（3）从事技术工种的劳动者，上岗前必须经过培训。

（4）国家确定职业分类，对规定的职业制度职业技能标准，实行职业资格证书制度，由经过政府批准的考核鉴定机构负责对劳动者实施职业技能考核鉴定。

二十二、社会保险和福利

国家发展社会保险，建立社会保险制度，设立社会保险基金，使劳动者在年老、患病、工伤、失业、生育等情况下获得帮助和补偿。社会保险基金按照保险类型确定资金来源，逐步实行社会统筹。

（1）用人单位和劳动者必须依法参加社会保险，缴纳社会保险费。

（2）劳动者在下列情形下，依法享受社会保险待遇：

①退休；

②患病；

③因工伤残或者患职业病；

④失业；

⑤生育。

（3）劳动者死亡后，其遗属依法享受遗属津贴。

（4）劳动者享受社会保险待遇的条件和标准由法律、法规规定。

（5）劳动者享受的社会保险金必须按时足额支付。

（6）国家鼓励用人单位根据本单位实际情况为劳动者建立补充保险。国家提倡劳动者个人进行储蓄性保险。

（7）国家发展社会福利事业，兴建公共福利设施，为劳动者休息、休养和疗养提供条件。

（8）用人单位应当创造条件，改善集体福利，提高劳动者的福利待遇。

二十三、劳动争议

用人单位与劳动者发生劳动争议，当事人可以依法申请调解、仲裁、提起诉讼，也可以协商解决。解决劳动争议，应当根据合法、公正、及时处理的原则，依法维护劳动争议当事人的合法权益。

（1）劳动争议发生后，当事人可以向本单位劳动争议调解委员会申请调解；调解不成，当事人一方要求仲裁的，可以向劳动争议仲裁委员会申请仲裁。当事人一方也可以直接向劳动争议仲裁委员会申请仲裁。对仲裁裁决不服的，可以向人民法院提出诉讼。

（2）提出仲裁要求的一方应当自劳动争议发生之日起 60 日内向劳动争议仲裁委员会提出书面申请。仲裁裁决一般应在收到仲裁申请的 60 日内做出。对仲裁裁决无异议的，当事人必须履行。

(3) 劳动争议当事人对仲裁裁决不服的，可以自收到仲裁裁决书之日起 15 日内向人民法院提起诉讼。一方当事人在法定期限内不起诉又不履行仲裁裁决的，另一方当事人可以申请强制执行。

(4) 因签订集体合同发生争议，当事人协商解决不成的，当地人民政府劳动行政部门可以组织有关各方协调处理。

(5) 因履行集体合同发生争议，当事人协商解决不成的，可以向劳动争议仲裁委员会申请仲裁；对仲裁裁决不服的，可以自收到仲裁裁决书之日起 15 日内向人民法院提出诉讼。

二十四、用人单位的法律责任

用人单位应当承担的法律责任如下：

(1) 用人单位直接涉及劳动者切身利益的规章制度违反法律、法规规定的，由劳动行政部门责令改正，给予警告；给劳动者造成损害的，应当承担赔偿责任。

(2) 用人单位提供的劳动合同文本未载明本法规定的劳动合同必备条款或者用人单位未将劳动合同文本交付劳动者的，由劳动行政部门责令改正；给劳动者造成损害的，应当承担赔偿责任。

(3) 用人单位自用工之日起超过一个月不满一年未与劳动者订立书面劳动合同的，应当向劳动者每月支付二倍的工资。用人单位违反本法规定不与劳动者订立无固定期限劳动合同的，应当自订立无固定期限劳动合同之日起向劳动者每月支付二倍的工资。

(4) 用人单位违反本法规定与劳动者约定试用期的，由劳动行政部门责令改正；违法约定的试用期已经履行的，由用人单位以劳动者试用期满月工资为标准，按已经履行的超过法定试用期的期间向劳动者支付赔偿金。

(5) 用人单位违反本法规定，扣押劳动者居民身份证等证件的，由劳动行政部门责令限期退还劳动者本人，并依照有关法律规定给予处罚。用人单位违反本法规定，以担保或者其他名义向劳动者收取财物的，由劳动行政部门责令限期退还劳动者本人，并以每人五百元以上二千元以下的标准处以罚款；给劳动者造成损害的，应当承担赔偿责任。劳动者依法解除或者终止劳动合同，用人单位扣押劳动者档案或者其他物品的，依照前款规定处罚。

(6) 用人单位有下列情形之一的，由劳动行政部门责令限期支付劳动报酬、加班费或者经济补偿；劳动报酬低于当地最低工资标准的，应当支付其差额部分；逾期不支付的，责令用人单位按应付金额百分之五十以上百分之一百以下的标准向劳动者加付赔偿金：

①未按照劳动合同的约定或者国家规定及时足额支付劳动者劳动报酬的；

②低于当地最低工资标准支付劳动者工资的；

③安排加班不支付加班费的；

④解除或者终止劳动合同，未依照本法规定向劳动者支付经济补偿的。

（7）劳动合同依照本法第二十六条规定被确认无效，给对方造成损害的，有过错的一方应当承担赔偿责任。

（8）用人单位违反本法规定解除或者终止劳动合同的，应当依照本法第四十七条规定的经济补偿标准的二倍向劳动者支付赔偿金。

（9）用人单位有下列情形之一的，依法给予行政处罚；构成犯罪的，依法追究刑事责任；给劳动者造成损害的，应当承担赔偿责任：

①以暴力、威胁或者非法限制人身自由的手段强迫劳动的；

②违章指挥或者强令冒险作业危及劳动者人身安全的；

③侮辱、体罚、殴打、非法搜查或者拘禁劳动者的；

④劳动条件恶劣、环境污染严重，给劳动者身心健康造成严重损害的。

（10）用人单位违反本法规定未向劳动者出具解除或者终止劳动合同的书面证明，由劳动行政部门责令改正；给劳动者造成损害的，应当承担赔偿责任。

（11）用人单位招用与其他用人单位尚未解除或者终止劳动合同的劳动者，给其他用人单位造成损失的，应当承担连带赔偿责任。

（12）劳务派遣单位违反本法规定的，由劳动行政部门和其他有关主管部门责令改正；情节严重的，以每人一千元以上五千元以下的标准处以罚款，并由工商行政管理部门吊销营业执照；给被派遣劳动者造成损害的，劳务派遣单位与用工单位承担连带赔偿责任。

（13）对不具备合法经营资格的用人单位的违法犯罪行为，依法追究法律责任；劳动者已经付出劳动的，该单位或者其出资人应当依照本法有关规定向劳动者支付劳动报酬、经济补偿、赔偿金；给劳动者造成损害的，应当承担赔偿责任。

（14）个人承包经营违反本法规定招用劳动者，给劳动者造成损害的，发包的组织与个人承包经营者承担连带赔偿责任。

（15）劳动行政部门和其他有关主管部门及其工作人员玩忽职守、不履行法定职责，或者违法行使职权，给劳动者或者用人单位造成损害的，应当承担赔偿责任；对直接负责的主管人员和其他直接责任人员，依法给予行政处分；构成犯罪的，依法追究刑事责任。

二十五、劳动者的法律责任

劳动者违反本法规定解除劳动合同，或者违反劳动合同中约定的保密义务或者竞业限制，给用人单位造成损失的，应当承担赔偿责任。

二十六、劳动争议的处理

劳动争议是指劳动法律关系当事人关于劳动权利、义务的争执。

（1）劳动争议的处理机构有劳动争议调解委员会、劳动争议仲裁委员会以及人民法院。

（2）依现行劳动法律规定，我国处理劳动争议适用下列形式：和解、调解、仲裁、诉讼等。

第三节　妇女权益保障法的相关知识

新的《中华人民共和国妇女权益保障法》，自 2005 年 12 月 1 日起施行。

一、妇女权益保障法的立法宗旨

为了保障妇女的合法权益，促进男女平等，充分发挥妇女在社会主义现代化建设中的作用，根据宪法和我国的实际情况，制定本法。

二、妇女的基本权益

妇女的基本权益主要有：政治权益、文化教育权益、劳动和社会保障权益、财产权益、人身权利、婚姻家庭权益以及依法享有的特殊权益。

三、妇女特殊权益

妇女特殊权益包括：妇女基于其性别特征的特殊权益，妇女在经期、孕期、产期、哺乳期中的权益。

四、对妇女的权益国家实行特殊保护

妇女的如下权益，国家实行特殊保护：

（1）实行男女平等的基本国策。妇女在政治的、经济的、文化的、社会的和家庭的生活等各方面享有同男子平等的权利。

（2）国家采取必要措施，逐步完善保障妇女权益的各项制度，消除对妇女一切形式的歧视，禁止歧视、虐待、遗弃、残害妇女。

（3）国务院制定中国妇女发展纲要，并将其纳入国民经济和社会发展规划。县级以上地方各级人民政府根据中国妇女发展纲要，制定本行政区域的妇女发展规划，并将其纳入国民经济和社会发展计划。

（4）国家采取有效措施，为妇女依法行使权利提供必要的条件。

（5）国家鼓励妇女自尊、自信、自立、自强，运用法律维护自身合法权益。妇女应当遵守国家法律，尊重社会公德，履行法律所规定的义务。

（6）各级人民政府重视和加强妇女权益的保障工作：

①县级以上人民政府负责妇女儿童工作的机构，负责组织、协调、指导、督促有关部门做好妇女权益的保障工作；

②县级以上人民政府有关部门在各自的职责范围内做好妇女权益的保障工作；

③中华全国妇女联合会和地方各级妇女联合会依照法律和中华全国妇女联合会章程，代表和维护各族各界妇女的利益，做好维护妇女权益的工作；

④工会、共产主义青年团，应当在各自的工作范围内，做好维护妇女权益的工作；

⑤对保障妇女合法权益成绩显著的组织和个人，各级人民政府和有关部门给予表彰和奖励。

五、男女平等原则

男女权利平等的基本含义是：男女两性在政治、经济、文化、社会及婚姻家庭等各方面权利平等，不允许以性别为基础而有所歧视，尤其是不允许以性别为基础对妇女进行歧视。

六、政治权利

国家保障妇女享有与男子平等的政治权利。

（1）妇女有权通过各种途径和形式，管理国家事务，管理经济和文化事业，管理社会事务。

（2）妇女享有与男子平等的选举权和被选举权。

（3）国家采取措施，逐步提高全国人民代表大会和地方各级人民代表大会的妇女代表的比例。居民委员会、村民委员会成员中，妇女应当有适当的名额。

（4）国家积极培养和选拔女干部。培养、选拔和任用干部，必须坚持男女平等的原则，并有适当数量的妇女担任领导成员。重视培养和选拔少数民族女干部。

(5) 各级妇女联合会代表妇女积极参与国家和社会事务的民主决策、民主管理和民主监督。

(6) 对于有关保障妇女权益的批评或者合理建议，有关部门应当听取和采纳；对于有关侵害妇女权益的申诉、控告和检举，有关部门必须查清事实，负责处理，任何组织或者个人不得压制或者打击报复。

七、文化教育权益

国家保障妇女享有与男子平等的文化教育权利。

(1) 学校和有关部门应当执行国家有关规定，保障妇女在入学、升学、毕业分配、授予学位、派出留学等方面享有与男子平等的权利。

(2) 学校在录取学生时，除特殊专业外，不得以性别为由拒绝录取女性或者提高对女性的录取标准。

(3) 学校应当根据女性青少年的特点，在教育、管理、设施等方面采取措施，保障女性青少年身心健康发展。

(4) 父母或者其他监护人必须履行保障适龄女性儿童少年接受义务教育的义务。除因疾病或者其他特殊情况经当地人民政府批准的以外，对不送适龄女性儿童少年入学的父母或者其他监护人，由当地人民政府予以批评教育，并采取有效措施，责令送适龄女性儿童少年入学。

(5) 政府、社会、学校应当采取有效措施，解决适龄女性儿童少年就学存在的实际困难，并创造条件，保证贫困、残疾和流动人口中的适龄女性儿童少年完成义务教育。

(6) 各级人民政府应当依照规定把扫除妇女中的文盲、半文盲工作，纳入扫盲和扫盲后继续教育规划，采取符合妇女特点的组织形式和工作方法，组织、监督有关部门具体实施。

(7) 各级人民政府和有关部门应当采取措施，根据城镇和农村妇女的需要，组织妇女接受职业教育和实用技术培训。

(8) 国家机关、社会团体和企业事业单位应当执行国家有关规定，保障妇女从事科学、技术、文学、艺术和其他文化活动，享有与男子平等的权利。

八、劳动和社会保障权益

国家保障妇女享有与男子平等的劳动权利和社会保障权利。

(1) 各单位在录用职工时，除不适合妇女的工种或者岗位外，不得以性别为由拒绝录用妇女或者提高对妇女的录用标准。

(2) 各单位在录用女职工时，应当依法与其签订劳动（聘用）合同或者服务协议，劳动（聘用）合同或者服务协议中不得规定限制女职工结婚、生育的内容。

（3）禁止录用未满十六周岁的女性未成年人，国家另有规定的除外。

（4）实行男女同工同酬。妇女在享受福利待遇方面享有与男子平等的权利。

（5）在晋职、晋级、评定专业技术职务等方面，应当坚持男女平等的原则，不得歧视妇女。

（6）任何单位均应根据妇女的特点，依法保护妇女在工作和劳动时的安全和健康，不得安排不适合妇女从事的工作和劳动。妇女在经期、孕期、产期、哺乳期受特殊保护。

（7）任何单位不得因结婚、怀孕、产假、哺乳等情形，降低女职工的工资，辞退女职工，单方解除劳动（聘用）合同或者服务协议。但是，女职工要求终止劳动（聘用）合同或者服务协议的除外。各单位在执行国家退休制度时，不得以性别为由歧视妇女。

（8）国家发展社会保险、社会救助、社会福利和医疗卫生事业，保障妇女享有社会保险、社会救助、社会福利和卫生保健等权益。

（9）国家提倡和鼓励为帮助妇女开展的社会公益活动。

（10）国家推行生育保险制度，建立健全与生育相关的其他保障制度。地方各级人民政府和有关部门应当按照有关规定为贫困妇女提供必要的生育救助。

九、财产权益

国家保障妇女享有与男子平等的财产权利。

（1）在婚姻、家庭共有财产关系中，不得侵害妇女依法享有的权益。

（2）妇女在农村土地承包经营、集体经济组织收益分配、土地征收或者征用补偿费使用以及宅基地使用等方面，享有与男子平等的权利。

（3）任何组织和个人不得以妇女未婚、结婚、离婚、丧偶等为由，侵害妇女在农村集体经济组织中的各项权益。

（4）因结婚男方到女方住所落户的，男方和子女享有与所在地农村集体经济组织成员平等的权益。

（5）妇女享有的与男子平等的财产继承权受法律保护。在同一顺序法定继承人中，不得歧视妇女。

（6）丧偶妇女有权处分继承的财产，任何人不得干涉。

（7）丧偶妇女对公、婆尽了主要赡养义务的，作为公、婆的第一顺序法定继承人，其继承权不受子女代位继承的影响。

十、人身权利

国家保障妇女享有与男子平等的人身权利。

（1）妇女的人身自由不受侵犯。禁止非法拘禁和以其他非法手段剥夺或者限制妇女的人身自由；禁止非法搜查妇女的身体。

（2）妇女的生命健康权不受侵犯。禁止溺、弃、残害女婴；禁止歧视、虐待生育女婴的妇女和不育的妇女；禁止用迷信、暴力等手段残害妇女；禁止虐待、遗弃病、残妇女和老年妇女。

（3）禁止拐卖、绑架妇女；禁止收买被拐卖、绑架的妇女；禁止阻碍解救被拐卖、绑架的妇女。各级人民政府及时采取措施解救被拐卖、绑架的妇女，做好善后工作，任何人不得歧视被拐卖、绑架的妇女。

（4）禁止对妇女实施性骚扰。受害妇女有权向单位和有关机关投诉。

（5）禁止卖淫、嫖娼。禁止组织、强迫、引诱、容留、介绍妇女卖淫或者对妇女进行猥亵活动。禁止组织、强迫、引诱妇女进行淫秽表演活动。

（6）妇女的名誉权、荣誉权、隐私权、肖像权等人格权受法律保护。

（7）禁止用侮辱、诽谤等方式损害妇女的人格尊严。禁止通过大众传播媒介或者其他方式贬低损害妇女人格。未经本人同意，不得以营利为目的，通过广告、商标、展览橱窗、报纸、期刊、图书、音像制品、电子出版物、网络等形式使用妇女肖像。

十一、侵害妇女合法权益的法律责任

（1）妇女的合法权益受到侵害的，有权要求有关部门依法处理，或者依法向仲裁机构申请仲裁，或者向人民法院起诉。

（2）对有经济困难需要法律援助或者司法救助的妇女，当地法律援助机构或者人民法院应当给予帮助，依法为其提供法律援助或者司法救助。

（3）妇女组织对于受害妇女进行诉讼需要帮助的，应当给予支持。

（4）妇女联合会或者相关妇女组织对侵害特定妇女群体利益的行为，可以通过大众传播媒介揭露、批评，并有权要求有关部门依法查处。

（5）违反本法规定，以妇女未婚、结婚、离婚、丧偶等为由，侵害妇女在农村集体经济组织中的各项权益的，或者因结婚男方到女方住所落户，侵害男方和子女享有与所在地农村集体经济组织成员平等权益的，由乡镇人民政府依法调解；受害人也可以依法向农村土地承包仲裁机构申请仲裁，或者向人民法院起诉，人民法院应当依法受理。

（6）违反本法规定，侵害妇女的合法权益，其他法律、法规规定行政处罚的，从其规定；造成财产损失或者其他损害的，依法承担民事责任；构成犯罪的，依法追究刑事责任。

（7）违反本法规定，对侵害妇女权益的申诉、控告、检举，推诿、拖延、压制不予查处，或者对提出申诉、控告、检举的人进行打击报复的，由其所在单位、主管部门或者上级机关责令改正，并依法对直接负责的主管人员和其他直接责任人员给予行政处分。

第四节　儿童权利公约的相关知识

《儿童权利公约》由1989年11月20日第44届联合国大会第25号决议通过，1990年9月2日生效。全文分为序言和第一、第二、第三、第四部分，共54条。

一、缔约情况

1989年11月20日，联合国大会就《儿童权利公约》中的上述一系列承诺达成了一致意见，自此已有193个国家批准了《公约》。这是有史以来得到最广泛接受的国际人权条约。

二、“儿童”的定义

《儿童权利公约》将儿童定义为18岁以下的男孩和女孩。《儿童权利公约》第一条：“儿童系指18岁以下的任何人，除非对其适用之法律规定成年年龄低于18岁。”并认为每一位儿童既是一个独立的个人，又是家庭和社会的一分子。儿童享有一个人的全部权利。

在中华人民共和国，相当于“未成年人”的概念。

三、《儿童权利公约》的目的意义

《儿童权利公约》建立在以下四项基本原则之上：

1. 不歧视——即无差别原则、无歧视原则、非歧视性原则

缔约国应遵守本公约所载列的权利，并确保其管辖范围内的每一儿童均享受此种权利，不因儿童或其父母或法定监护人的种族、肤色、性别、语言、宗教、政治或其他见解、民族、族裔或社会出身、财产、伤残、出生或其他身份而有任何差别。

2. 儿童的最大利益保护

（1）缔约国应采取一切适当措施确保儿童得到保护，不受基于儿童父母、法定监护人或家庭成员的身份、活动、所表达的观点或信仰而加诸的一切形式的歧视或惩罚。

（2）关于儿童的一切行为，不论是由公私社会福利机构、法院、行政当局或立法机构执行，均应以儿童的最大利益为一种首要考虑。

3. 确保儿童的生命权、生存权和发展权的完整

缔约国应确保负责照料或保护儿童的结构、服务部门及设施符合主管当局规定的标准，尤其是安全、卫生、工作人员数目和资格以及有效监督方面的标准。所有儿童都享有生存和发展的权利（两者完整兼具），应最大限度地确保儿童的生存和发展。

4. 尊重儿童的意见

（1）任何事情涉及儿童，均应听取儿童的意见。

（2）所有儿童，无论他们出生在哪里，属于哪个种族或民族，无论是男孩还是女孩，富有还是贫穷，都必须得到充分的机会，成为社会有用的成员，并且必须享有发言权，他们的声音也必须获得倾听。

四、《儿童权利公约》确定的儿童的基本权利（人权）

儿童享有一个人的全部权利。

《儿童权利公约》提到的儿童权利多达几十种，如姓名权、国籍权、受教育权、健康权、医疗保健权、受父母照料权、娱乐权、闲暇权、隐私权、表达权等。但其最基本的权利可以概括为四种，即：生存权、受保护权、发展权、参与权。

1. 生存权

每个儿童都有其固有的生命权和健康权。包括有权接受可达到的最高标准的医疗保健服务。

2. 受保护权

不受危害自身发展影响的、被保护的权利。包括保护儿童免受歧视、剥削、酷刑、虐待或疏忽照料，以及对失去家庭的儿童和难民儿童的基本保证。

3. 发展权

充分发展其全部体能和智能的权利。儿童有权接受正规和非正规的教育，以及儿童有权享有促进其身体、心理、精神、道德和社会发展的生活条件。

4. 参与权

参与家庭、文化和社会生活的权利。儿童有参与社会生活的权利，有权对影响他们的一切事项发表自己的意见（表达权）。

《公约》通过确立保健、教育以及法律、公民和社会等方面的服务标准来保护儿童的上述权利。这些标准是评价进步情况的尺度。批准《公约》的国家有义务在采取行动和制定政策时考虑儿童的最高利益。

五、联合国保护儿童的相关法规

《〈儿童权利公约〉关于儿童卷入武装冲突问题的任择议定书》

《〈儿童权利公约〉关于买卖儿童、儿童卖淫和儿童色情制品问题的任择议定书》

《儿童权利宣言》

《关于儿童保护和儿童福利、特别是国内和国际寄养和收养办法的社会和法律原则宣言》（联合国大会 1986 年 12 月 3 日第 41/85 号决议通过）

《联合国少年司法最低限度标准规则》（北京规则）

《在非常状态和武装冲突中保护妇女和儿童宣言》

思考与练习

1. 母婴护理员应了解的公民基本权利和义务有哪些?
2. 母婴护理员应了解的劳动法和劳动合同法相关知识有哪些?
3. 母婴护理员应了解的妇女权益保障法及儿童权利公约相关知识有哪些?

第十二章 安全相关知识

家庭母婴护理人员的工作环境是家庭。如何有针对性地减少安全隐患，防患于未然，就需要进行家庭的安全管理。作为母婴护理人员，了解和掌握人身安全、自我保护、交通安全、家庭防火、防盗、用电安全、燃气安全等各方面必要的安全知识，是为客户进行服务的基本保证，也是基本的职业技能需求。

本章分为三个部分：作业安全、环境安全及人身安全部分。

母婴护理人员首先要掌握安全救急电话，这是必须谙熟在心的：

（1）当发生火情时，立即拨打“119”；

（2）当有违法事件发生时，应立即拨打“110”；

（3）当有交通事故时，应立即拨打“122”；

（4）当有危重病人时，应立即拨打“120”。

如发生紧急事件，均应拨打紧急呼救电话，请求急救服务。您拨通电话后，一定要把以下情况说清楚：姓名、电话号码、大致情况、具体地点和附近的明显标志等。待接听者告诉您可以挂电话时，您再挂断电话。

第一节　母婴护理作业安全

母婴安全是指为保证不发生孕产妇和新生儿死亡，对孕产妇在分娩前、分娩中和分娩后所采取的一些相关的产科安全措施；以及在新生儿、婴幼儿护理中采取的相关安全措施或消除与避免不安全因素。

儿童被喻为国家的未来，是父母的希望，总是受到最大限度的呵护，他的安全成长牵动着每个父母的心，是家庭的忧虑。而宝宝的安全无非就是居家、饮食、睡眠、玩耍、出行的安全，母婴护理员只要严格注意到其中的安全知识，懂得一些意外防范的措施，就能最大限度地提高宝宝的安全系数。

一、产后产妇的安全

影响产妇的安全情况最主要有两种：产妇患有癌症、心血管疾病等严重疾病；产科原因，主要包括产后出血、羊水栓塞、子宫破裂、胎盘早剥等。

产妇安全的措施主要包括：定期进行产前检查；筛选高危孕产妇；要求孕产妇住院分娩；产科医院开展产后访视等内容。

为了保证产妇安全，关键的措施是：提高产科专业技术人员水平，使之能够正确诊断和处理产科疑难危重病人，确保对高危孕妇做出及时正确的诊治，有效降低孕产妇死亡率；大力宣传孕期保健知识，使她们主动接受产前检查，出现的异常症状及体征及时就诊；建立高危妊娠管理。

以上工作一般是产科医院的职责范围。作为母婴护理员的主要任务是配合医院做好监测。

产妇出院后，如产妇本身已患有严重疾病，若护理不当感受风寒入侵，加上产后虚弱，也会发生安全意外。因此，作为母婴护理员要懂得基本的意外急救知识。

（一）休克急救

产妇因严重创伤、大量出血、脱水、过敏、心功能不全、感染等强烈致病因素引起的综合征。在休克的进展过程中，受害最早、最严重的器官是脑（以大脑皮层为主）、心、肝、肾、肺等，应注意保护这些重要器官。

（1）发现产妇出现休克时，应该立即想办法尽快将产妇送至医院抢救。因为在家完全纠正产妇的休克是不可能的。

（2）保暖对休克产妇非常重要。可用毛毯、棉衣之类包住身体，令肌体温暖，减少耗氧量。

（3）针对休克的原因，确定具体的处理方法。如创伤引起的休克，要固定伤肢，避免过多搬动；出血引起的休克，要立即想办法止血等。

（4）令病人取平卧位，下肢抬高。如有心衰、肺水肿等情况出现，病人可取半卧位。

（5）对于昏迷的病人，注意呼吸道是否通畅，并随时清除病人口内异物。

（6）有条件者应给病人吸氧。

（二）昏迷急救

昏迷就是持续的意识丧失。当人脑的正常功能受到严重干扰时，人往往会陷入无知觉的状态，大声喊叫或摇动均不能使其醒来，这就是昏迷。昏迷可以缓慢地形成，也可以突然发生，救护措施是：

（1）当发现产妇昏迷时，要立即检查呼吸、脉搏。如果呼吸、脉搏消失，说明已经发生心搏骤停，此时应立即呼救，同时实施心肺复苏术。

（2）对于有呼吸、心跳的患者，首先保持其呼吸道通畅，然后将他摆放成侧卧位（复苏位），并紧急呼救。

（3）在急救车到来前，不宜自行变动外伤后昏迷者的体位。

（三）晕厥急救

晕厥俗称晕倒，是由于脑部一过性血液供应不足或脑血管痉挛而发生的暂时性知觉丧失现象。发生晕厥的原因主要有血管神经性和心脑疾病引起的两大类。如疼痛、恐惧、疲劳、情绪紧张、气候闷热、体位改变等因素可诱发血管神经性晕厥；心律失常、心肌梗死、心肌炎、高血压、脑血管痉挛发作等心脑疾病也可导致晕厥的发生。

急救措施：

（1）令产妇平卧，使足部略抬高，头部稍低。

（2）如产妇平素患有心脏病，并怀疑是心脏病变引起的晕厥时，则应令产妇采取半卧位，以利其呼吸。

（3）护理员可用双手自病人小腿向大腿方向做重推摩和揉捏，以促使下肢血液回流。

（4）若产妇仍未苏醒，可针刺或用手指掐病人的人中、内关、合谷等穴，或给以氨水嗅闻。

（5）在进行家庭应急处置的同时，应及时送往医院抢救。

二、小孩居家的安全保护

现代家庭中意外伤害对宝宝的危险越来越大，甚至在家中都隐藏着不少安全隐患。母婴护理员要高度重视，细心观察，发现不安全因素，提前做好防范应对措施。

（一）容易误伤婴儿的物品防护

1. 不安全因素

每个家庭中容易使婴儿受到损伤的物品都会存在，如：刀剪、叉子、牙签、锥子、洗碗机、电风扇、桌椅、板凳、电器、缝衣针、扣针、花瓶、玻璃器具、小珠子等，不小心都会给婴儿造成损伤。

2. 防范措施

（1）要将家中一切宝宝可能接触到的危险物品全都收纳，放在抽屉锁好，或放在宝宝够不着的地方。

（2）婴儿床及各种家具要固定牢固，特别是桌、椅、板凳要避免孩子爬上后摔伤。

（3）家中家具要摆放整齐，尤其是宝宝学走路的时候要注意，家具的边边角角很容易磕着碰着宝宝。家具的边角要光滑，圆角最好，否则要在角上包上软布、海绵等物。

（4）洗碗机是宝宝最有机会接触锋利物品的地方，比如洗碗机里的刀子、叉子等，一旦宝宝伸手去抓这些东西，锋利的边缘就很容易把宝宝的皮肤刮伤。另外，洗碗机里的洗涤剂对宝宝的皮肤和眼睛也会造成伤害，如果宝宝不小心把洗涤剂吃到嘴里，还可能损伤他的口腔黏膜，甚至进入食道。专家提醒大家，洗涤剂不仅有很强的腐蚀性，还可能造成宝宝中毒，所以一定要多加小心。在打开或关闭洗碗机的时候，要确保宝宝不在旁边，别给他机会接触里面的东西。像刀子、叉子或其他锋利边缘的器具，清洗完后要及时收藏到宝宝够不到的地方。

（5）电风扇虽有防护罩，但那是对大人而设。许多产品的电风扇小宝宝的小手绝对可以伸得进去，因此电风扇一定要放在高处。

（二）容易烫伤婴儿的物品防护

1. 不安全因素

家庭中容易使婴儿受到烫伤的物品主要有：燃气灶、烤箱、热水器、热水瓶、电熨斗、电热器、暖气、烟头、热汤锅等。

2. 防范措施

（1）购买炉灶或烤箱时，要请专业人员安装在宝宝够不到的地方。天然气的总阀门，使用结束后要马上关闭。烤箱使用完后一定记得关好，如果宝宝爬到敞开的烤箱里后果不堪设想。大的柜式烤箱，当它启动时，不要让宝宝斜靠着它。

（2）暖气包和管道要用毛巾盖好，或用家具隔开。要教育宝宝，使她自小就知道暖气包是热的，不能用手摸。

（3）热水器、热水瓶等，要放置在宝宝够不到的地方。

（4）电熨斗使用后要马上放好，不要以为断了电就可以了，小宝宝不慎摸到就会烫伤。

（三）容易误食的物品

1. 不安全因素

婴幼儿容易误食的细小物品主要有：小药丸、小豆豆、发卡、别针、纽扣、硬币、钉子等；容易出问题的小食品主要有：果冻、花生、瓜子、带核果品、带刺（骨）食品等。

2. 防范措施

（1）购买的药品都要有对宝宝安全的瓶子包装，并把它放在药箱里锁住，不让宝宝伸手摸到。药品及化学药物均保存在有清楚标签的原瓶内，千万不要把有毒物品装在饮料瓶中。药品或化学药物存放在尽可能远离食物的地方。

（2）绝对禁止让婴幼儿独自吃果冻、花生、瓜子、带核果品、带刺（骨）食品。此类物品平时要放在孩子触摸不到的地方。

（四）易致触电的物品

1. 不安全因素

易致触电的物品主要有：电器、插头、电线等。

2. 防范措施

（1）所有家用电器的电线不让宝宝伸手摸着。所有电线应完好无损，没有绽裂或其他损坏现象。

（2）所有插座都要用安全插头盖着或加防护罩，电线要固定在孩子摸不到的地方，各种电源线、导线要固定，使孩子无法牵动。各种取暖或加热器、火炉均要装安全防护措施。

（3）千万不能用手指、小刀和钢笔去触、插、捅多用插座，不要用湿手、湿布触摸或擦拭电器、插拔插头，那样是非常危险的。抱着孩子更不能出现此种错误。

（五）易致坠落的伤害

1. 不安全因素

易致幼儿坠落的不安全因素主要有：窗台、阳台等。

2. 防范措施

（1）楼上的窗户应安装护栏，在附近不要放任何能让宝宝爬上去的物件。

（2）禁止将孩子放在无安全防护措施的高处；窗户阳台的栏杆要密且高，住高层建筑的禁止抱孩子从阳台窗前向楼下观看。阻断孩子爬向高处的可能。

（3）不要抱着孩子蹬踏阳台上的凳子、花盆、纸箱等不稳固的物体，这样做非常危险。

（4）不要抱着孩子伸手去够阳台外面的东西，以免失控摔下楼去发生意外。站在阳台上向远处眺望，或与楼下的人打招呼时，身体不要过多地探出阳台，以免失去平衡，跌下楼去，造成伤亡。

（六）睡眠的可能伤害

1. 不安全因素

婴幼儿睡眠的可能伤害也是存在的，如被褥堵鼻、高床摔落、婴儿床上方的悬挂物、玩具搁伤等。

2. 防范措施

（1）毛茸茸的靠枕、蓬松柔软的被褥，弹簧床垫可以使婴儿床看上去很温暖、舒适。但是这些舒适柔软的床上用品，很可能在宝宝，尤其是新生儿，睡觉时堵住他的脸部，使他无法呼吸甚至出现窒息。因此，要给宝宝使用较硬的床垫，床罩和床单要紧紧裹在床垫上。最好不要给1岁以内的小宝宝使用枕头、靠垫、弹簧床垫，或在他的婴儿床上摆放毛绒玩具。宝宝睡觉时，不要给他使用过大、过软的被子。可以让他使用大小合适的睡袋，或者使用婴儿专用的小毯子，并把毯子的三边紧紧压在床垫下面，形成一个小睡被。

（2）几乎所有的小孩子都发生过从床上坠落事件。从床上坠落下来是很常见的，只要小孩子能够大声地哭出来，就说明小孩子的意识是清醒的，家长就不必太担心。一般小孩子跌落下来后，头部会出现柔软的肿包，这不是什么大问题，只是头骨外部的血管损伤引起出血所导致的，不用特殊处理。如果是头皮擦伤了，可以擦点消毒药。但家长会心疼不舒服，护理中还是要十分注意。

（3）婴儿床上方不能有重悬挂物。

（七）穿衣、洗澡的可能伤害

1. 不安全因素

婴幼儿穿衣服、洗澡存在的不安全因素可能有：衣服饰物刺伤、从洗澡椅上跌伤等。

2. 防范措施

（1）给婴幼儿穿的衣服要注意不能有金属附件和尖锐的毛刺等，应尽量选购没有装饰物或饰物较少的衣服，减少饰物脱落的可能，这样也不会擦伤孩子的皮肤。

（2）有些人洗宝宝时喜欢用洗澡椅，洗澡椅虽能帮助宝宝稳稳地坐在浴缸里，但是如果你离开宝宝，哪怕只有几秒钟，坐在洗澡椅上的宝宝就可能发生侧翻，掉到水里，甚至出现溺水。专家提示，洗澡椅对宝宝来说，不是安全的设备。

（八）家庭化学品、药品对幼儿的可能伤害

1. 不安全因素

家庭中化学品、化妆品、药品对幼儿伤害的隐患主要有：药片、药剂、驱蚊片、杀虫剂、化妆品、洗涤剂（粉）、消毒剂、洗发水、沐浴液、爽身粉等。小孩吞食任何一种都可能导致严重问题。

2. 防范措施

（1）购买前认真观察包装，要选购有防止宝宝打开的安全包装。

（2）一些浴液里含有液体烃。如果宝宝将烃吸到肺里，那可能导致严重的肺炎症状，形成永久的肺损伤，甚至死亡。因此，购买前认真阅读产品的标签，

选择安全度高的产品。

（3）家庭中化学品、化妆品、药品都要把它收藏在宝宝够不到的地方。

（九）家庭宠物的可能伤害

1. 不安全因素

小狗小猫等小动物经常会感染一种易引起食物中毒、溃疡的病菌，当人们梳理宠物毛上的遗留排泄物时，病菌会由此得以传播，临床常表现为腹泻、胃绞痛、腹痛以及发烧。一般还很容易被误认为是人自身的病菌引起。

爬行动物如乌龟、甲壳虫的皮肤里潜藏着沙门氏菌，它们接触每样东西都会留下病菌的痕迹。沙门氏菌引起的传染病有时会变得非常严重，甚至危及生命，特别是针对年幼的孩子。

另外，国内外都曾有幼儿被自家宠物咬死的报导。

因此，无论家人对小动物怎么宠，小动物对幼儿健康甚至生命都有威胁。母婴护理员对此要清醒认识，时刻予以密切注意。

2. 防范措施

（1）动物身上（特别是猫和狗）的细菌，许多专家认为是通过附于毛发上的分泌物与唾液进行传播。所以不能让小孩同宠物过分亲昵，特别要避免让宠物舔吻。

（2）小孩摸过宠物或和宠物玩耍之后要及时洗手。

（3）如小孩身手有破皮伤口，要严禁与宠物直接接触，以防伤口感染。

（4）经常打扫宠物的住处，定期清理宠物的排泄物，并经常给它们洗澡。

（5）在生活中应与宠物保持一段距离，尤其不要同床而睡。

（6）一旦被宠物抓伤或咬伤，必须立即带去医院注射狂犬疫苗。

（7）不要让宝宝和狗单独相处。

（8）建议有 1 岁以下婴幼儿的家庭不宜饲养宠物，避免让 5 岁以下的孩童直接接触宠物。

三、带小孩户外活动的安全

（一）上下楼梯的安全

（1）在公共场所，上下楼梯时，要遵守上下行的方向，不然会撞到别人，这是很危险的。

（2）上下楼梯时，应该一步一个台阶地走，而不是一步迈两个台阶或更多，那样很容易把脚扭伤。

（3）上下楼梯时，不要乱跑乱跳，应该用手扶着护栏慢慢地走，并且要遵守秩序，相互礼让，靠右行走。

（二）乘坐电梯的安全

（1）乘坐滚动扶梯时，一定要认准起步台阶，踏上去后要站稳并扶住扶手。不要用手去摸或倚靠在固定不动的护板上，以免被滚动的扶梯拉倒；也不能使劲压住电梯的扶手，不让它移动。

（2）不要让小孩在滚动扶梯上来回地跑，也不要让小孩在扶梯上玩耍、攀爬或打闹。因为一旦跌倒了，会从电梯上滚下来受到伤害。

（3）乘坐垂直电梯时，不要将手放在电梯门旁，防止电梯门开启时，挤伤手指。

（4）不要随便去按垂直电梯旁边的按钮，因为你不知道那些按钮的作用，一旦按错了，就可能给自己或别人带来很多麻烦。

（5）带婴幼儿乘电梯，要扶好或抱紧孩子。防止因挤压、夹住、惯性等原因带来的伤害。

（三）走路的安全

（1）带小孩外出不能让他离开你的左右，在马路上行走时，必须牵住孩子的手，不要让他们随意乱跑，以防意外事故发生。

（2）要走人行道。过马路要走人行横道，红灯停、绿灯行。

（3）下雨的时候，路上非常滑，匆忙地跑步最容易滑倒，所以要小心慢行。走坡道时，更要特别小心。打雨伞时，千万不要让雨伞挡住了视线，要注意看着前方行走。

（四）带孩子在室外玩耍的安全

（1）带孩子在室外玩耍时，不要靠近电线杆，遇到落在地上或垂在半空的电线时，一定要绕行，因为那可能是带着高压强电的电线。

（2）雷雨天时不要在野外行走，也不要在大树或变压器下避雨，这样做很容易触电。

（3）不要带小孩在建筑工地玩耍或逗留，因为建筑物尚未建好之前，随时都有可能掉下东西，一不小心就会砸伤；工地的地面上有许多带有铁钉的木板或其他可能扎伤脚的东西，一不小心，就会受到伤害；工地上时常闪烁的电焊火花，含有高强度的紫外线，会灼伤小孩的眼睛。

（五）带孩子游泳的安全

（1）带孩子游泳要选择好地方，不要到不熟悉的游泳场。因为你对那里的情况不了解，容易发生危险。

（2）千万不要一个人单独带小孩游泳，一定要有小孩家人或其他相识的陪伴，游泳时注意不要让小孩在水中和小伙伴打闹，以免呛水或受伤。

（六）带小孩在公共场所的安全

（1）不要随便与陌生人交谈。

（2）不能告诉陌生人自己的家庭住址、电话等重要信息。

（3）遇到熟人询问时，不要大声述说小孩家庭、姓名、住址等情况。

（4）不要让孩子接受陌生人的礼物，以免上当受骗。

（5）不要把孩子交给陌生人看管，谨防拐骗。

（6）如果遇到坏人企图拐骗、劫抢孩子，要敢于大声呼救。

四、带婴幼儿乘车的安全

（一）带婴幼儿乘坐家用机动车的安全

（1）带宝宝出门时如果开车千万不要把宝宝抱在怀里。要让宝宝坐在车子的前排座位上，尤其是有安全气囊的地方或安装宝宝专用座，在开车时要确保车门和车窗都已锁好。

（2）如果车窗有安全锁或主控装置，那么最好使用它们，确保宝宝无论坐在那里也无法将窗户打开。

（3）当在驾驶位置准备将车窗升起时，要先检查宝宝的头和手指是否在车窗外。当宝宝向车窗外探头或伸手时，他可能会无意中让身体向前倾斜，碰到车窗开关，上升的车窗就会夹到他。

（4）不要把宝宝单独留在任何交通工具里。

（二）带婴幼儿乘坐公共交通车的安全

（1）不准在车道上等车或招呼出租车，必须在站台或指定地点依次等车。等车停稳后，应让车上的人先下来再上车。

（2）在月台上等地铁时，应站在黄色安全线外等待。

（3）在车站等车时，一定要排队，看见汽车即将进站时，千万不要随人流拥挤，如果人多拥挤，就等别人上完后再上，或者等下一班车，以免挤伤孩子。

（4）在公共汽车上，不要让小孩落地玩耍或在车内跑跳嬉戏。要抱好或扶紧小孩，以免急刹车时撞到小孩，发生危险。

（5）乘车中要注意不要让小孩做伸舌头的动作，如遇急刹车时是很危险的。

第二节　母婴护理环境安全

一、家庭防火

家庭生活离不开火，煮饭、烧水等日常炊事活动需要火，火能为民造福，也能带来灾害。

家用电器种类越来越多，使用不当也会触发火灾。因此，任何家庭都必须高度重视火灾的预防，杜绝火灾的危害，保证生命财产的安全。

（一）家庭防火的基本原则

（1）禁止将未熄灭的烟头等带有火种的物品扔到楼内的垃圾通道内。

（2）安装和使用电器设备，必须符合有关技术规范，按说明书要求进行，并采取必要的防火措施。

（3）禁止埋压、圈占、损毁消防设施、设备和器材，禁止将消防器材、设施、设备挪作他用。

（4）不得在公共通道、楼道、楼梯、安全出口处等堆物、堆料或搭建棚物。

（5）禁止在阳台上堆放易燃、易爆物品。

（二）家庭防火工作的重点

（1）经常检查电线有无磨损、漏电，电插座有无损坏。如有隐患应立即修理，最后请专业人员处理。

（2）核实家庭电器用电量是否超负荷。如超过用量负荷立即报告有关部门予以解决。

（3）家中不放易燃、易爆物品，如汽油、高纯度酒精、烟花爆竹等，用火后当人离开时应仔细检查火种是否熄灭。

（4）做饭或烧水时，人不宜离开时间过长，且周边易燃物应远离火源。

（5）不宜躺着时吸烟。

（三）燃气灶具的防火

家用燃气以其使用方便、燃烧干净、热效率高、节省时间等优良特性，越来越受到人们的喜爱和青睐。但是，由于家用燃气具有易燃、易爆、毒害等性质，如果不能正确使用，就会给家庭和社会带来不幸灾难。因此，必须保障家用燃气生产、输配、储运和使用的防火安全。

1. 及时排除漏气

人进入厨房后，如果闻到很重的燃气味，就说明发生了漏气。此时要及早打开门窗，加强室内外空气的对流，降低室内燃气的浓度。然后迅速查明漏气点，在处理时，室内禁止明火，也不要动电器开关，开关打出微小的火花，就足以使混合气体着火或爆炸。另外，处理燃气泄漏事故的关键是要保持镇静。

2. 钢瓶爆裂的预防

在燃气用户中，钢瓶爆裂的事故并不十分多见，但一旦发生，往往后果不堪设想。因此，用户应该重视防止这类事故发生。钢瓶绝对不能超量灌装。钢瓶质量要严格符合要求。钢瓶应远离高温源。

3. 切断气源，扑救火灾

一旦漏气失火，必须尽快进行扑救，及时将火扑灭。扑救火灾要讲究方法，不然还可能使事故扩大，失火的根源是漏气，切断气源就是扑救火灾的关键。如果是管道供应的燃气应及时关闭进户总阀门。

角阀漏气着火时，由于高压气喷出燃烧，往往带有啸叫声。有人害怕不去关角阀，担心钢瓶马上要爆炸，其实这是不必要的。只要钢瓶起立放置，燃烧的火焰就不会直接烧到瓶体上，升温就不会太快，再加上往外喷气泄压，瓶内压力就不会急剧升高到爆破压力，钢瓶也就不会发生爆炸。

燃气火灾的发生发展都很快，一定要抓紧时间处理。在关闭气源并采取紧急措施的同时，应立即向当地消防部门报警，并通知维修服务站（或供应站），派人协助处理事故。

（四）家庭活动中的防火

1. 炊事防火注意事项

（1）在炉灶上煨各种含油食品时，汤不宜太满，应有人看管，发现汤水沸腾时，应降低炉温，或将锅盖揭开，或加入冷汤，防止浮油溢出锅外。

（2）油炸食品时，油不能放得太满，油锅搁置要稳妥。

（3）加热油锅时，人不能离开，油温达到适当高度时应即放入菜肴、食品。如油温过高而起火时，油量较少的可沿锅边投入菜肴或食品，火即熄灭，如油量较多，应迅速盖上锅盖，隔绝空气，即能停止燃烧。同时应熄灭灶内火焰，倘有可能可将油锅平稳地端离炉火，待其充分冷却后，才能打开锅盖继续烹调。应特别注意的是，遇油锅起火时，千万不可向锅内浇水灭火。

（4）炉灶排风罩上的油垢要定时清除。

（5）草窠、棕包外面应用厚布缝好，里面不要用棉絮、纸张衬垫，也不宜直接用棉絮包裹饭锅。

（6）饭锅从火炉灶上端下时，最好用抹布将锅底揩拭干净，以防止将炽热的炭粒、火星带入草窠、棕包内。

2. 预防小孩玩火的方法

（1）家长在日常生活中要教育小孩子不要玩火，让他们知道火的危险性。

（2）组织小孩子到消防队参观，观看消防电影、电视、图书。

（3）管好火种。

（4）家长要把火柴、打火机等放在小孩子不易拿到的地方。

（5）家长外出时要把煤气、液化石油气总开关关闭。

（6）此外，家长外出，小孩子要托人照管，不要让小孩单独留在家中，更不可把小孩锁在家中。

3. 预防取暖火灾的措施

（1）老年人或病人取暖，有条件的应采用没有明火的热水袋等，一般不宜将脚炉、手笼等放进被窝烘烤过夜，如必须烘烤时，应有人照顾，在熟睡前取出，禁止将敞口火盆放入被窝。

（2）在室外燃取暖，要选择在远离可燃物的安全地点，周围要有不燃材料阻挡，以防火星飞出。

（3）电热取暖器在使用时，也不可靠近可燃物，用后要及时切断电源。刚断电的取暖器尚有余热，不可立即装入纸箱；不可用电熨斗、电炉等作为取暖器具。

4. 防止燃放烟花爆竹引起火灾

（1）严格限制销售品种。禁止销售拉炮、掼炮（甩炮）、土火箭、钻天猴、地老鼠及其他容易引起火灾的烟花爆竹。群众购买烟花爆竹时，要到指定商店去购买印有厂名、商标、燃放说明的品种，不要购买私人销售的伪劣品种。

（2）燃放前必须仔细阅读烟花爆竹上的燃放说明，按说明方法燃放。燃放高升（双响爆竹）要直立地面。点燃后人即离开。

（3）燃放升高的烟花爆竹要注意其落地情况，如落在可燃物之上，并仍有余火，应立即采取措施。将余火扑灭或将残片移走。

（4）节假日，特别是春节，工厂企业单位停止生产后要关闭门窗，以防外来烟花爆竹蹿入。堆置在阳台、屋顶、露天的可燃物应移往安全地点或加以遮盖。

（5）买回的烟花爆竹要放在安全的地点，不要靠近火源、电源、热源，并要防止鼠咬，以防自行燃烧、爆炸。

（五）电热炉具的防火

1. 起火原因

（1）电源未及时切断，电热丝持续加热使炉具可燃部分或所接触物品升温起火。使用电热炉具由于在使用时未专人守护而造成火灾是家庭用电引起火灾的主要原因。

（2）电热炉具长期使用，绝缘器件长期受高温老化，绝缘强度降低，发生短路从而导致火灾。

（3）接头、插头、插座受潮或接触不良致使通电后局部发热，温升过高而起火。

2. 防火措施

（1）购买电热炉具时，应买合格产品。

（2）电热炉具在使用过程中，应有人看护。

（3）电炉、电热壶在使用时，其下方的台面必须为不燃材料制作。附近不得有可燃物质存放。

（4）注意电热炉具的功率和导线型号的匹配，防止由于导线过负荷而发热熔化，引起火灾。

（5）接、插部分保持接触良好，并保持干燥。

（6）防止电热炉具余热接触可燃物引起火灾。

（六）电热取暖器的防火

1. 起火原因

（1）电压波动或长期过载使用，使电热取暖用具的绝缘强度降低，或击穿绝缘引起短路导致火灾。

（2）电热取暖用具散热不良，局部热能累积升温引起火灾。

（3）电热取暖用具与导线接触不良，接头处急剧升温引燃可燃物品。

2. 防火措施

（1）避免电热器具与周围物品靠得太近，以免热能积聚而升温起火。

（2）注意接线型号与电器功率的配套。

（3）防止过电压或低电压长期运行。

（4）防止绝缘长期受热老化引起短路。

（5）设置短路、漏电保护装置。

（七）空调器的防火

1. 起火原因

（1）空调器中油浸电容器被击穿起火。空调器油浸电容器质量太差或超负荷使用都会导致电容器击穿，工作温度迅速上升，使空调器的分隔板和衬垫受高温火花引燃。

（2）电热型空调器的风扇停转起火。风扇停转会使电热部分热量积聚引燃电热管附近的可燃物而起火。

（3）空调器停、开过于频繁。由于空调器中的电热部分电热惯性很大，过于频繁地停、开操作易增加压缩机负荷，电流剧增导致电动机烧毁。

2. 防火措施

（1）勿使可燃窗帘靠近窗式空调器，以免窗帘受热起火。

（2）电热型空调器关机时牢记切断电热部分电源。需冷却的，应坚持冷却两分钟。勿在短时间内连续停、开空调器。停电时勿忘将开关置于“停”的位置。

（3）空调器电源线路的安装和连接应符合额定电流不小于 5～15 安的要求。并应设单独的过载保护装置。

（八）电视机的防火

1. 起火原因

（1）电视机若在过电压下长时间工作会使其功耗猛增，温升过高烧坏电压调整管，使变压器失去电压保护，在高压下发生剧烈升温而起火。

（2）电视机内部电极间电压极高，若机内积灰、受潮等容易引起高压包放电打火，引燃周围的可燃零件而起火。这一问题一般在老式电视机中出现可能性较大。

（3）电视机长期工作在通风条件不良的环境中，机内热量的积聚加速零件老化，进而引起故障而起火。

（4）电视机遭受雷击而起火。

2. 防火措施

（1）不宜长时间连续收看，以免机内热量积聚。高温季节尤应如此。

（2）关闭电视时，关闭机身开关的同时应关闭电源开关，切断电源。

（3）保证电视机周围通风良好，以利散热。

（4）防止电视机受潮，防止因潮湿损坏内部零件或造成短路。

（5）雷雨天尽量不用室外天线以免遭受雷击。

（九）电冰箱的防火

1. 起火原因

（1）压缩机、冷凝器与易燃物质或电源线接触。电冰箱工作时，压缩机和冷凝器表面温度很高，易使与之接触的物品受热熔化而起火。

（2）电冰箱内存放的易燃易挥发性液体，当易燃气体浓度达到爆炸极限时，控制触点的电火花可能引燃。

（3）温控电气开关受潮，产生漏电打火引燃内胆等塑料材料。

（4）短时间内持续地开、停会使压缩机温升过大被烧毁而起火。

2. 防火措施

（1）保证电冰箱后部干燥通风，新买的冰箱的可燃性包装材料应及时拆走。

（2）防止压缩机、冷凝器与电源线等接触。

（3）勿在电冰箱中储存乙醚等低沸点易燃液体，若需存放时，应先将温控器改装机外。

（4）勿用水冲洗电冰箱，防止温控电气开关受潮失灵。

（5）勿频繁开启电冰箱，每次停机 5 分钟后方可再开机启动。

（6）电源接地线勿与煤气管道相连，否则发生火灾时，损失惨重。

（十）电脑的防火

1. 火灾危险

如果电脑着火，即使关掉机子，甚至拔下插头，机内的元件仍然很热，仍会迸出烈焰并产生毒气，荧光屏、显像管也可能爆炸，

2. 防火措施

（1）电脑开始冒烟或起火时，马上拔掉插头或关掉总开关，然后用湿地毯或棉被等盖住电脑，这样既能阻止烟火蔓延，也可挡住荧光屏的玻璃碎片。

（2）切勿向失火电脑泼水，即使已关掉的电脑也是一样，因为温度突然降下来会使炽热的显像管爆裂，此外，电脑内仍有剩余电流，泼水可能引起触电。

（3）切勿揭起覆盖物观看，灭火时，为防止显像管爆炸伤人，只能从侧面或后面接近电脑。

（十一）发现起火的处理

1. 被火包围后应采取的正确态度

楼房发生火灾时，住在楼上的人们生命安全常常受到严重的威胁，尤其是火灾发生在底层，疏散有困难时更是如此。当大火封路，人们实在无法脱离险境时，只要保持沉着冷静，采取正确措施，并充满信心地与之搏斗，总是会有生路的。有的人遇到大火惊慌失措，或钻入床底，或躲进顶棚，结果不是被烧着就是窒息致死。

2. 迅速呼救

发现着火要大声呼喊，或敲打面盆、铝锅等能发出响声的东西，召唤更多的人参与灭火。

3. 迅速拨打电话“119”向消防部门报警

拨打“119”时要注意以下细节：

（1）沉着镇静，听见拨号音后，再拨119号码。

（2）电话接通后，应清楚地讲清着火的地址（包括路名、街道、巷名、门牌号）。

（3）尽可能讲清是什么物质着火及火灾的范围。

（4）冷静地回答“119”总机台通信人员的提问。

（5）电话挂断后，应派人在路口迎接消防车。

（十二）扑救初起火灾的措施

1. 在消防车到达现场前，应设法扑救

（1）不要盲目打开门窗，以免空气对流，造成火势扩大蔓延。

（2）扑灭火苗可就地取材，如用灭火器灭火或使用砂土、毛毯、棉被等简便物品覆盖火焰灭火。

（3）及时组织人员用脸盆、水桶等传水灭火，或利用楼层的墙式消火栓出水灭火。

（4）油锅起火，不能用水浇油锅中的火，应马上熄掉炉火，迅速用锅盖覆盖灭火。

（5）燃气灶具着火，要设法关闭阀门或用衣物、棉被等浸水后捂盖灭火，并迅速关闭总阀门。

（6）着火处附近的可燃物要及时搬移到安全的地方。

（7）家用电器着火，要先切断电源，然后灭火。而万一遇上电视机、计算机起火，除了切断电源外，还要注意毛毯、棉被，灭火时，人要站在侧面，防止显像管爆裂伤人。

2. 灭火器的使用

不同的灭火器，它的灭火对象也不相同。用错灭火器，不仅不能灭火，还有可能助燃，在使用时，要注意这一点。

（1）手提式机械泡沫灭火器

泡沫灭火器适宜扑灭油类及一般固体物质的初起火灾。

使用方法：先拉出保险销，用力摇晃几下，喷嘴对准火源，再压下把手，即可灭火。

使用注意：

第一，不要与水同时喷射在一起，以免影响灭火效果。

第二，扑灭电器火灾时，尽量先切断电源，防止人员触电。

第三，泡沫灭火器不能扑救电器火灾。

（2）手提式二氧化碳灭火器

二氧化碳灭火器适宜扑灭精密仪器、电子设备以及600伏以下的电器初起火灾。

手提式二氧化碳灭火器有手轮式和鸭嘴式两种。

①手轮式：一手握住喷筒把手，另一手撕掉铅封。将手轮按逆时针方向旋转，打开开关，二氧化碳气体即会喷出。

②鸭嘴式：一手握住喷筒把手，另一手拔去保险销，将扶把上的鸭嘴压下，即可灭火。

使用注意：

第一，灭火时，人员应站在上风处。

第二，持喷筒的手应握在胶质喷管处，防止冻伤。

第三，室内使用后，应加强通风。

（3）手提式干粉灭火器

干粉灭火器适宜扑灭油类、可燃气体、电器设备等初起火灾。

使用方法：先拔去保险销，一手握住喷管，对准火源，另一手将扶把上的鸭嘴压下，即可扑灭火源。

（4）小型家用灭火器

家用灭火器适宜扑灭厨房、客厅、居室内的初起小火，有喷射型及投掷型两种。

①喷射型：按下灭火器顶端弹簧按钮，将喷嘴对准着火处，喷射灭火。

②投掷型：只需将其投掷于火中，容器破碎，干粉即泄出灭火。

（十三）火灾发生时应遵循的“三要”、“三救”、“三不”原则

1. 火灾发生时应遵循的“三要”原则

（1）要熟悉自己住所的环境。

（2）要遇事保持沉着冷静。

（3）要警惕烟毒的侵害。

平日里要多注意观察，对住所的楼梯、通道、大门、紧急疏散出口等了如指掌，对有没有平台、天窗、临时避难层（间）胸中有数，要让全家人特别是孩子了解门锁结构，知道如何开关窗，提醒孩子在紧急情况下，可以用椅子或其他坚硬的物品砸碎窗户上的玻璃。

面对大火，一定要保持沉着和冷静，采取果断措施。保护自身和别人的安全，将财产损失降到最低程度。在开门前要先摸摸门，如果门发热或烟雾已从门缝中渗透进来，就不能开门，即使门不热，也只能小心地打开一点点并迅速通过，随后立即将门重新关上。

火灾中最大的杀手是有毒烟雾，专家建议，用湿毛巾将鼻子和嘴捂住，尽快撤离火场；如果火势过大过猛，出口通道已经被浓烟堵住，且没有其他线路可

走，可用湿棉被做掩护，贴近地面，匍匐通过浓烟密布的走廊或房间。

2. 火灾发生时应遵循的“三救”原则

（1）选择逃生通道“自救”。

（2）结绳下滑“自救”。

（3）向外界“求救”。

发生火灾时，利用烟气不浓或大火尚未烧着的楼梯、疏散通道、敞开式楼梯逃生是最理想的选择；在遇到过道或楼梯已经被大火或有毒烟雾封锁后，应及时利用绳子（或把窗帘、床单撕扯成较粗的长条结成的长带子），将其牢牢系在自来水管或暖气管等能负载体重的物体上，另一端从窗口下垂至地面或较低楼层的阳台上，然后沿绳子下滑，逃离火场。

倘若被大火封锁在楼内，要迅速关闭通向火区的门窗，并向门窗浇水，以减缓火势的蔓延；并及时通过窗户向下面呼喊、招手、打亮手电筒、抛掷物品等，发出求救信号，等待消防人员到来。

3. 火灾发生时应遵循的“三不”原则

（1）不乘坐普通电梯；

（2）不要轻易跳楼；

（3）不要贪恋财物。

发生火灾后，拉闸停电、火将电线烧断都非常普遍，乘坐普通电梯，无疑将自己困在“囚笼”内；跳楼求生的风险极大，不可轻取，即使要出此下策，也要先向楼下抛掷棉被或床垫，以减少受伤的可能性，然后双手抓住窗沿，身体下垂，双脚落地跳下；火灾10分钟后便进入猛烈阶段，遇到火灾，必须迅速疏散逃生，千万不可为贪恋财物，寻找物品而耽误逃生时间。

（十四）火灾逃生“七十二字口诀”

火灾逃生“七十二字口诀”是广东省消防总队编写的火灾逃生自救口诀，短短七十二个字囊括火灾自救的各个要点，简单易记，切实可行，应该牢记：熟悉环境，出口易找；发现火情，报警要早；保持镇定，有序外逃；简易防护，匍匐弯腰；慎入电梯，改走楼道；缓降逃生，不等不靠；火已及身，切勿惊跑；被困室内，固守为妙；速离险地，不贪不闹。

1. 熟悉环境，出口易找

来到酒店、商场、娱乐场所等陌生的环境，务必留心疏散通道、安全出口及楼梯方位，以便关键时刻能尽快逃离现场。

2. 发现火情，报警要早

发现着火，无论大小，都要迅速拨打119；报警时要沉着冷静，认真听值班人员询问，并正确简洁地回答，待对方说可以挂断电话时方可挂断电话。

3. 保持镇定，有序外逃

面对浓烟烈火，首先要保持镇静，准确判断危险地点和逃生方向，迅速决定逃生的办法。千万不要盲目地跟从人流乱冲乱窜。撤离时要注意，朝疏散指示标志方向或空旷地方跑，要尽量往楼层下面跑，若通道已被烟火封阻，则应背向烟火方向离开，通过阳台、气窗等往室外逃生。

4. 简易防护，匍匐弯腰

逃生时要防止烟雾中毒，应采用毛巾、口罩蒙口鼻，匍匐或弯腰撤离的办法。穿过烟火封锁区，应佩戴防毒面具、头盔、阻燃隔热服等护具，如果没有这些护具，那么可向头部、身上浇冷水或用湿毛巾、湿棉被、湿毯子等将头、身裹好，再冲出去。

5. 慎入电梯，改走楼道

火灾发生后，电梯供电系统随时会断电或因热作用电梯变形而使人被困其中（消防专用电梯除外），同时由于电梯井犹如贯通的烟囱直通各楼层，有毒的烟雾会直接威胁被困人员的生命。因此，逃生时应尽量走楼梯通道，也可以利用阳台、窗台、楼面屋顶等攀到安全地点，或沿着排水管、避雷线等滑下楼脱险。

6. 缓降逃生，不等不靠

当大火已烧到身边，消防队员又没到时，要及时利用建筑物内的救援设备，如高空缓降器、救生软梯、救生绳等，也可以利用身边的绳索、床单、窗帘、衣服等自制简易救生绳，并用水打湿，从窗台或阳台沿救生绳滑到下面楼层或地面。

7. 火已及身，切勿惊跑

如果身上着火，不要惊跑或用手拍打，应赶紧设法脱掉衣服或就地打滚扑灭火苗。

8. 被困室内，固守为妙

若被大火困在室内，要用衣物、毛巾等将门窗缝隙堵住，同时向门窗和衣物上泼水，防止烟雾进入，并进行呼救和等候救援。

9. 速离险地，不贪不闹

生命是最重要的。身处险境，应尽快撤离，不要因害羞或贪恋贵重物品，把宝贵时间浪费在穿衣或寻找、搬运贵重物品上。已经逃离险境，切莫为找贵重物品重返险地。

二、家庭防盗

近年来，随着城乡居民生活水平的提高，家庭的各种防盗设施在不断地改进，但是家庭财产被盗的案件仍时有发生。家庭盗窃与抢劫有时是联系在一起的，如果被盗过程中被人发现，盗窃分子就有可能铤而走险，施行抢劫、强奸、伤人，乃至杀人。

（一）家庭防盗安全意识

家庭母婴护理人员在客户家工作，有保护客户家安全的责任。独自在家时要做好安全防范，正确处理陌生人敲门，外出时要采取一定的家庭防范措施。工作中要小心防范擦室外玻璃跌倒等事故，掌握工伤自救法、家中灭火措施、天然气安全使用措施、安全用电措施并学会处理厨房意外事故，电梯意外被困等情况。

（二）家庭防盗的预防措施

1. 自觉配合小区的管理

居民要自觉爱护小区内的各种防盗设施，出入公共防盗门要随手关门，不要将公共防盗门的钥匙借给朋友和随便为不认识的人开启防盗门。

2. 选择过硬的防盗门

假如贼进了社区，如果是楼房的话，楼门就是第二道关卡。有条件的话最好装一个“楼宇对讲”。至于自己的家门，想要安全就别心疼钱，哪怕贵点儿也要装一个质量好的防盗门。要知道，劣质的防盗门在盗贼眼里不过是个摆设。

3. 睡觉、出门关严门窗

关好窗户、反锁防盗门，注意厨房、厕所、阳台窗户关好，四楼以下，夏季切忌开着窗户睡觉，贵重物品及衣物应该远离窗口，防止盗贼从窗口“勾钓”盗窃，平常在您睡觉、出门之前最好检查一下门窗是否关严。

4. 长期不在家莫露痕迹

长期闲置的空屋自然是盗贼们最理想的下手对象。假如您有一段日子不在家，比如说出差、旅行去了，可千万别让贼觉察出来。房主不在家的情况下可能有很多宣传画、小广告经常插在防盗门上，这种情况最好嘱咐邻居或信得过的朋友，定期把这些东西清理掉，不要从外观上让人一看就知道家中无人，给案犯以可乘之机。

5. 重要财物莫放家中

家里不要存放大量财物，就算家里有贵重财物，您最好也别放在盗贼容易找到的地方。

6. 防护窗不一定安全

现在大部分低楼层住户的窗户都安装了室外防护栏，虽然能延长罪犯作案时间，却有很多隐患：一是容易被犯罪分子利用，成为进高楼层住户作案时的攀登物；二是容易引起麻痹大意，忘记关窗，给罪犯留下可乘之机；三是一旦发生火灾，阻碍室内人员逃生。

7. 家居的各个门、窗要经常检查

窗、门损坏要及时更换，门锁损坏或钥匙遗失要及时更换。门框门体除美观外，主要是要注意是否坚固，门缝是否密封，固定锁体锁扣部位的门体、门框是否牢固、结实。

8. 入室盗窃易发的部位

一是新搬迁的商品住宅，邻里间不熟悉，安全防范组织不健全；二是独居独院的住宅，邻里间相互照应能力差；三是楼房顶屋或低层以及楼下安装了外凸式防护栏的住宅易钻窗入室；四是长时间无人居住的住宅。

9. 发现有贼先报警

如果发现贼正在作案，一定要记住莫逞英雄先报警。发现异常情况时，住户进去容易发生对峙，犯罪分子一是选择逃脱，二是因为在紧逼的情况下肯定与住户发生搏斗，这样后果就会很严重。

10. 保护好现场

如果事后发现被盗，一要及时报警，保护好现场，不要急于入室核对损失的财物；二要阻止旁观人触摸、接近现场，以免现场被破坏，等待公安机关前来调查。

（三）对入室盗窃、抢劫的应急处理

居住在楼房单元里的居民所处的环境相对封闭，遇到歹徒入室抢劫时常处于孤立无援的境地，如果应对不当，就可能使歹徒得逞，甚至使自己受到伤害。如果镇定自若地与歹徒巧妙周旋，则有可能自救。

（1）不要惊慌失措，要冷静思考对策。如果歹徒持凶器抢劫，应避免与歹徒发生冲突被歹徒伤害。

（2）告诉歹徒自己的家人正在外出买东西，很快就会回来，或以其他方法警告歹徒，使其心慌，不敢久留。

（3）观察歹徒的行为举止，如遇到蒙面歹徒，要记下歹徒的身高、衣着、口音、举止等特征，为公安机关提供破案线索。

（4）有些入户抢劫案件是受害人的熟人或是熟悉受害人家庭的人及其同伙所为，案发后受害人应尽量回忆案发前遇到的可疑人、可疑事，比较歹徒和自己

周围熟人的口音、举止、体貌特征等是否相像，但是在案件发生时千万不能当面指认歹徒，以免歹徒因怕被抓捕而行凶灭口。

（四）夜间遭遇入室盗窃，应沉着应对

（1）切忌立即起身查看甚至开灯。可以咳嗽几声，故意大声说“谁呀”之类的话，或用手机悄悄拨打110报警，千万不可一时冲动，造成不必要的人身伤害。

（2）遭遇入室抢劫，受害人应放弃财物，以确保人身安全。

（3）发现入室盗窃要报警。

在拨打“110”时千万不要慌张，先将姓名、事由、地点讲清楚，特别是地点一定要准确。若不熟悉一定要描述位置的环境特征，越详细越好。拨打“110”可在投币、磁卡电话上无偿使用，也可用手机拨打。给外地拨打“110”要先打当地的区域号码。

拨打110报警求助电话要注意的几个方面：

（1）简明扼要陈述情况。要讲明所报警情发生的地点、时间、目前状况等。如果是发生了案件，要说清歹徒的人数、特征，携带什么凶器，乘坐什么交通工具；如果是求助，要讲清楚求助的原因。

（2）如实反映事件的实际情况，不夸大，不歪曲。

（3）尽量克服焦躁情绪，吐字清楚。

（4）说清自己的名字和联系电话，以便公安机关与你保持联系。110答复出警后，要在事发现场等候，详细介绍情况，积极协助警方开展调查工作。

（五）外出回家时遇盗的应对

如果发现门开着或是门锁被撬坏，要立即警觉起来，应想到家里可能进了小偷。迅速采取正确应对措施。

（1）不可立即冲进家里，要先观察一下室内是否有异常情况。如果发现小偷正在行窃，千万不要大喊大叫，要马上找来邻居或保安人员，将小偷扭送派出所。

（2）如果小偷作案后已经逃跑，要立即报警，并注意保护现场，等公安人员检查现场后再收拾房间。

（3）如果发现小偷正在逃离，可呼叫周围的人一起抓小偷，同时记住小偷的特征和逃离去向。如果小偷是开车来的，要设法记下车牌号码，及时向公安机关报告，协助破案。

（4）注意自我保护，特别是面对持刀行窃的歹徒，在个人力量薄弱的情况下，尽量不要单独与其正面冲突，以免受到伤害。

（六）有陌生人敲门不可马上开门

有的歹徒谎称自己是推销员、修理工或是家人的朋友等，骗居民开门，闯入室内实施不法行为。若遇到陌生人敲门该怎么办？

（1）有陌生人敲门时，应查明其身份、来意再决定是否开门，防止歹徒破门而入。

（2）当一个人在家时，可以大声呼叫其他人的姓名，问他是否认识敲门的陌生人，如果门外是歹徒就有可能被吓跑。

（3）老人或儿童独自在家时，应关好房门，不回应陌生人敲门。

（4）在楼道或门口遇到陌生人时，要保持警觉，不要与陌生人同时进楼或在其面前打开家门，防止歹徒突然闯入。

（5）万一有歹徒闯入室内，在还没有关门的时候，可立即跑到门外，大声向邻居呼救求助。

（七）接到陌生人的电话应警惕

用电话诈骗或作为入室抢劫前的试探，是犯罪分子常用的手段。如谎称家人出了车祸，自己是家人的朋友，让在家的人把钱交给他；或通过扯闲话试探家里是否只有老人和孩子。您若接到这样的电话该怎么办呢？

（1）可以把电话挂断，不与陌生人交谈。

（2）可以用手机立即与家人联系，弄清事情的真相。

（3）如果陌生人反复打来电话纠缠不休，不可轻易告诉对方自家的情况，并立即报警。

（八）被盗现场的保护

发现家中被盗，首先打“110”报警；其次，不要收拾、清理家中的物品，不要在室内随意走动，并注意不接触门把手和锁具，以免破坏有价值的指纹、脚印；三是对盗贼遗留下来的痕迹、物品，应用绳索圈围警戒，重点保护，禁止一切无关人员入内，住户可从划定的通道出入。这些事情做好后，等待警方来勘察现场。要知道，您的这些保护措施对于案件侦破，追回财产损失都是大有帮助的。

第三节　母婴护理员人身安全

一、社交安全与自我保护

母婴护理员要自尊、自强、自立，要有较强的自我保护意识。

（一）树立自我保护的心理防范意识

对不良行为要提高警惕，要不畏强暴，敢于同坏人坏事作斗争。面对坏人的拉拢和引诱，应该及时加以识破并采取预防措施；学会报警；假如不幸被坏人欺负或诱骗，应尽量使自己冷静，保持平静，要想清楚眼前所发生的事情，正确处理。

应对伤害征兆，具体的防范措施是：

（1）当发现对方有险恶用心时，首先要沉着冷静，因为这类人本质上是心虚的，不要被对方的恐吓、暴力所吓倒。

（2）必要时可高声喊叫以求外援。

（3）平时要注意拒绝对方的拉拢和诱惑，若对方仍纠缠，你可以利用人多的场合，借题发挥用暗示手法说明你的立场和态度，也可表明你对此类行为的反感，若对方可能对你采取暴力手段，你应立即向所在家政公司或社会派出所等单位报告以求得保护。

（二）穿衣打扮要大方得体

认真做事提高自身修养和法律意识，在穿着打扮方面要大方得体，毕竟家政工作是一项体力花费较大的工作，没有必要穿得很漂亮。着装切忌露脐、或胸部暴露突出，面装切忌太浓，或上灰、紫、红色，指甲切忌涂色，身体切忌刺青，过分暴露或者显示性感，往往即会招致不必要的麻烦。

（三）恋爱要慎重

年轻的女性来到城市从事家政服务工作后，自然会结识一些异性朋友，通过交往彼此之间可能会产生好感，如果双方情投意合，最终能够结为伴侣也是一段佳话。婚恋是人之常情，无可厚非。但是，在交朋友谈恋爱时一定要慎重，因为，许多来自农村的年轻女性涉世不深，她们对城市美好生活充满幻想和迷恋，她们天真、幼稚、无知、轻信，在错综复杂的社会里容易上当受骗。

（四）认老乡要慎重

不轻易让老乡熟人所迷惑。仅防“杀熟”的事件发生。

家庭母婴护理人员来到城市工作生活，城市的陌生和孤独使她们迫切需要找到一些知音，老乡是第一选择。在外务工人员，有一个共同的特点，家乡观念特别强烈，听到家乡话见到家乡人就感到特别亲切。但在现实生活中老乡骗老乡，老乡卖老乡的案例屡见不鲜。因此，在服务地如果遇到同乡人，除非知根知底，如仅是同一个县、一个市或一个省，则必须慎重。

（五）不要轻信他人

不与不相识的人乱拉关系。与人相处应牢记凡事均应三思而后行。

目前，全国各个城市中都拥有大量的流动人口，他们以不同身份、不同的生活方式聚集在城市中，毋庸置疑，他们中的大多数人都是老实本分的。但是，一些犯罪分子也混迹其中。在现实社会生活中人的好与坏是最难辨别的。因此，家庭母婴护理人员在服务的过程中不要与不相干的人乱拉关系。即使与在工作中接触的人交往时，也应非常谨慎。

（六）不被金钱或承诺所诱惑

社会中往往有一些人常常利用一般人的弱点，如想急于致富或获得好工作，进行骗钱、骗物、骗色。

家庭母婴护理人员外出务工都希望得到较高劳动报酬，犯罪分子通常会利用人们对金钱的渴求，达到他们犯罪的目的。在各地方自发的劳务市场里经常混杂着这样的坏人，他们以帮助介绍工作为名，用高额工资、体面的工作为诱饵进行诈骗活动，他们骗取受害人的钱、财、物、色甚至威胁到她们的生命。许多人贩子从各地的非法劳务市场以雇工为名将年轻妇女骗到外地卖给他人为妻或逼良为娼。这样案件报纸电视台多有报道，为何还有人不断上当呢，其根本原因有两条，一是有些务工人员怕办手续麻烦或为了省钱而不去劳动中介机构求职。二是务工人员对寻求工作有不切合实际的奢望，使犯罪分子有可乘之机。

（七）外出要请假或告知

家庭母婴护理人员有事外出一定要向雇主请假，并告诉他们去向和返回时间，以备不测。家庭母婴护理人员不应在外留宿，外出办事天黑之前应及时返回到雇主家或所在家政公司，不要在外流连忘返。星期天外出参加同乡聚会、购物或游玩时要保管好自己的钱物以免丢失。要把握回家的时间，一般情况不要天黑以后再回家，以免天黑发生问题。逛公园不宜去太偏僻的地方以免发生意外。

外出如果遇到意外情况，不能按时返回雇主家中应通知雇主，以免他们担心。外出如遇到坏人，应沉着冷静，首先想方设法摆脱坏人的纠缠，可寻求路人帮助或立即报警，要敢于同坏人坏事作斗争，但要讲究方法和策略，前提是必须保护自身的生命安全。

二、工作安全与自我保护

母婴护理员进入雇主家庭开展工作，雇主可能担心母婴护理员会给自己家人和家庭财产带来危害，其实母婴护理员也有同样的顾虑。有报道，保姆或钟点工在从事家政服务工作的时候受到雇主的责骂甚至殴打、异性雇主的性骚扰等，有些雇主甚至会编织巧妙的骗局来骗保姆的钱。

因此，母婴护理员首先要以自律自爱自重的风貌态度、人格精神赢得雇主的信任。同时母婴护理员在从事家政服务工作时，一定要注意保护自己的人身和财产安全。

（1）在与雇主产生矛盾的时候，即使错在对方，也不要与对方针锋相对，不然如果雇主脾气不好，再加上在自己的“地盘”，很可能会对母婴护理员动手。到时候吃亏的还是母婴护理员自己。

（2）母婴护理员最好不要轻易选择单身独居的异性雇主，如果要选择，最好也是知根知底的，对方绝对靠得住的那种。

（3）在工作的时候，母婴护理员尽量避免与异性雇主同居一室。

对下列情况应及时向所属家政公司反映并作适当处理：

（1）雇主违约；

（2）雇主虐待你；

（3）雇主无居住条件；

（4）同性雇主经常不在家住；

（5）雇主言行下流；

（6）雇主无故拖欠工资或克扣工资。

三、交通安全

（一）交通行为规范

（1）讲究交通公德，遵守交通法规，严守交通信号，听从交通民警指挥。

（2）外出、横过马路时，须走人行横道，过街天桥或地下通道，要严格遵守信号行走，在没有划设人行横道的地方，横过马路时，要左右看，注意来往车辆，不要斜穿猛跑。

（3）不要在道路上聚集、打闹、追车、扒车、强行搭车、抛物出车或进行其他有碍交通安全的活动。

（4）不得损毁和随意拆移交通设施。不得钻跨、倚坐交通护栏及隔离墩等。

（二）乘车文明行为

（1）自觉遵守乘车管理规定，举止文明，相互礼让。

（2）在规定地点候车，按顺序上车，不强行上下。

（3）乘车及时购票，主动出示车月票，并接受检查。

（4）不携带危险品和有碍乘客安全的物品、动物乘车。

（5）保持站内、车内环境卫生，不喧哗，不吸烟，不随地吐痰，不乱扔废弃物。

（6）爱护车站、车内设施，不蹬踏座椅，不乱写乱画，不损坏公物。

（7）照顾老、弱、病、残、孕乘客，主动让座。雨天乘车脱掉雨衣。

四、抵御暴力

（一）遇到拦路抢劫要沉着自卫

抢劫是以非法占有为目的、以暴力或者胁迫手段迫使受害人当场交出财物或抢走受害人财物的一种恶性犯罪。拦路抢劫多发生在比较偏僻的地方，发案时间常在晚上、深夜或凌晨，因为在这种地方和时间内，行人、车辆稀少，便于歹徒作案。遇到歹徒抢劫该怎么办呢?

（1）不要惊慌，要保持镇静。面对拦路抢劫歹徒，一般不要盲目乱跑，因为歹徒的目的是抢劫钱财，急于逃走可能会遭到歹徒的伤害。

（2）如果感觉自己对付不了歹徒，可将随身携带的钱财或物品先交给歹徒，以保证自己的生命安全，同时记住歹徒的相貌、衣着、身高、口音和逃离方向、交通工具及车牌号等，寻找机会及时报警。

（3）寻找机会求救，一旦看准时机便向有人、有灯光的地方奔跑。

（4）如果歹徒人数较少，在有群众路过时，可趁歹徒不备突然跑开并高声呼救，在群众的协助下将歹徒吓跑或扭送公安机关。

（二）走在街上防飞车抢劫

街头飞车抢劫财物，多发生在僻静的街道、小巷及便于逃脱的岔路口、广场等地方。歹徒抢劫的目标多选单身女性，趁人不备时抢夺其提包或挂在胸前的手机、项链等。

防备飞车抢劫的办法：

（1）带包在街头行走尽量远离机动车道；走在便道上时，应将包挎在自身靠近便道内侧一方。

（2）买东西、打电话时要注意身边是否有可疑的陌生人，特别是骑摩托车和自行车的人。

（3）一旦发现有骑摩托车的可疑人尾随，可迅速站到大树、汽车等障碍物后面，或就近避入临街商店内。

（4）停自行车时一定要将车锁好。骑车时如果车筐内放有提包，应把包带绕在车把上。

（5）一旦被抢，切勿慌乱，要努力记清歹徒的体貌特征、所驾摩托车的颜色、牌号及逃跑方向，及时拨打110报警。

（三）公交车上防偷盗

公交车上是发生偷盗案件最多的场所，小偷经常利用乘客上下车和车内拥挤时进行偷盗。小偷团伙作案也时有发生，偷盗时互相掩护、传递赃物，甚至以暴力伤害揭露他们作案的乘客和被盗者。乘坐公交车时的防偷盗措施：

（1）上下车时别拥挤，要排好队有序上下车。

（2）在上车前准备好零钱。现金、手机要放到衣服的里兜，把外套的纽扣或拉锁扣好拉好，不要给小偷留下可乘之机。

（3）上下车时不要将包背在身后，要把包置于身前，以防小偷割包、掏包。

（4）上车后要警惕故意挤撞的可疑人，对一直紧贴身旁的人尤其要小心，防止小偷利用汽车起步、停车、拐弯、急刹车的时候顺势行窃。

（5）如果发现手机被盗，可以马上向其他乘客借手机拨打自己的手机号码，如果小偷没来得及关机即可循铃声抓住小偷。

（四）开车外出防盗抢

（1）开车门前要注意周围有没有可疑的人，上车后应首先按下门锁，以防歹徒强行开门而入进行抢劫。

（2）停车后，车门及后备箱要锁好。车内不要放贵重物品，以防歹徒发现贵重物品后砸碎车窗玻璃进行盗抢。

（3）临时停车时，如有人来问事情，要警惕是否有其他人从副驾驶处或后面开着的车窗处偷抢车内的物品。

（4）驾车时如出现爆胎或其他故障，首先要看好自己的物品再去查找原因，防止歹徒趁机盗抢。

（5）在商场购物后，如发现自己的车旁有可疑人守候或走动，先不要急于上车，可请商场保安陪同自己到车旁，再开车驶离。

（五）乘火车时防盗窃

火车站的候车室人多杂乱，是偷盗案件经常发生的场所。由于旅客乘火车时常携带很多行李，有时需要在候车室等候较长时间，所以要格外小心看护自己的行李。

（1）在候车室候车时，不要与上前搭讪的陌生人谈话，更不要把自己的个人及家庭信息透露给陌生人。要时刻留意自己的行李物品。

（2）不要接受和食用陌生人给的食品和饮料，以防万一中毒遭遇不测。

（3）夜间不要在候车室打瞌睡，谨防扒手趁机掉包、偷盗。

（4）上车后，要把行李放在自己的视线范围之内，不要放在自己不易看到的地方。

（六）提款机取款时防骗抢

银行的自动提款机（ATM 机）为储户取款提供了方便，但由于 ATM 机多设在银行服务大厅外，很少有银行工作人员和保安在旁监护，也为一些歹徒骗抢储户的钱财提供了机会。

（1）歹徒通常在银行下班后作案，因此在银行下班后使用 ATM 机时，应格外警惕，可先观察周围的情况，如果发现有人尾随、偷窥，应尽快离开。

（2）如必须在夜间使用 ATM 机取款，应找人陪伴，提取现金后最好乘车离开。

（3）操作 ATM 机时要注意周围的情况，在输入密码时要用身体阻挡键盘，确保密码不被他人看到。

（4）若操作中受到干扰，储户在完成所有操作后，要仔细核对取回的银行卡和交易清单，确认没有人调包才可离开。如果遇到骗抢，应及时拨打 110 报警。

（5）如果不熟悉 ATM 机的操作，在银行上班时，可以请银行工作人员或保安提供帮助。

（七）谨防性骚扰和性侵害

在夏天、夜晚、公共场所和僻静处，女性容易遭受性骚扰和性侵害。

（1）尽量避免夜间单独外出，不要单独行走或逗留在僻静的地方。

（2）与不熟悉的异性谈话时，不要随便说出自己的真实情况，也不要炫耀或显露自己的财富或贵重物品。

（3）外出时对陌生人应有所提防，可婉言谢绝陌生人提出的请喝饮料、吃饭等提议。

（4）参加社交活动与男性单独交往时，要理性地、有节制地把握好自己，尤其不要过量饮酒。

（5）一旦发现有异性对自己不怀好意，甚至有越轨行为，一定要严厉拒绝、制止对方的企图，必要时拨打 110 报警。

（6）女性的体力虽然弱于男性，但面对暴力袭击，要敢于防身自卫，必要时可打击歹徒的要害部位，即使不能制伏对方，也可为自己制造逃离险境的机会，还可设法在歹徒身上留下印记或痕迹，在公安机关破案时，作为追查、辨认歹徒的证据。

（八）摆脱跟踪者

女性外出，特别是夜间单独外出时，如果发现有陌生人跟踪，就要立即警觉起来，因为跟踪是歹徒在选择合适的地点实施流氓骚扰或抢劫前的步骤。

（1）当发现有人一直不远不近地跟在自己后面时，首先不要害怕。如果离家近，可以给家里打电话，让家人来接应；如果附近有朋友，也可请朋友接应。

（2）改变原行走路线，可横穿马路甩掉跟踪的人，或就近登上公交车、出租车离开。

（3）向着繁华热闹的街道、商场走，或是走到附近的学校、机关、派出所、治安岗亭等处寻求帮助，直到摆脱跟踪的人。

(4) 如果发现有骑摩托的人尾随，要马上远离车道，冷眼观望尾随者的去向，尽快避到比较安全的地方。

(5) 如果开车外出时发现有其他车尾随，可先停下车，关好车窗，等尾随的车走远后再开车离开。

(6) 单独乘电梯时，如果有可疑的陌生人跟进来，可立即退出电梯，等下一趟人多时再乘坐。

(九) 公共场所应对恐怖袭击

恐怖袭击多发生在公共场所，如商场或集贸市场、体育场馆或娱乐场所、地铁、宾馆等处。

(1) 遇到爆炸事件要就近隐蔽或者卧倒，最好能躲在简易遮挡物后面，注意保护头部和胸部。

(2) 保持镇静，服从工作人员或专门人员的指挥，注意安全疏散指示和标志；迅速选择最近的安全出口有序撤离现场，避免因拥挤、踩踏造成伤亡。

(3) 如在地铁列车上，可迅速按下列车报警按钮，使司机在监视器上获取报警信号。不要不顾危险拉门、砸窗、跳车等。

(4) 如现场光线昏暗，不要用打火机点火照明，以免引起再次爆炸或燃烧。

(5) 尽快拨打“110”报警，将现场观察到的可疑人、可疑物向警方报告，协助警方调查。

(6) 在环境安全许可的情况下，实施自救和互救。

(十) 遇到枪击时的自我保护措施

(1) 立即低头蹲下或趴下，不要站立，尽快躲避到掩蔽物后面。

(2) 判明枪击方向，利用隐蔽物体向相反的枪击方向快速撤离；在情况不明时要注意隐蔽，不要四处乱跑。

(3) 尽快拨打“110”报警，将现场观察到的可疑人、可疑物向警方报告，协助警方调查。

(4) 在环境安全许可的情况下，实施自救和互救。

(十一) 遇到劫持要沉着应对

劫持是恐怖分子常使用的恐怖袭击手段之一。万一您乘坐的汽车、轮船或飞机遭到恐怖分子劫持，该如何应对呢?

(1) 保持冷静，不要反抗，相信政府会积极、妥善地解决问题。

(2) 不与恐怖分子对视或对话，可以趴在地上，动作要缓慢。

(3) 尽可能保留和隐藏自己的通信工具，及时把手机改为静音，可寻找适当的时机用手机短信通知亲友向警方求救。短信内容应包括：自己所在的位置、所知道的人质人数和恐怖分子人数等。

（4）注意观察恐怖分子的活动和恐怖组织的头目，努力记住相关情况，以便事后向警方提供证言。

（5）在警方发起突击的瞬间，要尽量趴在地上，并在警方的掩护下脱离现场。

五、购买保险的选择

（一）社会保险险种

购买保险是母婴护理员人身安全及生活保障的重要措施。目前母婴护理员可购买的社会保险险种主要有：养老保险、医疗保险、失业保险、工伤保险。特定对象还要缴纳生育保证金。

从北京市的情况来说，上述险种是规定要购买的。北京市劳动和社会保障局（京劳社办发〔2002〕16 号）“关于 2002 年办理《北京市外来人员就业证》及缴纳社会保险费有关问题的通知”明确规定：用工单位应当为使用的外地来京务工人员办理养老、失业、工伤保险。对不办证、不按时足额缴纳社会保险费的用工单位，依据国家和本市的有关规定予以处罚。

（二）商业保险险种

目前为母婴护理员（母婴护理员属家政服务范畴）提供的商业保险主要为太平洋家政保险，险种名称：家政职业责任保险（含意外伤害保险及意外伤害医疗附加保险）。

该保险赔款限额分为：

（1）家政雇主人身伤害赔偿限额；

（2）家政雇主财产损失赔偿限额；

（3）第三者责任赔偿限额；

（4）家政从业人员自身的人身意外伤害及意外医疗责任限额。

以下保险期限为：1 年。

投保对象：凡 16 ~ 65 岁，身体健康，能正常工作的养老护理员均可参加。

险种	保险项目	保额（元）	保费（元）
A 款	雇主人身伤害	10 万	70 元
	雇主财产损失	2 万	
	第三者责任	1 万	

（续表）

险种	保险项目	保额（元）	保费（元）
B 款	雇主人身伤害	20 万	130 元
	雇主财产损失	4 万	
	第三者责任	1 万	
C 款	雇主人身伤害	30 万	200 元
	雇主财产损失	9 万	
	第三者责任	1 万	
D 款	雇主人身伤害	40 万	300 元
	雇主财产损失	15 万	
	第三者责任	5 万	
E 款（从业人员意外险 * 注）	家政人员意外伤害	3 万	12 元
	从业人员意外医疗	3 千	

注：

（1）E 款为家政从业人员意外保险，与 A、B、C、D 中的任意一款家政职业责任险组合销售时，其每份每年保费为 12 元。如单独投 E 款保险的话，则每份每年保费为 45 元。

（2）每位被保险人投保 E 款累计最多投保 3 份。

（3）单位投保后，如果被保险人发生离职或者招聘了新员工，可以办理被保险人增加或减少，单张保单的增减人数不超过该张保单首次投保人数的 10%。

（4）附加意外伤害团体医疗保险条款中所列的免赔额以上部分，医疗医药费用的赔付比列改为 90%。

免赔额：

A 款财产免赔额为 1000 元，1000 元以上 100% 赔付。

B、C、D 财产免赔额为 500 元，500 元以上 100% 赔付。

当然，其他保险公司的相应商业性险种也在不断开发面市，可供选择的范围越来越广。

思考与练习

1. 母婴护理工作应注意的安全要点有哪些？
2. 母婴护理环境安全要点有哪些？
3. 家庭母婴护理员应注意的人身安全要点有哪些？

附录：职业标准

随着社会的发展，人们生活水平的提高，育婴员也成了我国一种新兴职业。根据《中华人民共和国劳动法》的有关规定，劳动和社会保障部组织有关专家，制定了《育婴员国家职业标准》（以下简称《标准》），来指导育婴员职业的规程。本《标准》已经中华人民共和国劳动和社会保障部批准，自2003年1月23日起施行。

本《标准》以《中华人民共和国职业分类大典》为依据，以客观反映现阶段本职业的水平和对从业人员的要求为目标，在充分考虑经济发展、科技进步和产业结构变化对本职业影响的基础上，对职业的活动范围、工作内容、技能要求和知识水平都作了明确规定。

同时，在制定过程中还遵循了有关技术规程的要求，既保证了《标准》体例的规范化，又体现了以职业活动为导向、以职业技能为核心的特点，同时也使其具有根据科技发展进行调整的灵活性和实用性，符合培训、鉴定和就业工作的需要。今后凡从事育婴服务工作的人员均要通过专业培训，取得职业资格后才能上岗。

另外，《标准》中也体现出对育婴员岗位职责的要求。一个人在一个岗位上，一定要了解自己所在的岗位的职责是什么？如果这一点没有得到保证，那么你在岗位之外的事情做得再好，也是没有用的。

现将《标准》的有关内容简释如下：

（一）职业概况

（1）职业名称：育婴员。

（2）职业定义：主要从事0～3岁婴儿照顾、护理和教育的人员。

（3）职业等级：本职业共设三个等级，分别为：育婴员（国家职业资格五级）、育婴师（国家职业资格四级）、高级育婴师（国家职业资格三级）。

（4）职业环境条件：室内，常温。

（5）职业能力特征：有爱心、耐心和责任感；口齿清楚，会讲普通话；表达能力和沟通能力强；动作协调、灵活；有一定的学习能力。

（6）基本文化程度：初中毕业。

（二）培训和鉴定

1. 培训期限

全日制职业学校教育，根据其培养目标和教学计划确定。晋级培训期限：育婴员不少于80标准学时；育婴师不少于100标准学时；高级育婴师不少于120标准学时。

2. 鉴定要求

（1）适用对象：从事或准备从事本职业的人员。

（2）申报条件

①育婴员（具备以下条件之一者）

◆经本职业育婴员正规培训达规定标准学时数，并取得结业证书。

◆在本职业连续见习工作2年以上。

②育婴师（具备以下条件之一者）

◆取得本职业育婴员职业资格证书后，连续从事本职业工作3年以上，经本职业育婴师正规培训达规定标准学时数，并取得结业证书。

◆取得本职业育婴员职业资格证书后，连续从事本职业工作5年以上。

◆连续从事本职业工作6年以上。

◆取得经劳动保障行政部门审核认定的、以中级技能为培养目标的中级以上职业学校本职业（专业）毕业证书。

③高级育婴师（具备以下条件之一者）

◆取得本职业育婴师职业资格证书后，连续从事本职业工作4年以上，经本职业高级育婴师正规培训达规定标准学时数，并取得结业证书。

◆取得本职业育婴师职业资格证书后，连续从事本职业工作7年以上。

◆取得高级技工学校或经劳动保障行政部门审核认定的、以高级技能为培养目标的高等职业学校本职业（专业）毕业证书。

◆取得本职业育婴师职业资格证书的大专以上本专业或相关专业毕业生，连续从事本职业工作2年以上。

3. 鉴定方式

分为理论知识考试和技能操作考核。理论知识考试采用闭卷笔试方式，技能操作考核采用现场模拟操作方式。技能操作考核采取抽签方式，每人考核四个工作内容。理论知识考试和技能操作考核均实行百分制，成绩皆达60分及以上者为合格。

4. 鉴定时间

理论知识考试为 90 分钟，技能操作考核为 30 分钟。

（三）基本要求

1. 职业道德

（1）职业道德基本知识

（2）职业守则

①热爱儿童，尊重儿童。

②爱岗敬业，优质服务

③遵纪守法，诚实守信。

2. 基础知识

（1）0～3 岁婴儿解剖及生理发育特点

①呼吸系统

②心血管系统

③消化系统

④泌尿系统

⑤内分泌系统

⑥运动系统

⑦神经系统

⑧感觉系统

（2）0～3 岁婴儿心理发展特点

①感知觉能力

②记忆能力

③思维能力

④想象能力

⑤注意特性

⑥人际交往能力

⑦自我意识

⑧情绪与情感

⑨意志力

⑩气质特征

⑪言语能力

（3）0～3 岁婴儿营养

①热能

②营养素的基本知识
③营养需要
④膳食评价与营养行为
（4）0～3 岁婴儿教育
①教育意义
②教育特点与内容
③教育原则与方法
（5）相关法律、法规知识
①宪法的相关知识
②母婴保健法的相关知识
③未成年人保护法的相关知识
④儿童权利公约的相关知识
⑤中国儿童发展纲要的相关知识
⑥食品卫生法的相关知识
⑦劳动法的相关知识

（四）工作要求

标准对育婴员、育婴师和高级育婴师的技能要求依次递进，高级别涵盖低级别的要求。

1. 育婴员

职业功能	工作内容	技能要求	相关知识
一 生活照料	（一）饮食	1. 能够进行母乳喂养指导 2. 能够正确冲调奶粉 3. 能够正确准备用具和喂哺婴儿 4. 能够制作泥糊状食品并正确喂食 5. 能够正确选择、搭配、制作固体食物	1. 母乳喂养的重要性及喂养方法 2. 奶具使用和消毒的知识 3. 喂哺的方法 4. 制作泥糊状食物和固体食物的知识 5. 营养素的基本知识
	（二）饮水	能够运用正确方法给不同年龄的婴儿喂水	不同年龄婴儿的喂水方法

（续表）

职业功能	工作内容	技能要求	相关知识
	（三）睡眠、二便、三浴	1. 能够营造温度、光线、声音、通风、睡具等适宜的睡眠条件 2. 能够正确包裹婴儿 3. 能够给（训练）婴儿穿脱衣服 4. 能进行婴儿二便后的清洁处理 5. 能为婴儿进行水浴、日光浴、空气浴	1. 不同年龄婴儿的睡眠时间 2. 正常二便的规律、特征 3. 三浴锻炼的方法和好处 4. 尿布的选择、使用、换洗方法
	（四）卫生（居室、个人、四具）	1. 能够保持居室卫生 2. 能够定期对婴儿卧具、餐具、玩具、家具进行消毒 3. 能够对婴儿进行眼、外耳道、口腔、腋窝、外阴的清洁 4. 能够给婴儿洗头、洗澡	1. 婴儿居室的环境要求 2. 卧具、餐具、玩具、家具清洁和消毒的方法 3. 婴儿个人卫生的知识
二 日常生活保健与护理	（一）生长监测	能够为婴儿测量体重、身高	量具选择和使用的知识
	（二）预防接种	能够按时让婴儿接受预防接种	国家计划免疫要求
	（三）常见疾病护理	能够给患病的婴儿正确喂药并进行简易护理	喂药及简易护理的方法
	（四）预防铅中毒	能够识别铅中毒	1. 铅的来源 2. 铅进入人体的途径
	（五）危险因素识别	能够识别常见意外伤害的危险因素	常见意外伤害的原因及预防

（续表）

职业功能	工作内容	技能要求	相关知识
三 教育	（一）动作技能训练	1. 能够对婴儿进行大动作训练 2. 能够对婴儿进行精细动作训练	1. 大动作的训练方法 2. 精细动作的训练方法
	（二）智力开发	1. 能够对婴儿进行认知能力训练 2. 能够对婴儿进行语言训练	1. 认知能力的训练方法 2. 语言的训练方法
	（三）社会行为及人格培养	1. 能够适时培养婴儿的生活自理能力 2. 能够适时培养婴儿的社会交往能力 3. 能够适时培养婴儿的良好情绪行为	1. 培养生活自理能力的知识与方法 2. 培养社会交往能力的知识与方法 3. 培养良好情绪行为的知识与方法
	（四）实施个别化教学计划	能够实施个别化教学计划	个别化教学计划实施的程序与方法

2. 育婴师

职业功能	工作内容	技能要求	相关知识
一 生活照料	（一）饮食	1. 能够为婴儿正确选择配方奶 2. 能够为婴儿选择泥糊状食品 3. 能够为婴儿营造良好的进餐环境	1. 人工喂养适应证 2. 换乳期的喂养知识 3. 食物安全性、过敏的基本知识 4. 泥糊状食物的重要性
	（二）饮水	1. 能够正确选择饮用水 2. 能够培养婴儿的饮水习惯	1. 饮用水的选择原则 2. 饮用水的知识
	（三）睡眠、二便、三浴	能够纠正婴儿睡眠和二便的不良习惯	睡眠、二便的节律性及其与生长发育的关系
	（四）卫生（居室、个人、四具）	能够针对婴儿需要选择常用消毒剂	常用消毒剂的知识

（续表）

职业功能	工作内容	技能要求	相关知识
二 日常生活保健与护理	（一）生长监测	能够正确记录婴儿生长发育曲线和使用生长监测图	婴儿生长发育的基本知识
	（二）预防接种	能够对接种反应进行及时处理	1. 接种与预防疾病的关系 2. 预防接种的程序和要求
	（三）常见疾病护理	1. 能够早期发现婴儿的异常并进行及时处理 2. 能够为患病的婴儿测体温、脉搏、呼吸	1. 识别婴儿异常的知识 2. 婴儿常见疾病综合护理的知识
	（四）预防铅中毒	能够避免铅中毒	1. 铅中毒的危险 2. 血铅水平的分级
	（五）预防意外伤害	能够有针对性地预防婴儿意外伤害	常见意外伤害的预防方法
三 教育	（一）动作技能训练	1. 能够根据婴儿发展水平选择和设计大动作训练游戏 2. 能够根据婴儿发展水平选择和设计精细动作训练游戏	1. 不同年龄阶段大动作发展的特点与训练方法 2. 不同年龄阶段精细动作发展的特点与训练方法
	（二）智力开发	1. 能够根据婴儿发展水平选择和设计认知能力训练游戏 2. 能够根据婴儿发展水平选择和设计语言训练游戏	1. 不同年龄阶段认知能力发展的特点与训练方法 2. 不同年龄阶段语言发展的特点与训练方法
	（三）社会行为及人格培养	1. 能够根据婴儿发展水平选择和设计培养生活自理能力的训练游戏 2. 能够根据婴儿发展水平选择和设计培养社会交往能力的训练游戏 3. 能够根据婴儿发展水平设计培养良好情绪行为的游戏	1. 婴儿生活自理能力培养的生理和心理基础 2. 婴儿社会交往能力发展的规律、特点与培养方法 3. 婴儿良好的情绪行为发展的规律、特点与培养方法

（续表）

职业功能	工作内容	技能要求	相关知识
	（四）实施个别化教学计划	能够根据婴儿发展水平的测评结果设计并实施个别化教学计划	1. 个别化教学计划的类型 2. 设计个别化教学计划的原则和方法 3. 测评结果使用的要求

3. 高级育婴师

职业功能	工作内容	技能要求	相关知识
一、生活照料	（一）饮食	能够设计婴儿食膳和配制婴儿膳食	1. 营养密度、强度与婴儿消化道成熟度的关系 2. 均衡膳食的定义、内容和方法 3. 烹饪方法对食物营养的影响
	（二）饮水	能够识别婴儿脱水	人体水代谢知识
	（三）睡眠、二便、三浴	能够安排与处理特殊情况下的三浴锻炼	三浴锻炼对婴儿生长发育、健康影响的知识
	（四）卫生（居室、个人、四具）	能够营造和选择有益于婴儿健康和生长的环境	危害婴儿健康的环境因素

（续表）

职业功能	工作内容	技能要求	相关知识
二 日常生活保健与护理	（一）生长监测	1. 能够对婴儿生长发育进行纵向监测 2. 能够进行婴儿营养计算和干预	1. 婴儿生长发育纵向监测的知识 2. 营养计算和干预的知识
	（二）预防接种	能够指导育婴员、育婴师进行接种反应处理	免疫学基础知识
	（三）常见疾病护理	能够对婴儿常见疾病进行预防和家庭护理	常见疾病防治的基本知识
	（四）预防铅中毒	能够防治婴儿铅中毒	1. 铅中毒的表现及病理、生理机制 2. 铅中毒的防治
	（五）意外伤害处理	能够对婴儿意外伤害进行现场救助	婴儿现场救助的程序、方法
三 教育	（一）婴儿发展评价	能够对婴儿发展进行综合评价	1. 各年龄阶段婴儿发展水平的特点、规律 2. 婴儿发展评价的方法 3. 评价常用量表
	（二）实施个别化教学计划	1. 能够根据婴儿各领域发展水平编制综合性个别化教学计划 2. 能够指导育婴员、育婴师实施综合性个别化教学计划	1. 婴儿个体差异知识 2. 编制综合性个别化教学计划的流程与方法 3. 指导综合性个别化教学计划的方法
	（三）培训指导	1. 能够对育婴员、育婴师进行培训、指导和评估 2. 能够对婴儿家长的教育观念和方法进行培训与指导	1. 熟悉育婴员、育婴师工作内容与要求 2. 培训、指导的原则与方法 3. 开展评估的方法

4. 比重表

（1）理论知识

<table>
<tr><th colspan="3">项目</th><th>育婴员（%）</th><th>育婴师（%）</th><th>高级育婴师（%）</th></tr>
<tr><td rowspan="2">基本要求</td><td colspan="2">职业道德</td><td>5</td><td>5</td><td>5</td></tr>
<tr><td colspan="2">基础知识</td><td>15</td><td>15</td><td>15</td></tr>
<tr><td rowspan="17">相关知识</td><td rowspan="4">生活照料</td><td>饮食</td><td>10</td><td>8</td><td>10</td></tr>
<tr><td>饮水</td><td>4</td><td>3</td><td>2</td></tr>
<tr><td>睡眠、二便与三浴</td><td>3</td><td>3</td><td>2</td></tr>
<tr><td>卫生（居室、个人、四具）</td><td>5</td><td>3</td><td>2</td></tr>
<tr><td rowspan="7">日常生活保健与护理</td><td>生长监测</td><td>4</td><td>4</td><td>4</td></tr>
<tr><td>预防接种</td><td>2</td><td>2</td><td>3</td></tr>
<tr><td>常见疾病护理</td><td>3</td><td>4</td><td>4</td></tr>
<tr><td>预防铅中毒</td><td>2</td><td>2</td><td>2</td></tr>
<tr><td>危险因素识别</td><td>5</td><td>—</td><td>—</td></tr>
<tr><td>预防意外伤害</td><td>—</td><td>4</td><td>—</td></tr>
<tr><td>意外伤害处理</td><td>—</td><td>—</td><td>4</td></tr>
<tr><td rowspan="6">教育</td><td>动作技能训练</td><td>10</td><td>10</td><td>—</td></tr>
<tr><td>智力开发</td><td>12</td><td>12</td><td>—</td></tr>
<tr><td>社会行为及人格培养</td><td>10</td><td>10</td><td>—</td></tr>
<tr><td>实施个别化教学计划</td><td>10</td><td>15</td><td>20</td></tr>
<tr><td>婴儿发展评价</td><td>—</td><td>—</td><td>12</td></tr>
<tr><td>培训指导</td><td>—</td><td>—</td><td>15</td></tr>
<tr><td colspan="3">合计</td><td>100</td><td>100</td><td>100</td></tr>
</table>

（2）技能操作

项目			育婴员（%）	育婴师（%）	高级育婴师（%）
技能要求	生活照料	饮食	12	10	10
		饮水	6	5	5
		睡眠、二便与三浴	8	5	5
		卫生（居室、个人、四具）	6	6	6
	日常生活保健与护理	生长监测	6	8	8
		预防接种	4	4	4
		常见疾病护理	5	4	6
		预防铅中毒	2	2	2
		危险因素识别	3	—	—
		预防意外伤害	—	4	—
		意外伤害处理	—	—	4
	教育	动作技能训练	12	15	—
		智力开发	14	15	—
		社会行为及人格培养	10	10	—
		实施个别化教学计划	12	12	20
		婴儿发展评价	—	—	15
		培训指导	—	—	15
合计			100	100	100